Patologia Oral

Recursos pedagógicos que facilitam a leitura e o aprendizado!

OBJETIVOS DE APRENDIZAGEM	Informam a que o estudante deve estar apto após a leitura do capítulo.
CONCEITO	Define um termo ou expressão constante do texto.
LEMBRETE	Destaca uma curiosidade ou informação importante sobre o assunto tratado.
PARA PENSAR	Propõe uma reflexão a partir de informação destacada do texto.
SAIBA MAIS	Acrescenta informação ou referência ao assunto abordado, levando o estudante a ir além em seus estudos.
ATENÇÃO	Chama a atenção para informações, dicas e precauções que não podem passar despercebidas ao leitor.
RESUMINDO	Sintetiza os últimos assuntos vistos.
🔍	Ícone que ressalta uma informação relevante no texto.
⚡	Ícone que aponta elemento de perigo em conceito ou terapêutica abordada.
PALAVRAS REALÇADAS	Apresentam em destaque situações da prática clínica, tais como prevenção, posologia, tratamento, diagnóstico etc.

Siglas mais utilizadas

AC	Adenoma canalicular	CPI	Cisto paradentário inflamatório	LES	Lúpus eritematoso sistêmico
AME	Ameloblastoma	CPL	Cisto periodontal lateral	LH	Linfomas de Hodgkin
AP	Adenoma pleomorfo	DF	Displasia fibrosa	LNH	Linfomas não Hodgkin
APBG	Adenocarcinoma polimórfico de baixo grau	DO	Displasia óssea	LP	Líquen plano
AT	Coloração azul de toluidina	EAR	Estomatite aftosa recorrente	LPCG	Lesão periférica de células gigantes
CAC	Carcinoma adenoide cístico	EBV	Vírus epstein-barr	LVP	Leucoplasia verrucosa proliferativa
CAFs	Fibroblastos associados ao tumor	EM	Eritema multiforme	MEC	Matriz extracelular
CCCM	Cisto ciliado cirúrgico da maxila	EMM	Eritema multiforme maior	MIX	Mixoma odontogênico
CDN	Cisto do ducto nasopalatino	EMm	Eritema multiforme menor	NET	Necrólise epidérmica tóxica ou síndrome de Lyell
CDT	Cisto do ducto tireoglosso	FA	Fibroma ameloblástico	ODT	Odontoma
CEC	Carcinoma espinocelular	FASN	Enzima metabólica ácido graxo sintase	PAS	Periodic acid-Schiff
CEG	Células do epitélio glandular	FO	Fibroma odontogênico	QA	Queilite actínica
CEM	Cementoblastoma	FOA	Fibro-odontoma ameloblástico	QO	Queratocisto odontogênico
CGHO	Cisto gastrintestinal heterotópico oral	FOC	Fibroma ossificante central	SSJ	Síndrome de Stevens-Johnson
CLC	Cisto linfoepitelial cervical	FOP	Fibroma ossificante periférico	TB	Tuberculose
CLM	Cisto lingual mediano	GP	Granuloma piogênico	TCG	Tumor de células granulares
CLO	Cisto linfoepitelial oral	HE	Hematoxilina & eosina	TDCF	Tumor dentinogênico de células fantasmas
CME	Carcinoma mucoepidermoide	LB	Linfoma de Burkitt	TEM	Transição epitélio-mesenquimal
CMV	Citomegalovírus humano	LCCG	Lesão central de células gigantes	TO	Tumor odontogênico
COB	Cisto odontogênico botrioide	LDGCB	Linfoma difuso de grandes células B	TOA	Tumor odontogênico adenomatoide
COG	Cisto odontogênico glandular	LE	Lúpus eritematoso	TOCC	Tumor odontogênico cístico calcificante
COO	Cisto odontogênico ortoqueratinizado	LEC	Lúpus eritematoso cutâneo	TOEC	Tumor odontogênico epitelial calcificante
COS	Cisto ósseo simples	LED	Lúpus eritematoso discoide	TW	Tumor de Warthin

Acesse a página do livro em www.grupoa.com.br para ter acesso a imagens selecionadas pelos autores, disponíveis em tamanho maior.

SÉRIE ABENO

Odontologia Essencial
Parte Básica

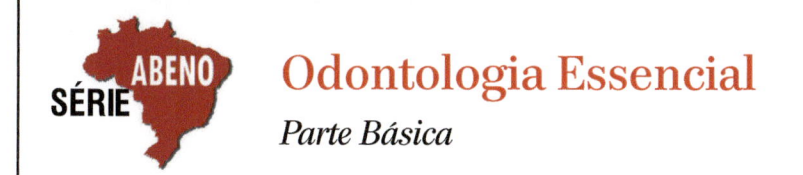

organizadores da série
Léo Kriger
Samuel Jorge Moysés
Simone Tetu Moysés

coordenadora da série
Maria Celeste Morita

Patologia Oral

Reimpressão 2020

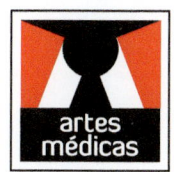

artes médicas
2016

Oslei Paes de Almeida

© Grupo A Educação S.A., 2016

Gerente editorial: *Letícia Bispo de Lima*

Colaboraram nesta edição:
Editora: *Mirian Raquel Fachinetto Cunha*
Capa e projeto gráfico: *Paola Manica*
Processamento pedagógico e preparação de originais: *Juliana Bernardino*
Leitura final: *Madi Pacheco*
Editoração: *Studio P*

Nota: A odontologia é uma ciência em constante evolução. À medida que novas pesquisas e a própria experiência clínica ampliam o nosso conhecimento, são necessárias modificações na terapêutica, onde também se insere o uso de medicamentos. Os autores desta obra consultaram as fontes consideradas confiáveis, num esforço para oferecer informações completas e, geralmente, de acordo com os padrões aceitos à época da publicação. Entretanto, tendo em vista a possibilidade de falha humana ou de alterações nas ciências médicas, os leitores devem confirmar estas informações com outras fontes. Por exemplo, e em particular, os leitores são aconselhados a conferir a bula completa de qualquer medicamento que pretendam administrar, para se certificar de que a informação contida neste livro está correta e de que não houve alteração na dose recomendada nem nas precauções e contraindicações para o seu uso. Essa recomendação é particularmente importante em relação a medicamentos introduzidos recentemente no mercado farmacêutico ou raramente utilizados.

P312   Patologia oral / Organizadores, Léo Kriger, Samuel Jorge Moysés, Simone Tetu Moysés; coordenadora, Maria Celeste Morita; autor, Oslei Paes de Almeida. – São Paulo: Artes Médicas, 2016.
168 p.: il. color.; 28 cm. – (ABENO: Odontologia Essencial: parte básica)

ISBN 978-85-367-0260-5

1. Odontologia. 2. Patologia oral. I. Kriger, Léo. II. Moysés, Samuel Jorge. III. Moysés, Simone Tetu. IV. Morita, Maria Celeste. V. Almeida, Oslei Paes de.

CDU 616.314.1

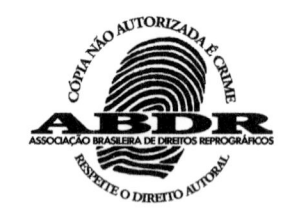

Catalogação na publicação: Poliana Sanchez de Araujo – CRB 10/2094

Reservados todos os direitos de publicação ao GRUPO A EDUCAÇÃO S.A.
(Artes Médicas é um selo editorial do GRUPO A EDUCAÇÃO S.A.)
Av. Jerônimo de Ornelas, 670 – Santana
90040-340 – Porto Alegre – RS
Fone: (51) 3027-7000 Fax: (51) 3027-7070

SÃO PAULO
Rua Doutor Cesário Mota Jr., 63 – Vila Buarque
01221-020 – São Paulo – SP
Fone: (11) 3221-9033

SAC 0800 703-3444 – www.grupoa.com.br

É proibida a duplicação ou reprodução deste volume, no todo ou em parte, sob quaisquer formas ou por quaisquer meios (eletrônico, mecânico, gravação, fotocópia, distribuição na Web e outros), sem permissão expressa da Editora.

IMPRESSO NO BRASIL
PRINTED IN BRAZIL

Autores

Oslei Paes de Almeida Cirurgião-dentista. Professor titular da área de Patologia do Departamento de Diagnóstico Oral da Faculdade de Odontologia de Piracicaba da Universidade Estadual de Campinas (FOP/Unicamp). Mestre e Doutor em Ciências: Biologia Celular e Tecidual pela USP. Pós-doutor pela University of London, Inglaterra, e pelo Brompton Hospital. Livre-docente pela Unicamp.

Adriano Mota Loyola Professor de Patologia Geral do Curso de Biomedicina do Instituto de Ciências Biomédicas. Professor de Patologia Geral e Bucal da Faculdade de Odontologia da Universidade Federal de Uberlândia (UFU). Coordenador do Laboratório de Patologia Bucal da UFU. Pesquisador nível II do Conselho Nacional de Desenvolvimento Científico e Tecnológico (CNPq). Mestre em Patologia Bucal pela Universidade Federal do Rio de Janeiro (UFRJ). Doutor em Patologia Bucal pela Universidade de São Paulo (USP).

Alan Roger dos Santos Silva Cirurgião-dentista. Professor associado do Departamento de Diagnóstico Oral (área de Semiologia) da FOP/Unicamp. Especialista em Estomatologia e Patologia Oral pelo Conselho Federal de Odontologia (CFO). Mestre e Doutor em Estomatopatologia pela FOP/Unicamp e pela University of Sheffield, Inglaterra. Livre-docente pela Unicamp.

Albina M. Altemani Médica patologista. Professora titular do Departamento de Anatomia Patológica da Faculdade de Ciências Médicas da Unicamp. Doutora em Clínica Médica pela Unicamp.

Bruno Augusto Benevenuto de Andrade Cirurgião-dentista. Professor adjunto de Patologia Oral da Faculdade de Odontologia (FO) da UFRJ. Mestre e Doutor em Estomatopatologia pela FOP/Unicamp. Pós-doutor pela Universidade Federal de Minas Gerais (UFMG).

Danyel Elias da Cruz Perez Professor adjunto da área de Patologia Oral da Universidade Federal de Pernambuco (UFPE). Mestre e Doutor em Estomatopatologia pela FOP/Unicamp.

Décio dos Santos Pinto Jr. Cirurgião-dentista. Professor associado III da FOUSP. Especialista em Patologia Bucal pela Fundação para o Desenvolvimento Científico e Tecnológico da Odontologia da USP (Fundecto/USP). Mestre e Doutor em Patologia Bucal pela USP. Fellow do National Institutes of Health, Estados Unidos. Livre-docente pela USP.

Edgard Graner Professor associado da área de Patologia Bucal do Departamento de Diagnóstico Oral da FOP/Unicamp. Mestre e Doutor em Biologia e Patologia Buco-Dental pela Unicamp.

Elismauro Francisco de Mendonça Professor titular da Faculdade de Odontologia da Universidade Federal de Goiás (FO/UFG). Especialista em Radiologia Oral pela USP. Mestre e Doutor em Diagnóstico Bucal pela USP/Bauru.

Fábio Abreu Alves Professor da disciplina de Estomatologia da FOUSP. Diretor do Departamento de Estomatologia do A.C. Camargo Cancer Center. Mestre e Doutor em Biologia e Patologia Buco-Dental pela FOP/Unicamp. Livre-docente pela Unicamp.

Fábio Ramôa Pires Cirurgião-dentista. Professor associado da área de Patologia Bucal da Faculdade de Odontologia da Universidade do Estado do Rio de Janeiro (FO/UERJ). Professor do Programa de Pós-graduação em Odontologia da Universidade Estácio de Sá. Especialista em Estomatologia pela FO/UFRJ. Mestre em Biologia e Patologia Buco-Dental pela FOP/Unicamp. Doutor em Estomatopatologia pela FOP/Unicamp.

Felipe Paiva Fonseca Cirurgião-dentista. Mestre e Doutor em Estomatopatologia pela FOP/Unicamp. Pós-doutorando na FOP/Unicamp.

Hélder Antônio Rebelo Pontes Professor adjunto IV da Universidade Federal do Pará (UFPA). Coordenador do Serviço de Patologia Oral do Hospital Universitário João de Barros Barreto. Especialista em Patologia Oral pela Fundecto/USP. Mestre em Estomatologia pela FO/UFMG. Doutor em Patologia Oral pela FOUSP.

Hercílio Martelli Júnior   Professor titular de Estomatologia da Universidade Estadual de Montes Claros (Unimontes). Professor visitante do Centro de Deformidades Craniofaciais da Universidade José do Rosário Vellano (Unifenas). Professor colaborador do Programa de Pós-graduação em Estomatopatologia da FOP/Unicamp. Especialista em Patologia Bucal pela FOP/Unicamp. Mestre em Biologia e Patologia Buco-Dental pela FOP/Unicamp. Doutor em Estomatopatologia pela FOP/Unicamp.

Jair Carneiro Leão   Cirurgião-dentista. Professor associado de Estomatologia da UFPE. Coronel do Quadro de Oficiais Dentistas da Polícia Militar de Pernambuco. Master of Sciences (MSc) e Doctor of Philosophy (PhD) em Medicina Oral pela University College London (UCL) Eastman Dental Institute, University of London, Inglaterra.

Luiz Alcino Gueiros   Cirurgião-dentista. Professor adjunto de Estomatologia da UFPE. Especialista em Estomatologia pela UFPE. Mestre em Diagnóstico Bucal pela Universidade Federal da Paraíba (UFPB). Doutor em Estomatopatologia pela Unicamp.

Luiz Paulo Kowalski   Médico. Diretor do Departamento de Cirurgia de Cabeça e Pescoço e Otorrinolaringologia do AC Camargo Cancer Center. Mestre e Doutor em Otorrinolaringologia pela Unifesp. Livre-docente em Oncologia pela Faculdade de Medicina da USP. Ex-presidente da Sociedade Brasileira de Cirurgia de Cabeça e Pescoço. Presidente eleito da International Academy of Oral Oncology.

Manoela Domingues Martins   Professora de Patologia Básica e Bucal da Faculdade de Odontologia da Universidade Federal do Rio Grande do Sul (FO/UFRGS). Membro do Serviço de Estomatologia do Hospital de Clínicas de Porto Alegre (HCPA). Doutora em Patologia Bucal pela FOUSP.

Márcio Ajudarte Lopes   Cirurgião-dentista. Professor titular de Semiologia da FOP/Unicamp. Responsável pelo Orocentro da FOP/Unicamp. Pesquisador do CNPq. Mestre e Doutor em Biologia e Patologia Buco-Dental pela Unicamp.

Mario José Romañach   Professor adjunto de Patologia Oral da FO/UFRJ. Mestre e Doutor em Estomatopatologia pela FOP/Unicamp.

Martinho Campolina Rebello Horta   Cirurgião-dentista. Professor adjunto IV do Departamento de Odontologia da Pontifícia Universidade Católica de Minas Gerais (PUC Minas). Especialista em Estomatologia pela PUC Minas. Mestre e Doutor em Patologia Bucal pela UFMG.

Michelle Agostini   Professora adjunta de Estomatologia da FO/UFRJ. Mestre e Doutora em Estomatopatologia pela FOP/Unicamp.

Pablo Agustin Vargas   Professor titular de Patologia da FOP/Unicamp. Mestre e Doutor em Biologia e Patologia Buco-Dental pela Unicamp. Fellow do The Royal College of Pathologists (FRCParth), Reino Unido.

Paulo Eduardo Alencar de Souza   Cirurgião-dentista. Professor adjunto IV do Departamento de Odontologia da PUC Minas. Mestre e Doutor em Patologia Bucal pela UFMG.

Rebeca de Souza Azevedo   Cirurgião-dentista. Professora adjunta de Patologia Oral da Universidade Federal Fluminense (UFF) de Nova Friburgo. Especialista em Estomatologia pela UFRJ. Mestre e Doutora em Estomatopatologia pela FOP/Unicamp.

Ricardo Alves de Mesquita   Cirurgião-dentista. Professor associado de Patologia, Estomatologia e Radiologia da FO/UFMG. Especialista em Radiologia e Imaginologia Odontológica pela FO/UFMG. Mestre e Doutor em Patologia Bucal pela FOUSP.

Ricardo Santiago Gomez   Cirurgião-dentista. Professor titular de Patologia Bucal da FO/UFMG. Mestre em Anatomia Patológica pela UFMG. Doutor em Patologia Bucal pela USP.

Suzana C. O. M. de Sousa   Cirurgiã-dentista. Professora titular do Departamento de Estomatologia da FOUSP. Bolsista de produtividade em Pesquisa do CNPq. Mestre e Doutora em Patologia Bucal pela FOUSP.

Vinicius Coelho Carrard   Cirurgião-dentista. Professor de Patologia da FO/UFRGS. Membro da Equipe do Centro de Especialidades Odontológicas da UFRGS na área de Estomatologia. Especialista focal na área de Estomatologia do Projeto TelessaúdeRS. Mestre e Doutor em Patologia Bucal pela UFRGS.

Organizadores da Série Abeno

Léo Kriger   Professor aposentado de Saúde Coletiva da Pontifícia Universidade Católica do Paraná (PUCPR) e da Universidade Federal do Paraná (UFPR). Mestre em Odontologia em Saúde Coletiva pela Universidade Federal do Rio Grande do Sul (UFRGS).

Samuel Jorge Moysés   Professor titular da Escola de Saúde e Biociências da PUCPR. Professor adjunto do Departamento de Saúde Comunitária da Universidade Federal do Paraná (UFPR). Coordenador do Comitê de Ética em Pesquisa da Secretaria Municipal da Saúde de Curitiba, PR. Doutor em Epidemiologia e Saúde Pública pela University of London.

Simone Tetu Moysés   Professora titular da PUCPR. Responsável pela Área de Concentração em Saúde Coletiva (Mestrado e Doutorado) do Programa de Pós-Graduação em Odontologia da PUCPR. Doutora em Epidemiologia e Saúde Pública pela University of London.

Coordenadora da Série Abeno

Maria Celeste Morita   Presidente da Abeno. Professora associada da Universidade Estadual de Londrina (UEL). Doutora em Saúde Pública pela Université de Paris 6, França.

Conselho editorial da Série Abeno Odontologia Essencial

Maria Celeste Morita, Léo Kriger, Samuel Jorge Moysés, Simone Tetu Moysés, José Ranali, Adair Luiz Stefanello Busato.

Prefácio

A estomatologia e a patologia oral do Brasil tiveram nos últimos 20 anos um grande desenvolvimento, passando a ser reconhecidas internacionalmente pela qualidade dos profissionais envolvidos nestas áreas. Os cursos de pós-graduação foram os responsáveis pela formação destes profissionais, que tiveram boas oportunidades de trabalho nas universidades de todas as regiões do Brasil, assim como em centros hospitalares e de atendimento à saúde. A Sociedade Brasileira de Estomatologia e Patologia Oral (Sobep), por meio de suas reuniões anuais, possibilita o encontro e a consequente atualização de todos os estomatologistas e patologistas orais do Brasil. Tais encontros são permeados pela amizade, que cria um ambiente agradável e produtivo, o que também contribui muito para a formação de uma grande equipe de brasileiros na área de diagnóstico oral.

Este livro destina-se a estudantes de graduação, pós-graduação e especialização em odontologia, assim como a cirurgiões-dentistas de todas as especialidades odontológicas. Seus autores são professores de renomadas universidades de diferentes regiões do País que participam ativamente na formação de novos profissionais, elevando o Brasil no cenário internacional das publicações científicas e, acima de tudo, contribuindo para o melhor atendimento da população brasileira com serviços de boa qualidade para o diagnóstico e o tratamento das doenças que acometem a cavidade oral.

A razão de termos reunido neste livro todos estes amigos é a de podermos oferecer um livro de alta qualidade, com capítulos escritos por profissionais experientes e que representam a patologia oral brasileira. Agradeço a colaboração de todos os autores, a boa vontade e o esforço com que se dedicaram para alcançarmos os objetivos desejados e, acima de tudo, a amizade que permeia nossos relacionamentos pessoais e profissionais. Parabéns a todos vocês e a todos os colegas que muito têm contribuído para a estomatologia e a patologia oral brasileiras. Que este livro, feito com carinho, seja útil a todos os estudantes de odontologia, aos profissionais da área e, consequentemente, aos nossos pacientes.

Oslei Paes de Almeida
Organizador

Sumário

1 | Inflamação   9
- 1.1 Inflamação e reparação
- 1.2 Lesões periapicais e doença periodontal

2 | Neoplasias e oncogênese   21
- 2.1 Características gerais das neoplasias
- 2.2 Biologia do câncer oral
- 2.3 Aplicação clínica dos aspectos moleculares das neoplasias malignas

3 | Doenças infecciosas   31
- 3.1 Infecções virais
- 3.2 Infecções bacterianas
- 3.3 Infecções fúngicas

4 | Doenças imunologicamente mediadas   48
- 4.1 Líquen plano, eritema multiforme e lupus eritematoso
- 4.2 Afta, penfigoide e pênfigo

5 | Proliferações não neoplásicas e neoplasias benignas   67
- 5.1 Proliferações não neoplásicas
- 5.2 Neoplasias benignas

6 | Lesões potencialmente malignas   79
- 6.1 Leucoplasia
- 6.2 Eritroplasias bucais
- 6.3 Queilite actínica

7 | Carcinoma espinocelular   88

8 | Outras neoplasias malignas   94

9 | Cistos odontogênicos e não odontogênicos   103
- 9.1 Cistos odontogênicos
- 9.2 Cistos não odontogênicos

10 | Tumores odontogênicos   124
- 10.1 Tumores odontogênicos benignos de origem epitelial
- 10.2 Tumores odontogênicos benignos de origem mista
- 10.3 Tumores odontogênicos benignos de origem ectomesenquimal/ mesenquimal
- 10.4 Tumores odontogênicos periféricos
- 10.5 Tumores odontogênicos malignos
- 10.6 Outras entidades

11 | Doenças ósseas não neoplásicas   137
- 11.1 Lesões fibro-ósseas
- 11.2 Lesões de células gigantes, querubismo e síndrome de Gardner

12 | Doenças das glândulas salivares   147
- 12.1 Lesões não neoplásicas
- 12.2 Neoplasias benignas
- 12.3 Neoplasias malignas

Referências   163

1

Inflamação

1.1 Inflamação e reparação

BRUNO AUGUSTO BENEVENUTO DE ANDRADE

A inflamação é caracterizada morfologicamente pela saída de líquidos, moléculas e células do sangue para o local da infecção ou da lesão tecidual. O processo pode ser agudo ou crônico. A **inflamação aguda** é caracterizada por possuir início rápido e de curta duração, apresentando exsudação de líquido e proteínas plasmáticas, além de acúmulo de leucócitos, principalmente neutrófilos. A **inflamação crônica** é de longa duração e caracterizada pela presença de linfócitos e macrófagos com proliferação vascular associada e fibrose.

Didaticamente, o processo inflamatório é divido em etapas ou momentos definidos na seguinte ordem:

1. Fenômenos irritativos ou de reconhecimento do agente lesivo;
2. Alterações vasculares, caracterizadas pela vasodilatação e aumento da permeabilidade vascular;
3. Exsudação plasmática e celular, fenômeno que permite a saída de leucócitos e proteínas do sangue em direção ao local da infecção para remoção do agente agressor;
4. Controle da resposta;
5. Resolução, caracterizada pelo reparo da área lesada.

As manifestações clínicas da inflamação são denominadas sinais cardinais e incluem: calor, rubor, tumor, dor e perda de função. Essas manifestações são consequências dos fenômenos vasculares e exsudativos induzidos por diferentes mediadores químicos, tais como histamina, prostaglandinas e leucotrienos, ativados em resposta a lesão. O resultado da inflamação aguda é a eliminação do estímulo nocivo, seguida do declínio da reação e do reparo do tecido lesado, ou a lesão pode persistir e resultar em inflamação crônica.

OBJETIVOS DE APRENDIZAGEM

- Compreender o processo inflamatório
- Conhecer as diferenças entre inflamação aguda e inflamação crônica
- Entender como ocorrer o reparo tecidual e o que caracteriza a cicatrização primária e a cicatrização secundária

INFLAMAÇÃO

Também conhecida como flogose, a inflamação é um evento definido como uma reação de tecidos vascularizados diante de um agente agressor, com participação de vasos e células sanguíneas, proteínas e mediadores químicos, sendo considerada uma reação protetora com finalidade de eliminar a causa da agressão e iniciar o processo de reparo.

CÉLULAS E MEDIADORES DA INFLAMAÇÃO

No local da inflamação, as principais células desse processo, tais como neutrófilos, mastócitos, macrófagos e linfócitos, são capazes de produzir diferentes mediadores químicos, responsáveis por guiar os fenômenos vasculares, exsudativos, reparativos e produtivos da inflamação. A **histamina** é um exemplo de mediador químico produzido particularmente pelos mastócitos, que são células grandes de aproximadamente 20 μm, de núcleo esférico e

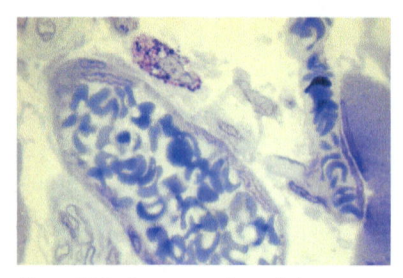

Figura 1.1.1 – Imagem microscópica mostrando a presença de mastócito localizado próximo a vaso sanguíneo (coloração de azul de toluidina. (AT, 20X)

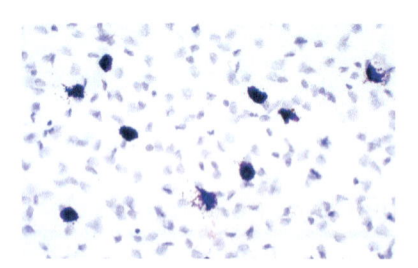

Figura 1.1.2 – Imagem microscópica de mesentério de rato evidenciando a presença de mastócitos íntegros, com granulações citoplasmáticas, além de mastócitos degranulando. (AT, 20X)

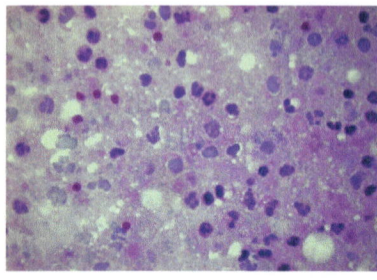

Figura 1.1.3 – Imagem microscópica onde se observa a presença de grande quantidade de neutrófilos. (Hematoxilina & eosina [HE], 10X)

central, com grânulos citoplasmáticos, presente em grande quantidade nos tecidos conectivos da pele, intestinos, pulmões e gengiva (FIGS. 1.1.1 / 1.1.2). A histamina é liberada dos grânulos dos mastócitos em resposta a vários estímulos como lesão física por trauma ou calor o que causa vasodilatação das arteríolas, aumento da permeabilidade vascular, produzindo a contração do endotélio venular e das lacunas interendoteliais.

As **prostaglandinas** e os **leucotrienos** são mediadores químicos produzidos principalmente pelos mastócitos, além dos neutrófilos, que são células grandes de 12 μm de diâmetro, núcleo lobulado (2-5 lóbulos) e citoplasma eosinofílico e granular, constituindo a primeira linha de defesa do organismo e atuando também como fagócito, na ingestão e eliminação de microrganismos e tecidos mortos (FIG. 1.1.3). Esses mediadores químicos são responsáveis particularmente pelos eventos de vasodilatação, aumento da permeabilidade vascular, quimiotaxia, adesão e ativação de leucócitos.

As **citocinas** são mediadores químicos produzidos por muitos tipos celulares, sendo as citocinas TNF (fator de necrose tumoral) e interleucina (IL)-1 as principais envolvidas na inflamação, produzidas particularmente pelos macrófagos, que são células derivadas dos monócitos do sangue circulante, atuando como fagócitos, iniciadores do processo de reparo tecidual e apresentadores de antígeno. O principal papel das citocinas TNF e IL-1 no processo inflamatório consiste na ativação endotelial, estimulando a expressão de moléculas de adesão nas células endoteliais, o que resulta em aumento do recrutamento, aderência dos leucócitos e aumento da produção de citocinas adicionais, particularmente quimiocinas.

Os **linfócitos**, que são células formadas na medula óssea, de núcleo volumoso e escasso citoplasma, estão presentes principalmente na inflamação crônica e também são responsáveis por produção de citocinas. Os linfócitos do tipo B, quando estimulados, se proliferam e se diferenciam em plasmócitos, células responsáveis pela produção de anticorpos. Já os linfócitos do tipo T, quando ativados, produzem citocinas como o interferon gama (IFN-γ), que ativam macrófagos, que por sua vez produzem mais citocinas, resultando em uma interação de modo bidirecional entre linfócitos e macrófagos, abastecendo e mantendo a inflamação crônica.

As espécies reativas de oxigênio são mediadores produzidos por neutrófilos e macrófagos ativados, sendo responsáveis pela lesão tecidual, através de lesão endotelial, trombose e aumento da permeabilidade vascular, inativação de antiproteases e ativação das proteases, com aumento da degradação da matriz extracelular e lesão direta de outros tipos celulares, como células tumorais, hemácias e células parenquitomatosas. Além dos mediadores químicos produzidos por células, existem os mediadores derivados de proteínas plasmáticas, entre eles as proteínas do complemento que, quando ativadas, levam à geração de vários produtos de degradação que são responsáveis pelo aumento da permeabilidade vascular, quimiotaxia dos neutrófilos, opsonização e fagocitose de microrganismos e destruição celular.

INFLAMAÇÃO AGUDA

INFLAMAÇÃO AGUDA

É uma resposta rápida cuja característica principal é levar leucócitos e proteínas plasmáticas para os locais da lesão com o objetivo de remover e neutralizar o agente agressor, além de iniciar o processo de digestão dos tecidos necróticos.

A inflamação aguda possui duas etapas principais:

1. **Alterações vasculares**, caracterizadas por aumento do calibre vascular, conhecido como vasodilatação, resultando em aumento do fluxo sanguíneo; e alterações nas paredes vasculares (aumento da permeabilidade vascular), permitindo a saída da circulação de neutrófilos e proteínas plasmáticas. Além disso, as células endoteliais que revestem os vasos sanguíneos são ativadas, resultando no aumento de adesão dos leucócitos e sua migração através das paredes dos vasos.

2. **Eventos celulares**, caracterizados pela ativação e recrutamento de neutrófilos da microcirculação para o foco da lesão. A inflamação aguda pode ser iniciada por vários estímulos, entre os quais agentes traumáticos, físicos e químicos, processos infecciosos por bactérias, vírus, fungos e parasitas, necrose tecidual incluindo processo isquêmico ou lesão física e química, corpos estranhos e reações imunológicas.

As alterações nos vasos sanguíneos iniciam-se rapidamente após a lesão ou infecção. Após uma vasoconstrição abrupta com duração de alguns segundos, ocorre vasodilatação das arteríolas provocada pela consequente liberação de mediadores químicos tais como histamina, prostaglandinas ou leucotrienos pelos mastócitos, resultando em aumento do fluxo sanguíneo e abertura dos leitos capilares. Essa expansão vascular é a responsável pelo rubor e pelo calor observados clinicamente na inflamação aguda. Uma vez que a microcirculação torna-se mais permeável, o líquido rico em proteínas extravasa para os tecidos extravasculares. Como consequência da perda de líquido, as hemácias ficam mais concentradas, aumentando a viscosidade do sangue e diminuindo a velocidade da circulação. Esse fenômeno, conhecido como estase, faz com que os neutrófilos presentes no sangue se acumulem ao longo da superfície endotelial vascular em um processo chamado **marginação**.

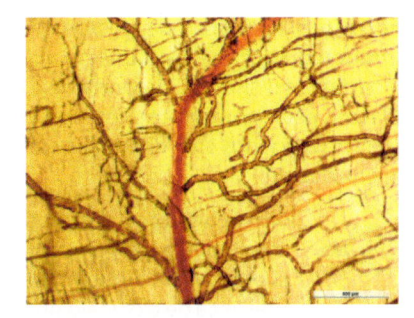

Figura 1.1.4 – Imagem microscópica de músculo cremaster de rato mostrando vênulas marcadas com tinta nanquim injetada endovenosamente para marcar os vasos sanguíneos com permeabilidade vascular alterada após injeção local de histamina. (10X)

Além da vasodilatação, a ação da histamina, da bradicinina, dos leucotrienos e de outros mediadores químicos gera contração da célula endotelial, formando aberturas e lacunas entre as células endoteliais, sendo essa a causa mais comum do aumento da permeabilidade vascular **(FIG. 1.1.4)**. O aumento da permeabilidade vascular também pode ser causado por lesão direta no endotélio vascular após lesões graves como queimadura ou infecções, causando necrose e desprendimento da célula endotelial. A marginação dos leucócitos e o aumento da permeabilidade vascular facilitam e permitem o recrutamento de leucócitos, particularmente neutrófilos e proteínas plasmáticas, nos locais onde estão localizados os patógenos infecciosos ou tecidos lesados. O líquido que extravasa dos vasos sanguíneos em consequência do aumento da permeabilidade vascular resulta clinicamente no quadro de edema.

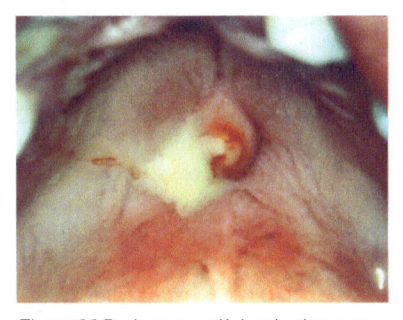

Figura 1.1.5 – Imagem clínica de abscesso intraoral em região anterior de palato duro caracterizado por tumefação e formação de fístula com drenagem de material purulento.

O próximo passo no processo da inflamação aguda consiste no recrutamento e ativação dos leucócitos para o local da inflamação. O recrutamento dos leucócitos é um processo de várias etapas, consistindo em marginação, aderência transitória e rolagem no endotélio vascular, sendo a última mediada por moléculas de adesão da família das selectinas, como P-selectina, E-selectina e L-selectina; aderência firme ao endotélio mediada por integrinas expressas nas superfícies celulares dos leucócitos e que interagem com seus ligantes nas células endoteliais e migração por entre os espaços interendoteliais. Após o extravasamento, os leucócitos migram em direção ao local da lesão ou infecção ao longo de um gradiente químico, processo conhecido como quimiotaxia. Várias substâncias endógenas e exógenas podem atuar como fatores quimiotáticos para os leucócitos, entre elas citocinas, principalmente da família das quimiocinas, produtos bacterianos, componentes do sistema complemento e produtos da via lipoxigenase do metabolismo do ácido araquidônico. Uma vez que os leucócitos tenham sido recrutados para os locais da infecção e agressão, os mesmos podem eliminar microrganismos e células mortas por meio da fagocitose, processo caracterizado por reconhecimento e fixação da partícula; de engolfamento, com subsequente formação de um vacúolo fagocítico e destruição e degradação do material ingerido por substâncias produzidas nos fagossomos, incluindo radicais livres e enzimas lisossômicas. Esses mecanismos que funcionam para eliminar o processo infeccioso e células mortas também são capazes de lesar tecidos normais, sendo esta uma das consequências patológicas da inflamação.

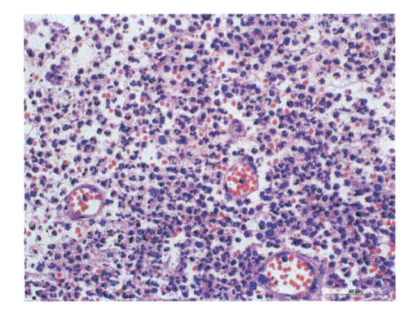

Figura 1.1.6 – Imagem microscópica da inflamação supurativa ou purulenta, caracterizada por formação de abscesso, com grande quantidade de neutrófilos, vasos sanguíneos e extravasamento de hemácias. (HE, 10X)

> **ATENÇÃO**
>
> Mecanismos que funcionam para eliminar o processo infeccioso e células mortas também são capazes de lesar tecidos normais, sendo esta uma das consequências patológicas da inflamação.

Os eventos vasculares e celulares que caracterizam a inflamação aguda influenciam no aspecto morfológico do processo. Dependendo da gravidade da resposta inflamatória, podem ocorrer alterações na morfologia básica da inflamação aguda, produzindo aparências distintas. É importante o reconhecimento desses padrões morfológicos, pois os mesmos sempre estão associados com diferentes estímulos iniciadores e situações clínicas.

No contexto da odontologia, o principal padrão morfológico a ser discutido é a inflamação supurativa ou purulenta, caracterizada pela presença de exsudato purulento, formado pelo acúmulo de grande quantidade de neutrófilos, que interagem com o agente agressor, geralmente bactérias, provocando destruição tecidual e formação de abscesso.

A viscosidade do pus é devida em grande parte ao conteúdo de DNA, oriundo dos próprios neutrófilos (FIGS. 1.1.5 / 1.1.6). Exemplos de bactérias piogênicas são os *stafilococos*, bacilos gram negativos como *actinomyces israelli*, meningococos, gonococos e pneumococos. Abscesso periapical, celulite, furúnculo e apendicite são bons exemplos de inflamação supurativa. Devido à viscosidade, o abscesso é difícil de ser reabsorvido, devendo, quando possível, ser drenado naturalmente ou cirurgicamente. Com o tempo, o abscesso pode tornar-se completamente fechado e ser substituído por tecido conectivo fibroso. Devido à destruição do tecido subjacente, geralmente o resultado do abscesso é a formação de cicatriz. A inflamação pseudomembranosa é outro padrão morfológico que se caracteriza pela formação de uma falsa membrana composta de fibrina, epitélio necrosado e leucócitos. Resulta da descamação e consequente ulceração do epitélio de um órgão ou tecido que é produzida por necrose das células e desprendimento do tecido inflamatório necrótico, juntamente com um exsudato fibrinopurulento. Ocorre apenas nas superfícies mucosas, mais comumente na necrose inflamatória da mucosa de boca, faringe, laringe, trato respiratório, intestinal e genitourinário. Durante o estágio agudo, há infiltração polimorfonuclear intensa e dilatação vascular nas margens do defeito. Com a cronicidade, as margens e a base da úlcera desenvolvem cicatrização, com acúmulo de linfócitos, macrófagos e plasmócitos.

O resultado da inflamação aguda pode ser caracterizado pela resolução do processo, conhecido como **regeneração**, onde ocorre a restauração da normalidade estrutural e funcional quando a lesão é limitada ou de curta duração, havendo pouca ou nenhuma destruição tecidual. Também pode ocorrer a transição para inflamação crônica, se o agente nocivo não for removido, ou a cicatrização, definida como um tipo de reparo em tecidos que não possuem a capacidade de se regenerar e são substituídos por tecido conectivo fibroso. Em órgãos nos quais ocorrem depósitos extensos de tecidos, na tentativa de curar a lesão ou como consequência de inflamação crônica, o resultado é a fibrose, que pode levar à perda de função. A resolução da inflamação aguda envolve a neutralização, decomposição e degradação dos mediadores químicos associados, a normalização da permeabilidade vascular e a eliminação do processo de emigração de leucócitos, com posterior morte por apoptose dos neutrófilos extravasados. Além disso, os leucócitos começam a produzir mediadores que inibem a inflamação, limitando, assim, a reação.

INFLAMAÇÃO CRÔNICA

INFLAMAÇÃO CRÔNICA

Refere-se à inflamação de longa duração, que pode durar por semanas, meses ou anos.

Ao contrário da inflamação aguda, que se caracteriza pelo predomínio dos fenômenos vasculares, aumento da permeabilidade vascular, edema e infiltrado inflamatório rico em neutrófilos, a inflamação crônica é caracterizada pela participação de células mononucleadas, particularmente linfócitos, plasmócitos e macrófagos, e fenômenos proliferativos (fibro e angiogênese), havendo concomitantemente fenômenos de inflamação aguda (destruição), de reparação (tecido de granulação e fibrose) e de resposta imune, mantendo-se o equilíbrio entre hospedeiro e agente agressor.

A inflamação crônica pode ser encontrada em casos de infecções persistentes por microrganismos difíceis de erradicar, gerando um equilíbrio entre o irritante e hospedeiro, como nos casos de tuberculose (TB), paracoccidioidomicose, leishmaniose, hanseníase, goma sifilítica, doença da arranhadura do gato, esquistossomose, lesão periapical e doença periodontal. Também pode ser encontrada em doenças inflamatórias imunomediadas, causadas por ativação excessiva e inapropriada do sistema imune contra os próprios tecidos do hospedeiro, resultando em lesão e inflamação tecidual crônica, como em casos de lúpus eritematoso sistêmico e síndrome de Sjogren, e em casos de exposição prolongada a partículas não digeríveis e tóxicas, como asbestos, sílica, berílio, cristais de urato, queratina e fios de sutura, ou em situações de irritação crônica, como hiperplasia fibrosa inflamatória ou úlcera péptica.

A inflamação crônica é mediada por citocinas produzidas pelos linfócitos, principalmente linfócitos do tipo T. Os macrófagos possuem vários papéis na

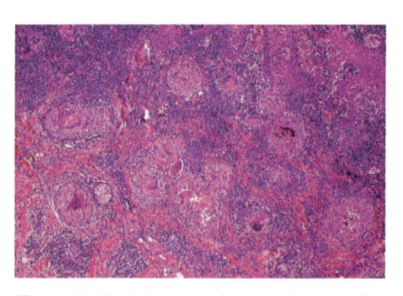

Figura 1.1.7 – Aspecto microscópico da inflamação granulomatosa, caracterizada por agregados de macrófagos com linfócitos esparsos e células gigantes multinucleadas, formando os chamados granulomas. (HE, 10X)

defesa do hospedeiro e na resposta inflamatória, tais como ingerir e eliminar microrganismos e tecidos mortos, iniciar o processo de reparo tecidual e atuar na formação de cicatriz e fibrose, além de secretar mediadores da inflamação, como citocinas (TNF, IL-1, quimiocinas). Linfócitos e macrófagos interagem de modo bidirecional, e essas interações possuem papel importante na inflamação crônica. Os macrófagos apresentam os antígenos às células T e produzem citocinas como IL-12 que estimulam as respostas da célula T. Os linfócitos T ativados, por sua vez, produzem citocinas, tais como IFN-γ, que recrutam e estimulam macrófagos, e depois promovem mais apresentação do antígeno e mais secreção de citocinas. O resultado é um ciclo de reações celulares que abastece e tende a manter, ampliar e prolongar a inflamação crônica.

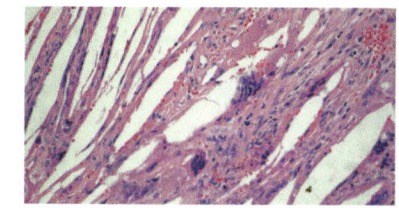

Figura 1.1.8 – Reação de corpo estranho, caracterizado pela presença de células gigantes multinucleadas em resposta à presença de cristais de colesterol. (HE, 20X)

A característica morfológica principal da inflamação crônica é a inflamação granulomatosa, caracterizada por agregados de macrófagos ativados com linfócitos esparsos e células gigantes multinucleadas, formando os chamados granulomas (FIG. 1.1.7). Os granulomas são encontrados em certos padrões patológicos específicos, tais como TB, sífilis, paracoccidiodomicose, doença de Crohn e sarcoidose, e podem se desenvolver em resposta a corpos estranhos, por exemplo, sutura, cristais de colesterol ou queratina, formando os conhecidos granulomas de corpo estranho (FIGS. 1.1.8 / 1.1.9 / 1.1.10). Os macrófagos ativados nos granulomas exibem citoplasma granular com limites celulares não distintos, sendo conhecidos como macrófagos epitelioides, por sua semelhança com células epiteliais. Em geral, os macrófagos epitelioides estão arranjados em agregados e circundados por um colar de linfócitos. Frequentemente, são observadas células gigantes multinucleadas, consistindo em uma grande massa de citoplasma e muitos núcleos, derivados da fusão de múltiplos macrófagos ativados. Nos granulomas mais associados com microrganismos infecciosos, particularmente a TB, ocorre a formação de necrose central, devido a quadros de hipóxia. Essa área de necrose é conhecida como necrose caseosa, aparecendo microscopicamente como restos granulares amorfos e eosinofílicos, com perda total de detalhes celulares. Os granulomas associados com doença de Crohn, sarcoidose e reações a corpos estranhos tendem a não exibir centros necróticos e são chamados de não caseosos.

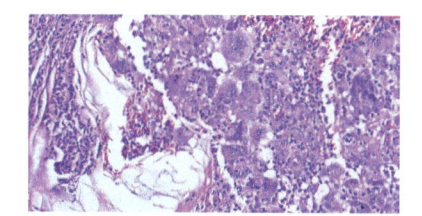

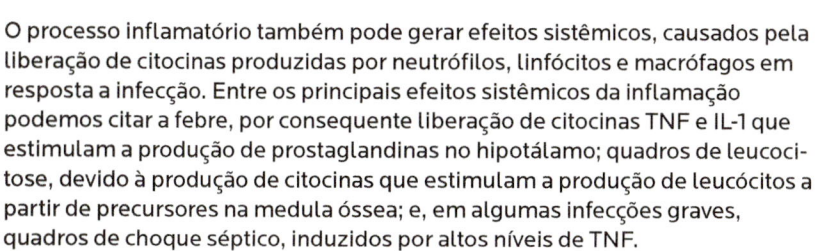

Figura 1.1.9 – Reação de corpo estranho, caracterizado pela presença de células gigantes multinucleadas em resposta à presença de queratina. (HE, 20X)

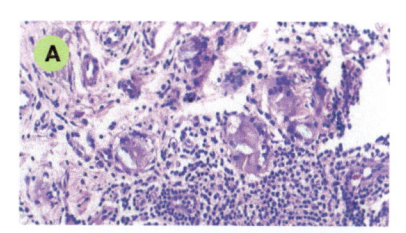

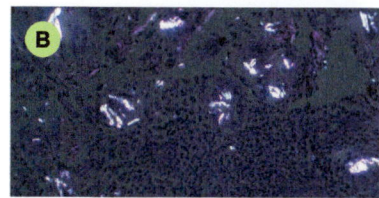

O processo inflamatório também pode gerar efeitos sistêmicos, causados pela liberação de citocinas produzidas por neutrófilos, linfócitos e macrófagos em resposta a infecção. Entre os principais efeitos sistêmicos da inflamação podemos citar a febre, por consequente liberação de citocinas TNF e IL-1 que estimulam a produção de prostaglandinas no hipotálamo; quadros de leucocitose, devido à produção de citocinas que estimulam a produção de leucócitos a partir de precursores na medula óssea; e, em algumas infecções graves, quadros de choque séptico, induzidos por altos níveis de TNF.

Mesmo antes do término da inflamação, o organismo começa o processo de restaurar a estrutura e a função normal. Esse processo é chamado de **reparação**, e envolve proliferação e diferenciação de vários tipos celulares e deposição de tecido conectivo. Apesar de ser um processo com o intuito de restabelecer a função do órgão e tecido, os defeitos nesse processo podem trazer sérias consequências. Portanto, os mecanismos e a regulação do processo de reparo são de grande importância fisiológica e patológica.

Figura 1.1.10 – (A) Reação de corpo estranho em lábio inferior com presença de infiltrado inflamatório crônico e células gigantes multinucleadas em resposta à presença de fio de sutura. (B) Sob luz polarizada, a presença de fio de sutura no tecido. (HE, 10X)

REPARAÇÃO

Se a reparação for feita principalmente pelos elementos parenquimatosos, uma reconstrução igual a original pode ocorrer, mas, se for feita em grande parte pelo estroma, a partir dos fibroblastos, um tecido fibrosado não especializado será formado.

O fibroblasto é considerado a célula mais comum do tecido conectivo, de aspecto fusiforme, com o núcleo em uma extremidade e citoplasma

REPARAÇÃO

Consiste na substituição das células e tecidos alterados por um tecido neoformado derivado do parênquima e/ou estroma do local injuriado.

SAIBA MAIS

As células lábeis são aquelas que continuam a se multiplicar durante a vida toda, como as células epiteliais, hematopoiéticas e linfoides. As estáveis normalmente não se dividem, contudo têm a capacidade de proliferar quando estimuladas (são as células das glândulas, como fígado, pâncreas, salivares, endócrinas e as células derivadas do mesênquima, como fibroblastos, osteoblastos). As permanentes são aquelas que perderam totalmente a capacidade de se dividir, como as células do sistema nervoso central e músculo.

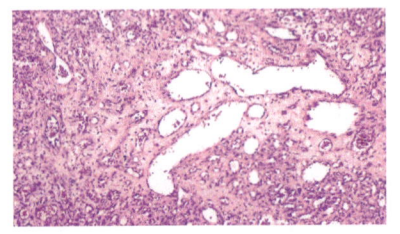

Figura 1.1.11 – Imagem microscópica de tecido de granulação, com presença de proliferação de vasos sanguíneos, fibroblastos, tecido conectivo fibroso e infiltrado inflamatório. (HE, 10X)

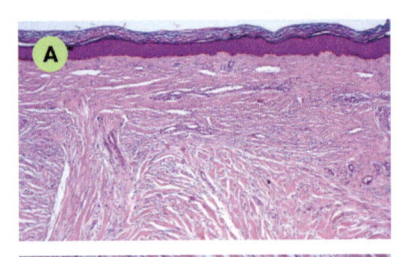

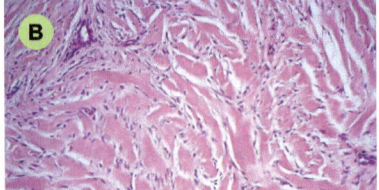

Figura 1.1.12 – Aspecto microscópico da queloide, caracterizado pela deposição de tecido conectivo colagenizado (A) e denso (B) na derme. (HE, 10X e 20X)

bastante longo. É responsável por sintetizar glicoproteínas e proteoglicanos da matriz, produzir colagenase e fagocitar fibrilas de colágeno, além de ter papel importante na contração do tecido de granulação das feridas.

As células do corpo podem ser divididas em três categorias, de acordo com a capacidade de regeneração: lábeis, estáveis e permanentes. Uma reconstrução original da área lesada só poderá ocorrer se as células afetadas forem do tipo lábil ou estável porque, se for do tipo permanente, ocorrerá à substituição por tecido conectivo. O processo de reparo pode ser dividido em duas grandes classes: regeneração do tecido lesado e cicatrização.

A regeneração compreende o processo no qual o tecido lesado é reposto por células da mesma origem daquelas que se perderam. A regeneração ocorre por proliferação de células residuais não lesadas, que retêm a capacidade de divisão, e por substituição de células-tronco teciduais. Constitui a resposta típica a lesão em epitélios que se dividem rapidamente, como na pele e nos intestinos e em alguns órgãos, principalmente no fígado. Se os tecidos lesados são incapazes de regeneração ou se as estruturas de suporte do tecido são gravemente lesadas, o reparo ocorre por deposição de tecido conectivo, resultando em fibrose e formação de cicatriz. A cicatriz fibrosa não realiza a função das células perdidas do parênquima, porém, ela fornece estabilidade estrutural suficiente para tornar o tecido lesado hábil nas suas funções.

O reparo tecidual depende da atividade de diferentes fatores de crescimento que possuem múltiplos efeitos, como migração e diferenciação celulares, estimulação do processo de angiogênense e da fibrogênese, além da proliferação. Além disso, o reparo tecidual depende da interação entre as células e os componentes da matriz extracelular (MEC). A MEC consiste em matriz intersticial entre as células, formada por colágeno e várias glicoproteínas, e membranas basais abaixo dos epitélios e circundando os vasos, compostas de colágeno não fibrilar e laminina. A MEC tem várias funções importantes, como fornecer suporte mecânico aos tecidos, atuar como substrato para o crescimento celular e a formação de microambientes teciduais e regular a proliferação e a diferenciação celular. A regeneração celular requer MEC intacta e, se houver lesão à MEC, o reparo é feito apenas por formação de cicatriz.

Portanto, se a lesão do tecido é grave ou crônica e resulta em danos às células do parênquima e do tecido conectivo, ou se as células que não se dividem forem lesadas, o reparo não pode ser feito apenas por regeneração. Nessas condições, ocorre reparo por substituição das células não regeneradas por tecido conectivo, levando à formação de uma cicatriz. As etapas na formação da cicatriz consistem em um processo sequencial que segue a resposta inflamatória e se baseia na formação de novos vasos sanguíneos através da angiogênese, migração e proliferação de fibroblastos e deposição de tecido conectivo que, junto com a abundância de vasos e leucócitos dispersos, tem aparência granular e rósea, sendo chamado de tecido de granulação (**FIG. 1.1.11**) e maturação e reorganização do tecido fibrosado para produzir uma cicatriz fibrosa estável. Dada a grande variedade de situações onde ocorre a cicatrização, didaticamente, pode-se considerar dois tipos básicos de cicatrização: primária (ou por 1ª intenção) e secundária (ou por 2ª intenção).

CICATRIZAÇÃO POR 1ª INTENÇÃO

Também chamada de união primária, tem importância principalmente em cirurgia e em ferimentos. É o tipo mais simples de reparação que pode ocorrer. O exemplo mais comum é a incisão cirúrgica feita com bisturi e posterior sutura dos bordos. A incisão leva à morte de células epiteliais, assim como de elementos do tecido conectivo. Uma vez feita a sutura, o espaço entre os bordos é reduzido e fica cheio de coágulo. A fibrina formada induz a migração e serve de matriz para a proliferação de fibroblastos e angioblastos, que vão formar o tecido de granulação. Inicia-se uma inflamação aguda com exsudato principalmente de neutrófilos e posteriormente de células mononucleares. Ao mesmo tempo, fibroblastos e angioblastos proliferam a partir dos bordos e começam a invadir a área inflamada dando origem a um tecido rico em fibroblastos e vasos neoformados, conhecido como tecido de granulação. Inicialmente, é um tecido altamente celular, mas, com a contínua produção de fibras colágenas, torna-se menos celular, e dentro de algum tempo a área está ocupada por um tecido pouco celularizado e vascularizado, rico em fibras, constituindo a cicatrização, marcando para sempre o local da incisão cirúrgica. O epitélio de revestimento da pele ou da mucosa bucal tem grande capacidade de proliferação, recobrindo rapidamente a área alterada.

CICATRIZAÇÃO POR 2ª INTENÇÃO

Também chamada de união secundária, ocorre quando a área lesada é mais extensa e os bordos não podem ser coaptados por sutura, por exemplo, em úlceras, abscessos ou devido à contaminação de uma incisão cirúrgica. O processo básico é o mesmo da união primária, diferindo apenas por ser a área lesada maior e ter grande quantidade de exsudato inflamatório e restos necrosados. O tecido de granulação vai se proliferando à medida que a área vai sendo limpa. A cicatrização por segunda intenção ocorre inevitavelmente com a formação de grande quantidade de tecido de granulação e cicatricial e produção de cicatriz mais extensa. A formação excessiva de colágeno pode provocar uma cicatriz proeminente e elevada no local, como ocorre frequentemente nos negros, sendo o processo conhecido como queloide **(FIG. 1.1.12)**.

Um exemplo importante de reparação aplicado à odontologia é o processo de reparo de alvéolos dentais pós-extração. Os alvéolos cicatrizam por segunda intenção e, após 24 horas da extração do dente, o alvéolo encontra-se preenchido por coágulo sanguíneo, formado por malha de fibrina. A superfície da ferida alveolar é formada por camada necrótica contendo polimorfonucleares e bactérias, contidos dentro de uma depressão pouco pronunciada. No 3º dia, pode-se notar, histologicamente, evidências de organização do coágulo. A malha de fibrina e as células sanguíneas começam a ser substituídas por tecido de granulação, no qual fibroblastos e vasos neoformados estão em franca proliferação. Estes aspectos são evidentes no fundo do alvéolo, a partir de remanescentes da membrana periodontal que permaneceram após a extração. Assim, é preciso destacar a importância desses remanescentes no processo de reparo alveolar, pois é a partir deles que se inicia a proliferação do tecido de granulação no fundo do alvéolo. Após cinco dias, a infiltração do coágulo por componentes do tecido de granulação é bastante evidente, bem como a presença de osteoclastos (células que reabsorvem tecido ósseo) próximos à crista alveolar e nos espaços medulares do osso alveolar. O tecido de granulação ocupa cerca de um quarto do fundo do alvéolo, não havendo nessa região mais nenhum sinal de coágulo, que permanece nos três quartos superiores do alvéolo, até a superfície. Nesta, o epitélio das margens da ferida está sob intensa proliferação, mas a ferida ainda não está completamente coberta por ele. Uma semana depois, o epitélio está recobrindo a ferida. A substituição do coágulo por tecido de granulação toma três quartos do alvéolo. Após 11 dias da extração, o epitélio recobre, e o tecido de granulação preenche o alvéolo, com a produção de fibras de colágeno sendo bastante evidente. No fundo do alvéolo, começam a se tornar evidentes os primeiros sinais de ossificação. Após 16 dias, a ossificação que ocorre no seio do tecido de granulação é bastante ativa, com as trabéculas ósseas atingindo a metade do alvéolo.
Uma semana depois, após 23 dias, a ossificação está em plena fase de amadurecimento das trabéculas ósseas, com os espaços medulares, que ao início do processo eram amplos, tornando-se progressivamente mais estreitos. Apenas uma pequena porção mais superficial do alvéolo ainda não está sofrendo ossificação. A fibromucosa gengival sobre o alvéolo está reconstituída. Depois de 30 dias, o alvéolo está completamente reparado, por meio do seu preenchimento por tecido osteofibroso. Nos dias que se seguem, ocorre a completa remodelação e o amadurecimento do novo tecido que preenche o alvéolo, até que, aos 40 dias, o processo está terminado.

LEMBRETE

A formação excessiva de colágeno pode provocar uma cicatriz proeminente e elevada no local, sendo o processo conhecido como queloide.

1.2 Lesões periapicais e doença periodontal

DANYEL ELIAS DA CRUZ PEREZ

A etiologia das doenças periodontais é bacteriana. A cavidade bucal abriga uma grande quantidade de espécies bacterianas, as quais podem formar a placa ou o biofilme dental que adere sobre as superfícies dentárias. A patogênese das doenças do periodonto é mediada pela resposta inflamatória às bactérias do biofilme dental, a qual será formada para impedir o ataque dos microrganismos e a invasão dos tecidos. Entretanto, essas reações de defesa podem ser responsáveis pela maior parte da destruição tecidual nas doenças

OBJETIVOS DE APRENDIZAGEM

- Conhecer a patogênese das doenças do periodonto
- Estudar a diferença entre gengivite e periodontite
- Aprofundar o conhecimento sobre as lesões periapicais inflamatórias

SAIBA MAIS

A inflamação é uma resposta fisiológica a uma variedade de ataques a que nosso organismo está constantemente exposto, os quais podem ser físicos, químicos ou biológicos. Na fase aguda da inflamação, a resposta é rápida e de curta duração. Se o agente agressor não for eliminado, a resposta se torna crônica e passa a ser considerada patológica. Quando a inflamação cronifica, a resposta imune adaptativa é ativada, com envolvimento dos mecanismos celulares e humorais da imunidade adquirida. Mecanismos imunes desenvolvem papel adicional na resolução da inflamação e no processo de reparo. Assim, a imunidade inata e adquirida precisam ser coordenadas para restabelecer a homeostase no tecido lesionado.

GENGIVITE

É definida como a inflamação restrita à gengiva, sem envolvimento do periodonto de suporte.

PERIODONTITE

Também conhecida como doença periodontal, periodontite é a inflamação dos tecidos de suporte do dente, levando à perda progressiva do ligamento periodontal e destruição do osso alveolar.

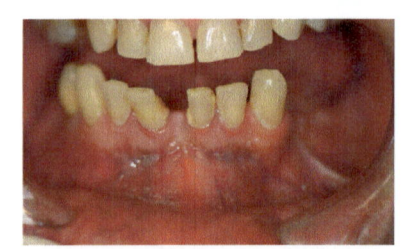

Figura 1.2.1 – Acúmulo de placa e presença de cálculo nos dentes anteriores inferiores, com presença de edema leve na gengiva marginal.

do periodonto. Concomitantemente, o processo inflamatório pode destruir células e tecidos do hospedeiro. Quando essas reações de defesa alcançam níveis profundos do tecido conectivo, sobretudo abaixo da base do sulco, podem causar destruição significativa do osso alveolar.

Diferente de outras infecções em que a resposta inflamatória se desenvolve em decorrência de apenas um microrganismo invasor, as doenças periodontais são infecções causadas por um crescimento excessivo de várias espécies bacterianas aparentemente comensais, não por microrganismos invasores. Como os microrganismos se desenvolvem mais rapidamente que a resposta do hospedeiro, os mecanismos imunes que determinam o balanço ecológico dos microrganismos comensais precisam ser adaptados para preservar a homeostase. Outra particularidade confere diferenças significativas nas reações inflamatórias e imunológicas das doenças periodontais quando comparadas às outras partes do corpo. A permeabilidade peculiar do epitélio juncional proporciona um processo dinâmico que envolve células e fluidos, preservando a integridade epitelial pela interface entre tecido duro e tecido mole.

Há duas doenças comuns que afetam o periodonto: a gengivite e a periodontite. São doenças que apresentam uma prevalência alta ao redor do mundo. No Brasil, dados do Ministério da Saúde apontam que 45,8% da população entre os 35 e 44 anos de idade apresenta sangramento gengival, 64,1% cálculo dentário e 34,6% tem bolsa periodontal.[1]

Clinicamente, a gengiva normal se apresenta com coloração rósea, consistência firme, superfície de aparência pontilhada e margem em ponta de faca. Não se observa sangramento à sondagem. A inflamação inicial nos tecidos periodontais deve ser considerada mais um mecanismo fisiológico de defesa contra as bactérias do biofilme do que um processo patológico. Mesmo em pacientes que apresentam bom controle de placa, as gengivas clinicamente sadias apresentam infiltrado de neutrófilos associados ao epitélio juncional e de linfócitos no tecido conectivo subjacente. Neste estágio inicial da inflamação, que não é observado clinicamente, nota-se diminuição do colágeno na área infiltrada associada ao aumento das estruturas vasculares. A região do sulco gengival recebe exsudato e transudato, além de proteínas plasmáticas, que deixaram os vasos e se deslocam através dos tecidos para criar o fluido gengival. Os neutrófilos predominam na região sulcular e parecem migrar continuamente através do epitélio juncional para o sulco. A gengiva clinicamente sadia não evolui para um quadro de gengivite provavelmente devido a uma série de fatores, como o efeito antimicrobiano do complemento e dos anticorpos, a função fagocitária dos neutrófilos e macrófagos, a descamação regular das células epiteliais para a cavidade bucal, a barreira epitelial intacta e o fluxo positivo do fluido do sulco gengival que é capaz de remover as bactérias e seus produtos nocivos. Com o desenvolvimento das doenças, gengivite e periodontite, perde-se o equilíbrio entre hospedeiro e agente agressor.

Para descrever a patogênese das doenças do periodonto, utilizaremos os estágios bem conhecidos de gengivite e periodontite: lesão inicial, lesão precoce, lesão estabelecida e a lesão avançada.

A **lesão inicial** é a resposta de leucócitos residentes e células endoteliais às bactérias do biofilme. Neste estágio, não há sinais clínicos de inflamação, embora as alterações teciduais possam ser observadas microscopicamente. Os produtos metabólicos das bactérias induzem as células do epitélio juncional a produzir citocinas e estimulam neurônios a secretar neuropeptídios, os quais causam vasodilatação dos vasos sanguíneos locais. Neutrófilos extravasam dos vasos e migram para o local da inflamação em resposta às quimiocinas, principalmente IL-8.

Aproximadamente sete dias após o acúmulo de placa, desenvolve-se a **lesão precoce**, com aumento no número de neutrófilos no tecido conectivo e surgimento de macrófagos, linfócitos, plasmócitos e mastócitos. Proteínas do complemento são ativadas. O epitélio prolifera, formando papilas hiperplásicas, finas e alongadas, as quais são observadas microscopicamente. Com posterior depósito de placa e desenvolvimento da gengivite clínica, há um aumento acentuado nos leucócitos recrutados para a área. Um efeito adicional da inflamação, que estimula o rápido acúmulo de leucócitos, é a regulação das moléculas de adesão sobre as células endoteliais, mediada por citocinas pró-inflamatórias. Sinais clínicos de inflamação gengival, como sangramento, podem ser observados. O fluido crevicular gengival aumenta. Clinicamente, neste estágio, há a formação de placas supra e subgengival (FIG. 1.2.1), que são geralmente acompanhadas pela formação de cálculos e inflamação gengival. Se a placa é removida, há a resolução do quadro; se a lesão persiste, o processo se torna patológico.

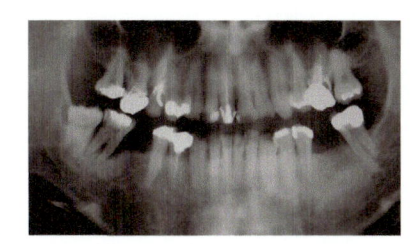

Figura 1.2.2 – Quadro irreversível de perda óssea alveolar acentuada no dente 47.

O estágio seguinte é a **lesão estabelecida**. Pode ser considerado como o período de transição da resposta imune inata para a resposta imune estabelecida. O infiltrado inflamatório se intensifica à medida que aumenta a exposição à placa. Macrófagos, linfócitos B e T, assim como as subclasses IgG1 e IgG3 estão presentes. Os plasmócitos predominam nessa fase de evolução. Há aumento na exsudação do fluido e na migração dos leucócitos para o tecido e sulco gengivais. A perda de colágeno continua a ocorrer nas direções lateral e apical, à medida que o infiltrado celular se difunde, resultando em espaços destituídos de colágeno que se estendem mais profundamente nos tecidos, favorecendo a infiltração das células inflamatórias. Neste período, o epitélio dentogengival continua a proliferar e as cristas se prolongam no sentido do tecido conectivo, em uma tentativa de manter a integridade epitelial e formar uma barreira contra a penetração microbiana. O epitélio da bolsa não está aderido à superfície dentária e encontra-se densamente infiltrado por leucócitos, predominantemente neutrófilos, que migram através do epitélio para o sulco gengival ou para a bolsa. Em comparação com o epitélio juncional original, o epitélio da bolsa é mais permeável à passagem das substâncias para dentro e fora dos tecidos conectivos subjacentes, podendo sofrer ulcerações temporárias. Clinicamente, este estágio representa uma gengivite de moderada a severa, com sangramento gengival e alterações no contorno e coloração gengival.

O estágio final é a **lesão avançada**, ou seja, a transição para a periodontite. Perda óssea e de inserção irreversíveis são observadas tanto clínica quanto microscopicamente (FIG. 1.2.2). A inflamação se estende profundamente afetando o osso alveolar. A lesão avançada possui todas as características de lesão estabelecida, mas com diferenças significativas, como perda do osso alveolar, dano extenso às fibras, migração apical do epitélio juncional a partir da junção cemento-esmalte e manifestações disseminadas de danos inflamatórios e imunopatológicos aos tecidos. A lesão não é mais localizada, e o infiltrado de células inflamatórias se estende lateral e apicalmente para o tecido conectivo.

Em resumo, as doenças periodontais são doenças inflamatórias em que os microrganismos presentes no biofilme dental induzem uma série de respostas do hospedeiro que medeiam uma reação inflamatória. Em indivíduos suscetíveis, desregulação das vias imunes leva a inflamação crônica, destruição tecidual e doença. Inflamação fisiológica é uma resposta organizada de uma rede de células, mediadores e tecidos. Em vez de considerar os diferentes eventos e mecanismos separadamente, é fundamental considerar a resposta inflamatória como um todo. Uma vez que a doença se desenvolve como resultado da perda da regulação e falha do retorno à homeostase tecidual, estudos futuros serão essenciais para a compreensão completa dos eventos celulares e moleculares envolvidos nesse processo complexo.

LESÕES PERIAPICAIS

As lesões periapicais representam uma reação inflamatória nos tecidos periapicais, causada na maioria das vezes por necrose pulpar e infecção bacteriana persistente do sistema de canais radiculares do dente afetado. Não há evidências que um tecido pulpar necrosado possa causar inflamação periapical na ausência de bactérias. Entretanto, é importante ressaltar que a necrose pulpar pode se desenvolver de forma heterogênea nos dentes multirradiculares. As lesões periapicais em geral são crônicas e assintomáticas, apresentando-se como imagens radiolúcidas localizadas no periápice de um dente sem vitalidade pulpar. Podem também se localizar lateralmente à raiz naqueles casos associados a canais laterais e acessórios. Quadros agudos ocorrem principalmente em pacientes crianças, em dentes com canal amplo ou quando há acúmulo maior de bactérias no periápice. Fatores sistêmicos parecem exercer pouca influência na evolução das lesões periapicais inflamatórias. Embora a história natural da maioria das lesões periapicais inflamatórias seja a presença de cárie não tratada com consequente infecção pulpar e necrose, as características clínicas e radiográficas variam de acordo com a evolução da doença. Apesar de a reação inflamatória no periápice minimizar a propagação da infecção, ela não pode eliminar as bactérias dentro do canal radicular com polpa necrótica. Os clínicos devem ter em mente que as lesões periapicais crônicas não são autorresolutivas. Há necessidade de tratamento endodôntico para eliminar as bactérias que se organizam em complexos biofilmes no interior do sistema de canais radiculares.

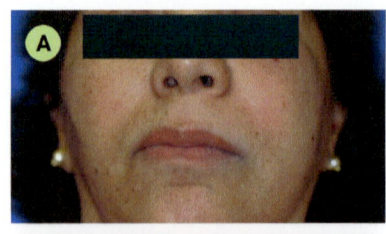

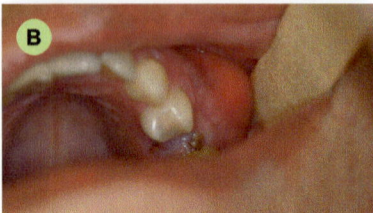

*Figura 1.2.3 – (A) Aumento de volume no terço médio da face à esquerda, com superfície avermelhada, dolorido, além de causar elevação da asa do nariz.
(B) Exame intrabucal revela aumento de volume avermelhado, de consistência flácida, no fundo de sulco superior esquerdo. Nota-se a presença de resto radicular na região afetada.*

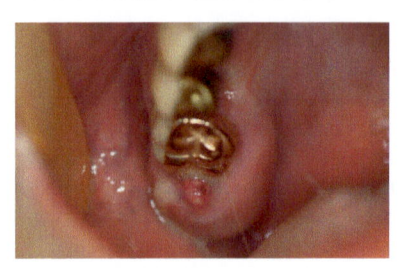

Figura 1.2.4 – Fístula na região de tuber da maxila, pela qual drenava secreção purulenta de coloração amarelada. A fístula estava associada a molar com coroa total.

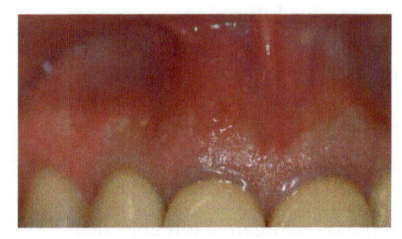

Figura 1.2.5 – Fístula na junção gengiva-mucosa alveolar na região anterior superior. O abscesso alveolar crônico tinha origem no dente 11 que apresentava coroa total de cerâmica.

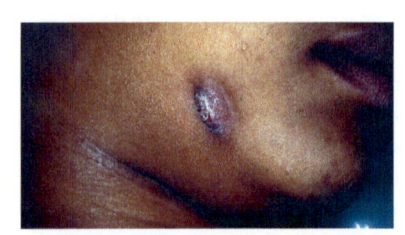

Figura 1.2.6 – Fístula cutânea originada de abscesso alveolar crônico em molar inferior direito.

ETIOLOGIA E PATOGÊNESE

Após a infecção da polpa dentária, seja por cárie, fratura ou restaurações com infiltração, o tecido sofre necrose. A polpa necrosada é infectada por uma microbiota mista, principalmente anaeróbia. As bactérias presentes no sistema de canais radiculares ou seus subprodutos podem se infiltrar no periápice, levando à formação de uma reação inflamatória dinâmica. Inicialmente, os produtos bacterianos e a consequente agressão aos tecidos periapicais induzem a hiperemia, edema do ligamento periodontal, migração e infiltração do tecido por neutrófilos, que chegam até o local devido a produção de IL-8, uma importante citocina quimiotática. Essas alterações são limitadas ao ligamento periodontal e ao osso adjacente. Neste momento, não há alterações radiográficas porque os tecidos duros, osso, cemento e dentina, ainda estão intactos. Além de altamente citotóxicos, os neutrófilos também produzem citocinas inflamatórias, sobretudo leucotrienos e prostaglandinas, que atraem macrófagos. Nesta fase da resposta inicial, os macrófagos ativados produzem várias citocinas, como IL-1, IL-6, TNF-α e IL-8. Assim, a reação inflamatória se intensifica e os osteoclastos são ativados principalmente por IL-6, levando à reabsorção óssea periapical. Além da resposta celular, a resposta inicial pode ser também intensificada pela formação de complexos antígeno-anticorpo. Após essa fase inicial, a infecção pode se intensificar e se disseminar pelos espaços medulares do osso (abscesso periapical agudo), formar um trajeto fistuloso e drenar o conteúdo para o exterior (abscesso periapical crônico) ou se tornar crônica (granuloma periapical ou cisto radicular).

ASPECTOS CLÍNICO-RADIOGRÁFICOS E HISTOLÓGICOS

PERICEMENTITE (PERIODONTITE APICAL AGUDA)

Clinicamente, a pericementite é caracterizada por dor provocada, a qual é exacerbada por percussão vertical, além de extrusão do dente envolvido. Esse último achado clínico pode levar o paciente a se queixar de sensação de "dente crescido".

A pericementite pode ser causada por uma extensão da inflamação aguda da polpa ou por traumas físicos ou químicos, como restaurações com excesso, levando a trauma oclusal, movimentação ortodôntica, instrumentação endodôntica além do forame apical ou mesmo irritação causada por produtos químicos ou cimento obturador durante o tratamento endodôntico. Radiograficamente, pode-se eventualmente notar um alargamento do espaço do ligamento periodontal. Histologicamente, nota-se discreto acúmulo de neutrófilos e exsudato inflamatório. Esse exsudato se acumula no periápice e pode comprimir fibras nervosas, causando clinicamente a sensibilidade dolorosa relatada pelo paciente. Após a identificação e remoção do fator causal, o quadro regride e ocorre o reparo periapical.

ABSCESSO PERIAPICAL

Os abscessos periapicais são classificados em agudos e crônicos de acordo com sua evolução. Clinicamente, os **abscessos periapicais agudos** se apresentam com aumento de volume na face e dor intensa **(FIG. 1.2.3)**. A pele e a mucosa da região apresentam todos os sinais de uma inflamação aguda. Essa condição é mais comum em crianças e tem uma evolução mais rápida nessa faixa etária devido aos dentes com forame apical mais amplo. Nestes casos, não se observa alterações radiográficas. Em adultos, normalmente se formam como consequência de agudização de um processo crônico, um cisto ou granuloma periapical preexistente. A identificação de um ou mais dentes com necrose pulpar na região afetada é fundamental para o diagnóstico. O tratamento consiste na drenagem da secreção purulenta associada a antibioticoterapia e tratamento endodôntico se o dente tiver estrutura e suporte para permanecer na cavidade bucal. Caso contrário, deve ser extraído.

Nos **abscessos periapicais crônicos,** há a formação de um trajeto fistuloso do periápice à superfície externa, permitido a drenagem constante da secreção purulenta. Por este motivo, o paciente não se queixa de dor. O termo abscesso crônico pode parecer paradoxal, mas "crônico" é atribuído à longa evolução do quadro e à ausência de dor. A fístula é recoberta por tecido de granulação, o qual pode se apresentar mais exacerbado no orifício de saída da fístula. A via de drenagem do abscesso depende da posição da raiz envolvida. A maioria dos casos ocorre por via intrabucal (FIGS. 1.2.4 / 1.2.5), embora casos de drenagem cutânea (FIG. 1.2.6) também sejam frequentemente observados. A drenagem da secreção purulenta para outras cavidades contíguas, como a cavidade nasal, é um evento muito raro (FIG. 1.2.7). Nestes casos, o diagnóstico pode ser difícil, sobretudo se o paciente não procura inicialmente o cirurgião-dentista para diagnóstico. Após o tratamento endodôntico do dente envolvido, a fístula regride rapidamente.

> **ATENÇÃO**
>
> As lesões periapicais crônicas não são autorresolutivas. Há necessidade de tratamento endodôntico para eliminar as bactérias que se organizam em complexos biofilmes no interior do sistema de canais radiculares.

GRANULOMA PERIAPICAL (PERIODONTITE APICAL CRÔNICA)

Após a reação inflamatória inicial descrita anteriormente, se as bactérias e seus produtos não são removidos, a lesão inicial que era dominada por neutrófilos se modifica gradualmente em uma reação inflamatória formada predominantemente por macrófagos, linfócitos e plasmócitos, imersos em um tecido conectivo fibroso. Há produção de citocinas pró-inflamatórias (IL-1, IL-6 e fator de necrose tumoral-alfa) pelos macrófagos, que além de estimularem os linfócitos, também estimulam osteoclastos, com consequente reabsorção óssea. Os linfócitos T são mais numerosos que os linfócitos B.

Clinicamente, os granulomas periapicais são assintomáticos e diagnosticados em exames radiográficos de rotina, os quais revelam imagens radiolúcidas de formato oval ou arredondado, localizadas no periápice de dentes sem vitalidade pulpar (FIG. 1.2.8). Há interrupção da lâmina dura na área afetada pela lesão devido a reabsorção do osso alveolar. Esse aspecto arredondado e granular é o motivo de se usar o termo granuloma nessa lesão inflamatória.

Microscopicamente, nota-se uma reação inflamatória de intensidade variável, formada por linfócitos, macrófagos e plasmócitos, disposta em um tecido conectivo fibroso (FIG. 1.2.9). Estruturas comuns em reações inflamatórias crônicas, como corpúsculos de Russel, que representam plasmócitos hialinizados, e cristais de colesterol são frequentemente observados. Após o tratamento endodôntico do dente envolvido, a lesão regride com posterior neoformação óssea completa.

CISTO RADICULAR (CISTO PERIAPICAL)

Os cistos radiculares são classificados como cistos odontogênicos inflamatórios e têm seu epitélio originado dos restos epiteliais de Malassez, os quais estão presentes no ligamento periodontal e são provenientes da bainha epitelial de Hertwig, que se rompe após o início da rizogênese. Essas lesões representam uma consequência direta dos granulomas. De acordo com a relação da cavidade cística com o forame apical, os cistos radiculares são classificados em dois tipos distintos: o **cisto radicular verdadeiro**, que se apresenta completamente delineado por epitélio, sem relação da cavidade cística com o forame apical, e o **cisto radicular em bolsa**, cujo epitélio de revestimento é contínuo com o canal radicular.

Consideram-se três fases na patogênese do cisto radicular: fase de iniciação, fase de formação e fase de crescimento. A reação inflamatória crônica no periápice, juntamente com produtos bacterianos oriundos do canal radicular, estimulam os restos epiteliais de Malassez a se proliferarem (fase de iniciação), causando consequente degeneração desse epitélio reativo e finalmente formando a cavidade cística (fase de formação). A teoria mais amplamente aceita para explicar a fase de formação é baseada na formação da cavidade devido à perda de nutrição

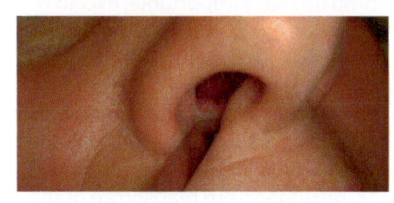

Figura 1.2.7 – Fístula nasal de origem no incisivo central superior direito.

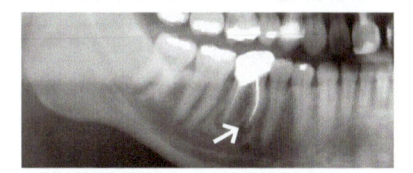

Figura 1.2.8 – Granulomas periapicais caracterizados por imagens radiolúcidas arredondadas nos periápices do dente 46 (seta).

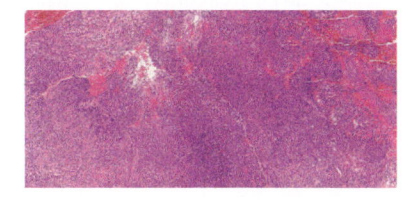

Figura 1.2.9 – Granuloma periapical representado por reação inflamatória crônica intensa em um tecido conectivo dento. (HE, 50X)

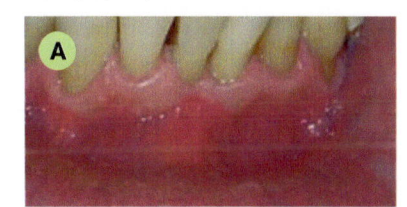

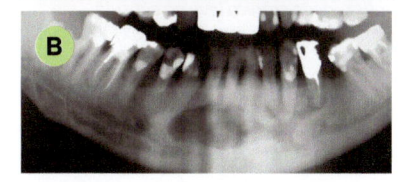

Figura 1.2.10 – (A) Cisto radicular causando discreto aumento de volume na região anterior da mandíbula. (B) Radiografia panorâmica do mesmo caso, mostrando extensa imagem radiolúcida na região anterior da mandíbula.

SAIBA MAIS

Cistos radiculares que permanecem no osso após exodontia do dente envolvido e continuam o seu desenvolvimento são chamados de cistos radiculares residuais. Essa variante representa cerca de 10% de todos os cistos odontogênicos.

das células centrais das ilhas epiteliais, com consequente necrose. Os mecanismos envolvidos na fase de crescimento e expansão do cisto ainda não são completamente compreendidos. Há teorias que consideram a pressão osmótica como um fator importante, exceto nos casos de cistos radiculares em bolsa em que a cavidade está aberta para o ápice radicular. Atualmente, a dinâmica tecidual e os componentes celulares do cisto sugerem que as vias moleculares são os fatores mais importantes no crescimento da lesão. Células inflamatórias produzem citocinas inflamatórias e prostaglandinas, as quais ativam osteoclastos, resultando em reabsorção óssea. Além disso, metaloproteinases de matriz, que digerem colágeno e matriz óssea, também estão presentes em cistos radiculares, sendo provavelmente uma via adicional que contribui para o crescimento cístico.

Clinicamente, os cistos radiculares em geral não causam nenhum tipo de sintoma e são comumente identificados em exames radiográficos de rotina. Entretanto, cistos de dimensões maiores podem causar aumento de volume no local (FIG. 1.2.10A). Radiograficamente, não é possível distinguir os cistos radiculares dos granulomas periapicais. Da mesma forma, o cisto radicular se apresenta como lesão radiolúcida bem circunscrita, localizada no periápice ou lateralmente à raiz de um dente com necrose pulpar. Diferente dos granulomas, os cistos radiculares podem se apresentar com tamanho maior, causando inclusive expansão da cortical óssea (FIG. 1.2.10B).

Na análise histopatológica, caracteriza-se por uma cavidade revestida internamente por epitélio escamoso estratificado com número variável de camadas celulares e uma cápsula de tecido conectivo fibroso que o reveste externamente, a qual frequentemente apresenta infiltrado inflamatório crônico de intensidade variável (FIGS. 1.2.11 /1.2.12). Semelhante aos granulomas, macrófagos, linfócitos e plasmócitos predominam. Macrófagos podem se apresentar com citoplasma amplo e granular, de aspecto xantomatoso (FIG. 1.2.13). Além dessas características histopatológicas comuns, o revestimento epitelial pode ainda apresentar células mucosas (FIG. 1.2.14), ciliadas ou com capacidade de formar queratina, todas elas produto de uma metaplasia sem causa determinada. Na cápsula conjuntiva, placas epiteliais lembrando tumor odontogênico escamoso também podem ser observadas (FIG. 1.2.15). O conteúdo cístico é formado por células epiteliais descamadas, células inflamatórias, cristais de colesterol, ácido hialurônico e proteínas. Cristais de colesterol são comumente observados também na cápsula cística, muitas vezes associados com células gigantes multinucleadas de corpo estranho (FIG. 1.2.16).

Os aspectos morfológicos do tecido epitelial podem ser considerados um reflexo da atividade funcional do cisto radicular. Lesões com epitélio escamoso estratificado atrófico, de espessura regular e contendo até 10 camadas celulares, geralmente exibem infiltrado inflamatório leve a moderado no tecido conectivo e são considerados cistos quiescentes (FIG. 1.2.11). Entretanto, nos cistos com epitélio escamoso estratificado hiperplásico, com espessura irregular, geralmente são encontrados arcos proliferativos e infiltrado inflamatório intenso na cápsula, caracterizando lesões ativas (FIG. 1.2.12).

Antigamente, considerava-se que apenas o granuloma periapical regredia após o tratamento endodôntico. Considerando que 90% das lesões periapicais crônicas regridem após o tratamento endodôntico e que até 53% dessas lesões são cistos radiculares, aceita-se que os cistos radiculares também regridem.

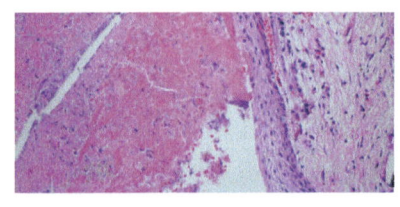

Figura 1.2.11 – Cavidade cística revestida por epitélio estratificado, pavimentoso, não queratinizado e de espessura regular, com inflamação crônica leve na cápsula conjuntiva adjacente. (HE, 100X)

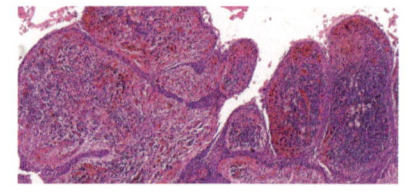

Figura 1.2.12 – Cavidade cística revestida por epitélio hiperplásico, mostrando arcos proliferativos. Adjacente, infiltrado inflamatório crônico intenso na cápsula cística. (HE, 50X)

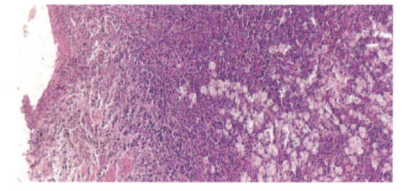

Figura 1.2.13 – Numerosos macrófagos xantomatosos na cápsula cística, apresentando-se com citoplasma amplo e granular. (HE, 100X)

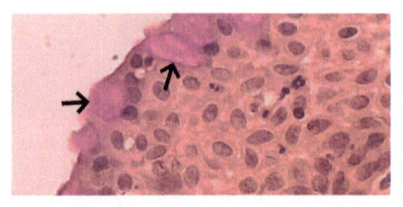

Figura 1.2.14 – Células mucosas no revestimento epitelial (setas) de um cisto radicular. (Periodic acid-Schiff [PAS], 200X)

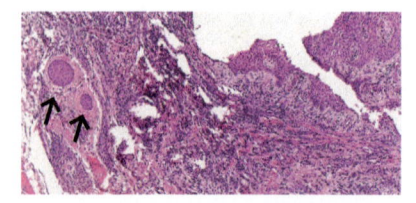

Figura 1.2.15 – Placas epiteliais semelhantes às proliferações observadas no tumor odontogênico escamoso (setas). (HE, 50X)

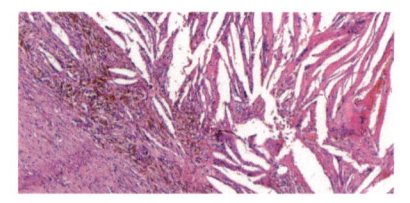

Figura 1.2.16 – Imagens negativas de cristais de colesterol observadas na cápsula cística. (HE, 100X)

2

Neoplasias e oncogênese

MICHELLE AGOSTINI
EDGARD GRANER

2.1 Características gerais das neoplasias

As neoplasias são classificadas em malignas ou benignas, e o termo câncer (do latim, "caranguejo") é amplamente utilizado para as neoplasias malignas, em analogia com a habilidade intrínseca que estas possuem de invadir com facilidade os tecidos adjacentes.

As neoplasias (especialmente as malignas) são a segunda principal causa de mortalidade de adultos no Brasil, perdendo apenas para as doenças cardiovasculares. De acordo com estimativas mundiais do projeto Globocan 2012,[1] da Agência Internacional para Pesquisa sobre o Câncer (IARC, do inglês *International Agency for Research on Cancer*), vinculada à Organização Mundial da Saúde (OMS), ocorreram 14,1 milhões de casos novos e um total de 8,2 milhões de mortes por câncer no mundo em 2012. De acordo com os dados da IARC, o número de casos de câncer continuará aumentando nos países em desenvolvimento e crescerá ainda mais em países desenvolvidos se medidas preventivas não forem amplamente aplicadas. Para 2030, estimam-se 21,4 milhões de casos novos e 13,2 milhões de mortes por câncer, em consequência do crescimento e do envelhecimento da população. Os tipos mais comuns de câncer em países desenvolvidos são os de próstata, pulmão e colo do intestino/reto entre os homens e, mama, colo do intestino/reto e pulmão entre as mulheres. Nos países considerados em desenvolvimento, os cânceres de pulmão, estômago e fígado foram os mais comuns entre os homens e, os de mama, colo de útero e pulmão, os mais comuns entre as mulheres.

De acordo com o Instituto Nacional do Câncer (Inca),[2] 576 mil casos novos de câncer foram estimados no Brasil para o ano de 2014. O câncer de pele não melanoma é o mais incidente na população brasileira, seguido pelos de próstata, mama feminina, colo do intestino/reto, pulmão, estômago e colo do útero. Em homens, os de maior incidência são os cânceres de próstata, pulmão, colo do intestino/reto, estômago e cavidade bucal. Nas mulheres, os de mama, colo do intestino/reto, colo do útero, pulmão e glândula tireoide.

As neoplasias benignas e malignas apresentam dois componentes:

1. O **parênquima**, constituído pelas próprias células neoplásicas;
2. O **estroma**, formado por tecido conectivo, vasos sanguíneos e linfáticos.

OBJETIVOS DE APRENDIZAGEM

- Conhecer os aspectos gerais das neoplasias
- Estudar a biologia do câncer oral

NEOPLASIA OU NEOPLASMA

"Crescimento tecidual novo" (do grego, *neo*, novo + *plasia*, formação). Uma neoplasia é uma massa anormal de tecido, cujo crescimento é contínuo e não coordenado com o dos tecidos normais. O termo tumor, que significa aumento de volume e foi originalmente usado para descrever processos inflamatórios, é usado como sinônimo de neoplasia.

ONCOLOGIA

Estudo das neoplasias (*onco*, massa).

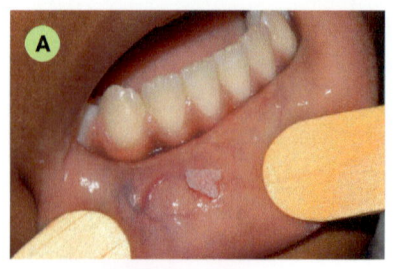

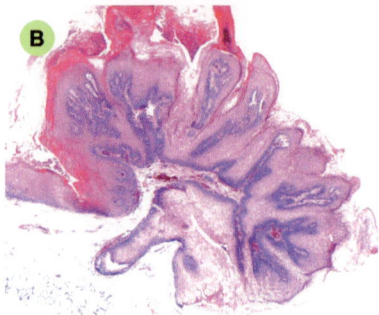

Figura 2.1.1 – Papiloma em mucosa labial inferior. (A) Aspecto clínico do papiloma caracterizado por pápula branca de superfície papilífera. (B) Microscopicamente, observa-se projeções digitiformes do epitélio superficial com acantose e hiperqueratose.

As células do parênquima determinam, em grande parte, o comportamento do tumor. O estroma sustenta e fornece adequado aporte sanguíneo ao parênquima. Apesar de conceitualmente isolados, parênquima e estroma interagem entre si através de células e mediadores moleculares, o que diretamente influencia o desenvolvimento do tumor. Por exemplo, fibroblastos do estroma têm papel estrutural e funcional na progressão tumoral por produzir fatores de crescimento, quimiocinas e matriz extracelular e facilitar a angiogênese tumoral.

A nomenclatura das neoplasias é baseada na origem das células parenquimatosas. Nas benignas, principalmente aquelas de origem mesenquimal, acrescenta-se o sufixo OMA à célula de origem. Por exemplo, uma neoplasia benigna que tem sua origem em osteoblastos é denominada osteoma. Entretanto, a nomenclatura das neoplasias benignas epiteliais é mais complexa e baseada nas células de origem, arquitetura microscópica ou padrão macroscópico. Uma neoplasia benigna do epitélio escamoso pode ser chamada simplesmente de epitelioma ou, quando ramificada e exofítica, de **papiloma** (FIG. 2.1.1). Quando no epitélio glandular, são denominadas de **adenoma**, como uma neoplasia benigna na glândula tireoide, chamada de **adenoma da tireoide**. O termo pólipo é empregado devido ao aspecto macroscópico pediculado, geralmente das cavidades revestidas por mucosas (bexiga, canal auditivo, fossas nasais, intestino, laringe e reto), como o **pólipo adenomatoso do colo do intestino**. Neoplasias benignas que se originam de diferentes camadas germinativas são denominadas **teratomas**. Estas ocorrem principalmente nas gônadas e podem conter pele, neurônios e células gliais, tireoide, epitélio intestinal, cartilagem e dentes.

As neoplasias malignas de origem mesenquimal recebem a denominação de sarcomas (do grego *sarco*, carne, "crescimento carnoso"), como as de fibroblastos, que são chamadas de fibrossarcomas. As neoplasias malignas de origem epitelial são os **carcinomas**. O carcinoma de células escamosas é um tumor invasivo da pele ou mucosas revestidas por epitélio do tipo escamoso. Adenocarcinomas são aquelas neoplasias malignas com padrão histológico glandular. Como exceções, temos os termos linfoma, melanoma e mieloma múltiplo, que se referem a neoplasias malignas. A nomenclatura para as principais neoplasias benignas e malignas está resumida na TABELA 2.1.1.

> **LEMBRETE**
>
> A nomenclatura das neoplasias é baseada na origem das células parenquimatosas.

BIOLOGIA DO CRESCIMENTO NEOPLÁSICO BENIGNO

Neoplasias benignas não invadem os tecidos adjacentes nem se disseminam para locais distantes, permanecendo como crescimentos localizados. Na TABELA 2.1.2 estão resumidas as principais diferenças entre as neoplasias benignas e malignas. Como regra, as neoplasias benignas tendem a ser microscopicamente muito semelhantes aos tecidos de origem, portanto, diferenciadas.
Por exemplo, os lipomas, apesar de seu aspecto macroscópico nodular, são compostos de adipócitos morfologicamente normais (FIG. 2.1.2). Os fibromas são formados por fibroblastos maduros e estroma colagenoso.
Na maioria das vezes, neoplasias benignas podem, com segurança, ser separadas das malignas; no entanto, às vezes esta distinção pode ser difícil.

A maioria das neoplasias benignas cresce lentamente e as malignas evoluem de forma rápida. O ritmo de crescimento depende do tipo de tumor e do suprimento sanguíneo e hormonal, de modo que algumas neoplasias benignas podem apresentar crescimento mais rápido do que neoplasias malignas. Na maioria das vezes, as neoplasias benignas crescem por expansão, permanecendo no local de origem, sem infiltrar ou invadir tecidos vizinhos ou provocar metástases. As neoplasias benignas são geralmente circunscritas por uma cápsula de tecido fibroso que delimita suas margens, por isso formam massas isoladas e móveis, passíveis de enucleação cirúrgica. As neoplasias malignas podem levar o hospedeiro à morte, enquanto as benignas geralmente não o fazem. Entretanto, neoplasias benignas em locais críticos podem ser fatais, por exemplo, um tumor intracraniano benigno das meninges (meningioma) pode causar a morte por exercer pressão sobre o cérebro.

Existem diversos tumores cuja classificação é difícil, pois não preenchem todos os critérios clássicos de neoplasias benignas ou malignas. O carcinoma basocelular da pele, que é histologicamente maligno (caracterizado por crescimento invasivo local), não metastatiza para locais distantes. De maneira semelhante, o crescimento local de um ameloblastoma, que é benigno, pode ser tão agressivo que seu tratamento pode deixar sequelas semelhantes às de neoplasias malignas, com considerável potencial de recidiva local se não tratado com a margem de segurança (FIG. 2.1.3).

TABELA 2.1.1 – Nomenclatura dos principais tumores benignos e malignos

Origem	Benigno	Maligno
Mesenquimal		
Fibroblasto	Fibroma	Fibrossarcoma
Tecido adiposo	Lipoma	Lipossarcoma
Osso	Osteoma	Osteossarcoma
Cartilagem	Condroma	Condrossarcoma
Músculo liso	Leiomioma	Leiomiossarcoma
Músculo estriado	Rabdomioma	Rabdomiossarcoma
Endotélio		
Vasos sanguíneos	Hemangioma	Angiossarcoma
Vasos linfáticos	Linfangioma	Linfangiossarcoma
Sangue		
Células hematopoiéticas		Leucemia
Tecido linfóide		Linfoma
Epitelial		
Escamosos estratificados	Papiloma	Carcinoma
Glandular	Adenoma	Adenocarcinoma
Epitélio odontogênico	Ameloblastoma	Carcinoma ameloblástico
Neural		
	Neurofibroma Schwanoma	Tumor maligno da bainha do nervo periférico
Melanócitos		
	Nevo	Melanoma

TABELA 2.1.2 – Principais diferenças entre tumores benignos e malignos

Características	Benigno	Maligno
Diferenciação	Bem diferenciados	Indiferenciados
Ritmo de crescimento	Lento	Rápido
Invasão	Não invadem	Invadem
Mitoses	Raras e normais	Frequentes e atípicas
Metástases	Ausente	Presente

BIOLOGIA DO CRESCIMENTO NEOPLÁSICO MALIGNO

DIFERENCIAÇÃO E ANAPLASIA

As neoplasias malignas, ou cânceres, têm a propriedade de invadir tecidos contíguos e metastatizar para locais distantes, onde subpopulações de células malignas estabelecem residência, crescem e novamente invadem os tecidos adjacentes. Elas diferem do tecido de origem do ponto de vista morfológico e funcional.

Figura 2.1.2 – Lipoma acometendo a língua. (A) Nódulo séssil, amarelado de superfície íntegra e lisa, de aproximadamente 1 cm de diâmetro localizado na borda lateral posterior direita da língua. (B) O lipoma geralmente flutua quando fixado em formol a 10%, devido ao conteúdo de gordura. (C) O exame macroscópico revela superfície de corte lisa, homogênea e amarelada do lipoma (parte superior), microscopicamente correspondendo ao acúmulo de adipócitos maduros no tecido conectivo superficial (parte inferior). (D) Os adipócitos possuem núcleo deslocado para a periferia e citoplasma claro devido à imagem negativa formada pela perda da gordura durante o processamento histológico. (HE, 400X) (Cortesia do Prof. Oslei Paes de Almeida, FOP/Unicamp).

Figura 2.1.3 – Ameloblastoma em mandíbula. (A) Este tumor odontogênico benigno apresenta-se macroscopicamente como múltiplas cavidades separadas por septos de tecido neoplásico. (B) A radiografia da peça cirúrgica mostra lesão radiolúcida multilocular em mandíbula, que desloca o nervo alveolar inferior e reabsorve as raízes dos dentes adjacentes. (C) As características microscópicas do ameloblastoma incluem a presença de múltiplas ilhas epiteliais que exibem células periféricas colunares, vacuolizadas e em paliçada, semelhantes aos ameloblastos, e células centrais semelhantes ao retículo estrelado do órgão do esmalte. (HE 100X) (Cortesia do Prof. Oslei Paes de Almeida, FOP/Unicamp).

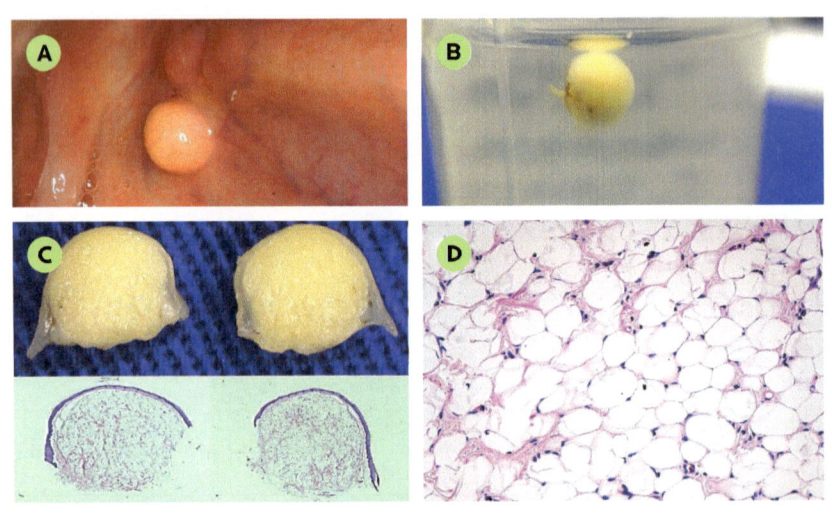

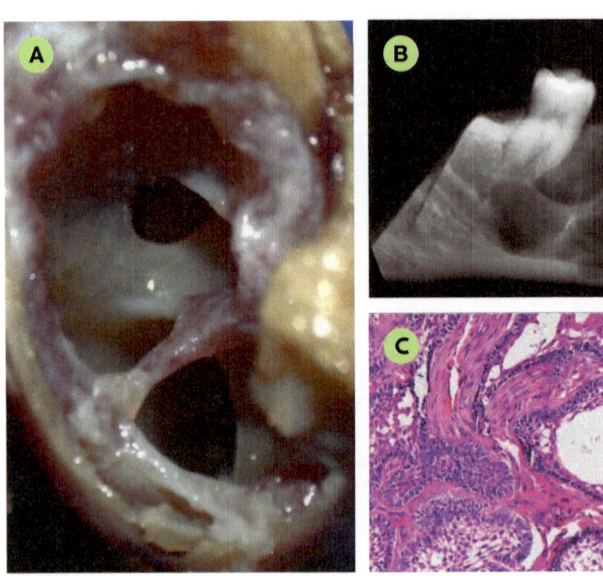

O termo **diferenciação** refere-se ao grau em que as células neoplásicas se assemelham às células normais.

As neoplasias benignas apresentam células bem diferenciadas, ou seja, semelhantes às células do tecido de origem, enquanto as malignas têm células com variados graus de diferenciação. As células indiferenciadas são também chamadas de anaplásicas, e as neoplasias malignas classificadas como de baixo grau se são bem diferenciadas e de alto grau se anaplásicas. As células anaplásicas variam bastante no tamanho e forma, sendo suas principais características:

- O **pleomorfismo**, caracterizado pela variação no tamanho e na forma das células e núcleos;
- Os **núcleos hipercromáticos**, que são aumentados e intensamente corados, com cromatina grosseiramente agregada e nucléolos proeminentes;
- A **relação núcleo-citoplasma aumentada**, com a presença de células bizarras;
- Presença de mitoses, geralmente **atípicas**.

CRESCIMENTO E INVASÃO LOCAL

Em geral, a taxa de crescimento das neoplasias se correlaciona com o grau de diferenciação, portanto, as malignas crescem mais rapidamente do que as benignas, embora possam haver exceções, como comentado anteriormente. Algumas neoplasias malignas crescem lentamente durante anos e então, subitamente, aumentam de tamanho e se disseminam.

Fatores como estímulo hormonal e suprimento sanguíneo podem afetar as taxas de crescimento, que são determinadas por três fatores:
- O tempo de duplicação celular;
- A fração das células neoplásicas em divisão;
- As taxas de morte celular.

A fração de células do tumor em crescimento tem efeito profundo na susceptibilidade ao tratamento, pois a maioria dos agentes antineoplásicos atua sobre ela. Portanto, neoplasias com poucas células em divisão podem ser refratárias ao tratamento quimioterápico. Por outro lado, tumores agressivos, como o linfoma de

Burkitt, contêm grande número de células em divisão e geralmente respondem bem à quimioterapia.

A maioria das neoplasias malignas apresenta comportamento invasivo, infiltra os tecidos adjacentes e não apresenta um plano de clivagem bem definido como as benignas. Tal capacidade de invasão torna difícil a ressecção cirúrgica, sendo necessário remover uma margem considerável de tecidos normais adjacentes ao neoplasma infiltrante.

METÁSTASES

Todos os tipos de câncer podem provocar metástases, com poucas exceções, como o carcinoma basocelular de pele e os gliomas (neoplasias de células gliais do SNC).

A disseminação das células malignas ocorre através de vasos sanguíneos e linfáticos ou das cavidades corporais. A disseminação hematogênica é mais utilizada pelos sarcomas, porém pode também ocorrer nos carcinomas, sendo as artérias mais resistentes à invasão do que as veias, e os órgãos mais acometidos são fígado e pulmão. A disseminação linfática é a preferencial dos carcinomas, e os linfonodos regionais funcionam como barreiras temporárias. No carcinoma espinocelular bucal, por exemplo, os linfonodos acometidos são os das cadeias cervicais. A disseminação através de cavidades corporais ocorre quando as células neoplásicas penetram em uma cavidade natural, como a peritoneal. Em casos avançados de carcinoma de ovário não é raro que as superfícies peritoniais fiquem revestidas por células neoplásicas. Outras cavidades corporais podem estar envolvidas, como a pleural, pericárdica e subaracnóidea.

O local de desenvolvimento das metástases está, pelo menos em parte, relacionado com a localização anatômica do tumor primário. Entretanto, algumas observações mostram que a via natural de drenagem não explica totalmente a sua distribuição. Por exemplo, cânceres de próstata desenvolvem metástase óssea com relativa frequência; carcinoma broncogênico tende envolver suprarrenal e cérebro; e neuroblastomas se disseminam para fígado e ossos.

Para que as células malignas estabeleçam metástases é necessário que elas:

1. Invadam a membrana basal adjacente ao tumor ou do tecido conectivo intersticial;
2. Movimentem-se através da matriz extracelular;
3. Penetrem os vasos sanguíneos ou linfáticos;
4. Sobrevivam no sangue ou linfa circulantes;
5. Saiam da circulação para um novo tecido;
6. Sobrevivam e cresçam formando uma nova massa tumoral.

Embora muitas células sejam lançadas na circulação, somente um número relativamente baixo de metástases são geradas, o que pode ser explicado pela heterogeneidade existente nas células tumorais com relação à capacidade de sobrevivência e habilidade metastática. As células normais expressam glicoproteínas transmembrânicas de adesão intercelular, por exemplo, as caderinas, que no tecido epitelial são chamadas de E-caderinas. Alterações nestas proteínas diminuem a adesão entre as células e facilitam o seu desprendimento do tumor primário. Para migrar no tecido conectivo, as células metastáticas devem aderir aos componentes da matriz extracelular, através de receptores específicos, e secretar metaloproteinases de matriz e outras enzimas proteolíticas. Ao atingir vasos sanguíneos, estas células se aderem à laminina, um dos componentes das membranas basais presentes ao redor destes, sintetizam e ativam metaloproteinases que degradam principalmente o colágeno IV, adentrando a circulação.

Nos carcinomas, a aquisição de motilidade, a partir de células epiteliais parentais sem esta característica, é denominada de transição epitélio-mesenquimal (TEM), marcada pela mudança do fenótipo epitelial para mesenquimal. Na TEM há perda ou expressão reduzida de E-caderina, típica de células epiteliais,

METÁSTASE

É o crescimento de células ou massas tumorais em tecidos que não apresentam continuidade com o tumor primário e seu desenvolvimento anuncia pior prognóstico e reduzida chance de cura.

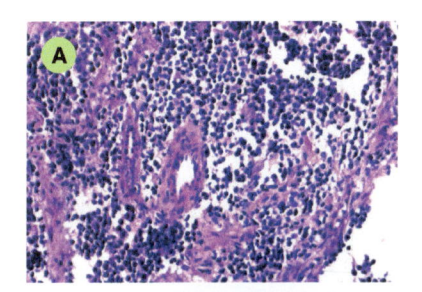

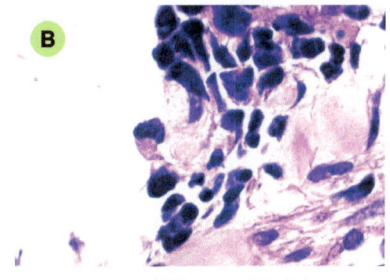

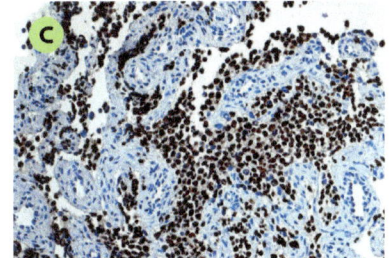

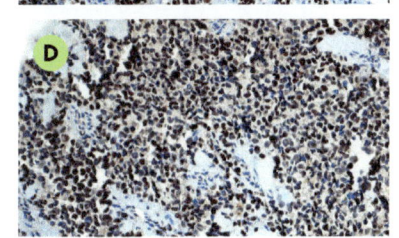

Figura 2.1.4 – Características microscópicas do rabdomiossarcoma. (A-B) Células redondas, azuis e pequenas dispersas em tecido conectivo vascularizado mostram morfologia rabdoide, com citoplasma eosinofílico e núcleo excêntrico. O perfil imuno-histoquímico do rabdomiossarcoma inclui a positividade das células tumorais para os marcadores miogenina e myoD1. (A e B HE, 200X e 400X; C e D imuno-histoquímica, 200X) (Cortesia do Prof. Oslei Paes de Almeida, FOP/Unicamp).

e aumento da expressão de proteínas de células mesenquimais, como a N-caderina e vimentina, o que pode ser induzido por componentes de matriz extracelular e fatores de crescimento, como o fator de transformação de crescimento beta (TGF-β, do inglês *transforming growth factor*). O microambiente tumoral apresenta um papel essencial na modulação da capacidade metastática da maioria dos tumores malignos. Diversos estudos recentes demonstram que células inflamatórias, células tronco mesenquimais, fibroblastos associados ao tumor (CAFs, do inglês *cancer-associated fibroblasts*), incluindo os miofibroblastos, e células endoteliais, são componentes do microambiente tumoral e podem contribuir para o potencial metastático, estimulando a migração, a invasão e a angiogênese.

Ao entrar na corrente circulatória a maior parte das células malignas morre, provavelmente destruídas por leucócitos. Porém, a interação delas com plaquetas serve de camuflagem e as protege dos leucócitos circulantes, formando trombos em vasos de pequeno calibre, favorecendo assim o surgimento de focos metastáticos. Células tumorais isoladas podem também aderir a receptores de membrana das células endoteliais e atravessar os vasos sanguíneos, num fenômeno similar a leucodiapedese. Ao encontrarem um local favorável, as células metastáticas extravasadas crescem em resposta a fatores de crescimento autócrinos e locais e passam a secretar proteínas da família do fator de crescimento endotelial vascular (VEGF, do inglês *vascular endothelial growth factor*), as quais promovem a angiogênese tumoral.

Na doença metastática não precedida pelo diagnóstico clínico de um tumor primário, o local de origem pode não ser prontamente identificado com base nas características morfológicas do tumor, que pode ser tão indiferenciado ao exame microscópico a ponto de impedir qualquer distinção entre uma origem epitelial e mesenquimal. Nestes casos, a demonstração de marcadores tumorais específicos através de reações imuno-histoquímicas pode estabelecer a sua origem e então nortear as decisões terapêuticas. Por exemplo, o tratamento dos sarcomas geralmente é cirúrgico, enquanto linfomas são tratados por quimioterapia ou radioterapia. Entre esses marcadores, encontram-se imunoglobulinas, proteínas fetais, enzimas, hormônios e proteínas citoesqueléticas e juncionais. Na **TABELA 2.1.3** estão exemplos de marcadores comumente utilizados. A **FIGURA 2.1.4** mostra a imunomarcação positiva para miogenina e MyoD1, conferindo o diagnóstico de rabdomiossarcoma para um tumor formado por células redondas e pequenas, dispersas em tecido conectivo vascularizado e com morfologia rabdoide.

ESTADIAMENTO (SISTEMA TNM)

O sistema TNM é o mais usado para a classificação de tumores malignos e para a descrição de sua extensão anatômica. Foi desenvolvido e publicado pela União Internacional contra o Câncer (UICC).[3] O estádio da doença, na ocasião do diagnóstico, pode ser um reflexo não somente da taxa de crescimento e extensão da neoplasia, mas também do tipo de tumor e da relação tumor-hospedeiro. Este sistema de classificação tem como objetivos:

- Ajudar no planejamento do tratamento;
- Dar indicações sobre o prognóstico;
- Ajudar na avaliação dos resultados do tratamento;
- Facilitar a troca de informações entre os centros de tratamento;
- Contribuir para a pesquisa continuada e padronizada sobre o câncer humano.

TABELA 2.1.3 – **Exemplos de marcadores utilizados para a determinação da linhagem celular de tumores indiferenciados**

Neoplasias	Marcadores (Antígenos)
Carcinomas/Adenocarcinomas	Citoqueratinas
Rabdomiossarcoma	Desmina, mioglobina, actina, miogenina, actina músculo-específica, MyoD1
Leiomiossarcoma	Actina de músculo liso
Melanoma	HMB-45, proteína S-100
Linfomas	CD-45, CD-45RB isoforma
Linfomas de células T	CD-3, CD-43, CD-45RO isoforma
Linfomas de céulas B	CD-20, CD-45RA isoforma
Leucemia	Mieloperoxidase
Tumores de origem neural	Proteína S-100

O sistema TNM utiliza como base para descrever a extensão anatômica da doença a avaliação dos três componentes descritos ao lado.

T	Extensão do tumor primário
N	Ausência ou presença e a extensão de metástase em linfonodos regionais
M	Ausência ou presença de metástase à distância

A associação dos três fatores T, N e M permite classificar os tumores em diferentes estádios clínicos. São utilizadas as definições gerais apresentadas ao lado.

T	Tumor primário
TX	O tumor primário não pode ser avaliado
T0	Não há evidência de tumor primário
Tis	Carcinoma *in situ*
T1, T2, T3, T4	Tamanho crescente e/ou extensão local do tumor primário
N	Linfonodos regionais
NX	Linfonodos regionais não podem ser avaliados
N0	Ausência de metástase em linfonodos regionais
N1, N2, N3	Comprometimento crescente dos linfonodos regionais
M	Metástase a distância
MX	Metástases a distância não podem ser avaliadas
M0	Ausência de metástase a distância
M1	Metástase a distância

GENES E NEOPLASIAS MALIGNAS

A transformação maligna resulta do acúmulo de alterações genéticas conhecidas como mutações, que ocorrem por ação de agentes ambientais, como substâncias químicas, radiação ou vírus, ou são herdadas da linhagem germinativa. Alterações de caráter epigenético, que afetam a expressão gênica sem alterar as sequências nucleotídicas (p. ex., a metilação e a desmetilação de regiões promotoras) também podem estar associadas com a transformação maligna. Em conjunto, mutações e alterações epigenéticas descontrolam os mecanismos que governam a proliferação, a morte e a diferenciação celular. Neoplasias malignas são formadas pela multiplicação de uma célula precursora que acumulou lesões genéticas, portanto são monoclonais. A leucemia mieloide crônica reforça esta teoria, pois suas células têm a mesma translocação entre os cromossomos 9 e 22.

Recentemente, a teoria de que células-tronco associadas ao câncer estão associadas ao desenvolvimento de neoplasias malignas vem recebendo fortes evidências científicas. As células-tronco ficaram famosas pelo seu potencial terapêutico, sendo consideradas promissoras para a cura de doenças como a doença de Parkinson, lesões na medula e uma série de outras complicações. No entanto, as células-tronco associadas ao câncer têm o poder de produzir tumores da mesma forma que as células-tronco normais têm o poder de regenerar tecidos sadios. Estas células parecem resistir às drogas tradicionais utilizadas no tratamento do câncer, conferindo resistência ao tratamento e recidivas do tumor.

Hanahan e Weinberg[4] agruparam as capacidades adquiridas pelas células neoplásicas em 10 categorias:

1. Autossuficiência com relação a fatores de crescimento;
2. Insensibilidade a inibidores de proliferação;
3. Escape da apoptose (morte celular programada);
4. Potencial replicativo infinito;
5. Indução de angiogênese;
6. Invasão tecidual e metástase;
7. Alterações no metabolismo de energia;
8. Escape da destruição pelo sistema imune;
9. Instabilidade genética e mutação;
10. Indução de reação inflamatória.

Mutações nos genes que regulam estes mecanismos ocorrem em todos os tumores, no entanto, as vias genéticas que conferem estes atributos podem ser distintas e estão condicionadas à integridade dos mecanismos de reparo do DNA.

ONCOGENES E GENES SUPRESSORES DE TUMORES

Quatro classes de genes são os principais alvos da lesão genética em neoplasias malignas: os genes promotores e inibidores do crescimento e os genes reguladores da apoptose e reparo do DNA. Os genes que promovem o crescimento celular autônomo são chamados de **oncogenes** e seus equivalentes normais são os **proto-oncogenes**. Os proto-oncogenes são reguladores fisiológicos da proliferação e diferenciação, enquanto os oncogenes se caracterizam por promover o crescimento celular de forma independente dos sinais mitogênicos normais.

Os proto-oncogenes podem transformar-se em oncogenes de duas maneiras:

1. Mudanças na estrutura gênica causadas por pequenas mutações ou por translocações cromossômicas, resultando na síntese de oncoproteínas com função aberrante;
2. Mudanças na regulação da expressão gênica, com aumento ou produção inadequada de proteínas reguladoras do crescimento.

A amplificação gênica pode resultar em várias cópias de um proto-oncogene nas células malignas, como ocorre com o ERBB2 (*human epidermal growth factor receptor 2*) no câncer de mama. São quatro as principais categorias de oncogenes:
- Fatores de crescimento;
- Receptores de fatores de crescimento;
- Proteínas envolvidas na transdução de sinais;
- Proteínas reguladoras nucleares.

Os genes supressores de tumor codificam proteínas que inibem a divisão celular. Por desempenharem esta função e terem sido descobertos em neoplasias malignas, receberam esta denominação que, apesar de imprópria, é consagrada pelo uso. A falta de inibição do crescimento é uma das alterações fundamentais da carcinogênese. O primeiro gene supressor de tumor descrito foi o *RB* (*RB1*), localizado no cromossomo 13q14 e associado ao desenvolvimento do retinoblastoma, neoplasia maligna da retina que afeta aproximadamente uma em 20 mil crianças. O *P53* (*TP53*) é o gene supressor de tumor mais comumente alterado em neoplasias malignas humanas. Alterações nestes genes são detectadas em cerca de 70% dos cânceres de colo do intestino, 30% a 50% dos de mama e 50% dos de pulmão. Além dos tumores epiteliais, mutações em *P53* são encontradas em leucemias, linfomas, sarcomas e tumores neurogênicos.

ONCOGÊNESE

As causas de alteração genética associadas à transformação maligna são numerosas e variadas, como carcinógenos químicos, radiação e infecção por vírus oncogênicos. A oncogênese (ou carcinogênese) é um processo de múltiplas etapas e dividido em dois estágios principais: iniciação e promoção. Na **iniciação** as células são expostas a agentes que causam alterações permanentes no DNA (mutação) e na **promoção** ocorre a proliferação das células transformadas. O conceito de iniciação e promoção é baseado em estudos experimentais de carcinogênese química em camundongos.

CARCINOGÊNESE QUÍMICA

Uma grande quantidade de substâncias químicas (naturais ou sintéticas) possui potencial carcinogênico. Aquelas que não necessitam de transformação química para promover a carcinogênese são chamadas de **carcinógenos de ação direta**, e as que requerem conversão metabólica para que seus produtos finais tenham potencial carcinogênico são conhecidas como **carcinógenos de ação indireta ou pró-carcinógenos**. Os produtos de combustão do tabaco (hidrocarbonetos policíclicos aromáticos), asbesto, arsênico e cloreto de vinil são exemplos de substâncias que apresentam potencial carcinogênico.

RADIAÇÃO

A radiação sob a forma de raios ultravioleta da luz solar e radiações eletromagnéticas (raios x e raios gama) e particuladas (partículas alfa, beta, próton e neutron) podem provocar alterações genéticas relacionadas com o desenvolvimento de neoplasias malignas. Os raios ultravioleta podem causar o carcinoma basocelular e o melanoma na pele. As radiações ionizantes de origem médica (radioterapia), ocupacional (mineiros de elementos radioativos) e a bomba atômica de Hiroshima e Nagasaki estão associados a uma grande variedade de tumores malignos.

CARCINOGÊNESE VIRAL

Vários tipos de vírus (DNA ou RNA) têm mostrado potencial para induzir a transformação maligna. Estima-se que aproximadamente 20% das neoplasias malignas conhecidas estejam associadas à infecção viral. Atualmente, sete tipos de vírus têm sido consistentemente ligados a diferentes tipos de cânceres humanos: EBV (vírus epstein-barr), HPV de alto risco (papilomavírus humano, tipos 16 e 18), HBV (vírus da hepatite B), HCV (vírus da hepatite C), HHV-8 (herpes vírus humano 8), MCVP (poliomavírus de célula de Merkel) e HTLV1 (vírus linfotrópico da célula humana do tipo 1).

Entre os mecanismos mais estudados e conhecidos estão aqueles utilizados pelos vírus HPV 16 e 18, cujo potencial carcinogênico está relacionado a duas proteínas virais, E6 e E7, as quais são capazes de interagir com proteínas que regulam o ciclo celular e que atuam como supressoras de tumores, como a p53 e pRb. Essa interação provoca a degradação e a inativação das proteínas celulares, o que conduziria à transformação, imortalização celular, e posteriormente, formação de neoplasias. A **TABELA 2.1.4** mostra os tumores humanos associados a vírus oncogênicos.

TABELA 2.1.4 – Vírus oncogênicos humanos e tumores associados

Vírus humanos	Tumores associados
EBV	Linfoma de Burkitt, linfoma de Hodgkin, linfoma associado a imunossupressão, linfomas de células T e NK, carcinomas nasofaríngeo e de estômago
HHV-8	Sarcoma de Kaposi e linfoma de efusão primária
HVPs de alto risco	Carcinomas do colo do útero, de orofaringe e trato anogenital
MCPV	Carcinoma de células de Merkel
HBV	Carcinoma hepatocelular
HCV	Carcinoma hepatocelular
HTLV1	Leucemia/linfoma de células T do adulto

2.2 Biologia do câncer oral

O carcinoma espinocelular (CEC) corresponde a cerca de 95% das neoplasias malignas orais. A radiação solar é o principal fator etiológico para o CEC de lábio, e o consumo de tabaco associado ao de álcool o principal fator etiológico do CEC da cavidade oral, que afeta principalmente homens acima dos 40 anos de idade. Existe um risco significativamente maior de desenvolvimento do CEC da cavidade oral em indivíduos tabagistas e etilistas do que na população em geral, com evidente sinergismo entre estes fatores. A infecção por vírus da família HPV tem sido associada aos CECs que acometem tonsila, base da língua e orofaringe, os quais têm apresentado incidência aumentada em adultos jovens de ambos os sexos, possivelmente em razão de mudanças no comportamento sexual. Alguns estudos também apontam que dieta pobre em proteínas, vitaminas e minerais e rica em gordura pode estar associada ao risco de desenvolvimento de CEC oral.

O CEC oral é caracterizado por crescimento invasivo com frequente invasão perineural, recidivas precoces e metástases para os linfonodos regionais. A maioria dos pacientes é diagnosticada em estágio avançado, o que dificulta o tratamento e piora o prognóstico (FIGURA 2.2.1). A presença de metástases nos linfonodos cervicais é considerada o principal fator prognóstico do câncer oral, com diminuição dos índices de sobrevida em 50%. Recorrências e segundos tumores primários também contribuem para a piora do prognóstico.

Figura 2.2.1 – Carcinoma espinocelular (CEC) bucal em estágio avançado. (A) Aspecto clínico extraoral demonstrando aumento de volume do lado esquerdo da mandíbula. (B) Presença de linfonodo metastático na região cervical alta do mesmo lado. (C) Aspecto clínico intraoral de lesão extensa com superfície ulcerada, consistência endurecida em rebordo alveolar posterior esquerdo, com extensão para o assoalho de boca e ramo da mandíbula. (D) Características histopatológicas do tumor, formado por ilhas de células epiteliais neoplásicas que infiltram o tecido conectivo adjacente e mostram pleomorfismo celular, núcleos hipercromáticos, figuras mitóticas e células disqueratóticas. (HE, 50X)

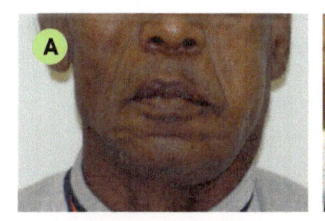

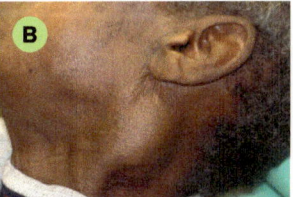

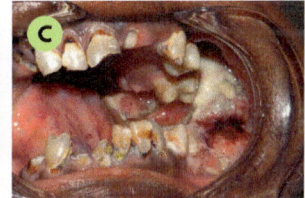

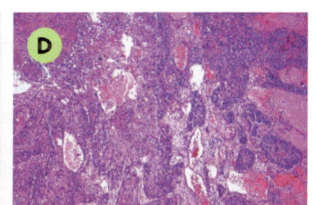

BIOMARCADORES DO CARCINOMA ESPINOCELULAR ORAL

O conhecimento dos eventos biológicos que determinam a patogênese dos CECs é essencial para a compreensão dos mecanismos envolvidos e para a identificação de biomarcadores com potencial aplicação no seu diagnóstico e prognóstico. Diversos estudos apontam possíveis biomarcadores para CECs de cabeça e pescoço, incluindo os CECs orais, identificados em amostras tumorais, de sangue ou saliva. Entretanto, apesar de intensamente pesquisados, não há aplicação clínica para esses marcadores até o momento.

Em recente revisão, Polanska e colaboradores[5] reuniram diversos biomarcadores identificados em CECs de cabeça e pescoço. De acordo com estes autores, os CECs de cabeça e pescoço podem ser divididos em dois grupos: associados ao HPV e associados ao tabaco e álcool. A maioria dos tumores associados ao HPV é causada pela variante HPV-16 e afeta a orofaringe de pacientes relativamente jovens que não usam tabaco ou álcool. Estes CECs respondem bem ao tratamento quimio ou radioterápico e têm melhor prognóstico do que os tumores não associados ao HPV. Do ponto de vista molecular, *P53* encontra-se geralmente no estado selvagem nos tumores associados ao HPV e mutado nos CECs causados por tabaco e álcool. Outra diferença significativa é a amplificação do gene que codifica a ciclina D, encontrada com frequência muito maior nos tumores não associados ao HPV.

Alterações genéticas associadas à progressão de lesões precursoras (ou potencialmente malignas) para o CEC de cabeça e pescoço já foram identificadas. Estudos realizados em leucoplasias com displasia e eritroplasias sugerem que a presença de aneuploidias pode prever a progressão para o CEC. Análises de perda de heterozigosidade em amostras de CECs de cabeça e pescoço mostraram alterações em *locus* específicos, como o 9p21, onde são codificados os inibidores de quinases dependentes de ciclinas. Alterações no gene *PTEN* ocorrem em 5% a 10% dos CECs de cabeça e pescoço e sua perda da expressão pode ser observada em aproximadamente 30% dos casos e sugerida como indicador de pior prognóstico. A expressão elevada de EGFR (receptor do fator de crescimento epidérmico), membro da família de receptores tirosina-quinase, tem sido observada em mais de 80% dos CECs de cabeça e pescoço e associada com pior prognóstico. Expressão aumentada da enzima metabólica ácido graxo sintase (FASN) parece estar associada a um pior prognóstico para pacientes portadores de CEC de língua e associada ao grau histológico do tumor, presença de invasão linfática e perineural e de metástases. Células do estroma também desempenham um papel importante no desenvolvimento e progressão do CEC de língua. A presença de um grande número de miofibroblastos no *front* de invasão tumoral leva a um comportamento mais agressivo, incluindo um elevado potencial de proliferação, estando também associada com diminuição da sobrevida dos pacientes. Tais células produzem grandes quantidades de fatores de crescimento, entre eles a ativina A, a qual demonstrou estar associada aos efeitos proliferativos dos miofibroblastos sobre as células de CEC.

Descobertas relativamente recentes indicam que a expressão de microRNAs em CECs de cabeça e pescoço pode ser importante para o diagnóstico, prognóstico e tratamento. Expressão aumentada de miR-21, miR-31, miR-155 e reduzida de miR-26b, miR-107, miR-133b, miR-138 e miR-139 foi encontrada nestes tumores; no entanto, os mecanismos pelos quais estas moléculas atuam no seu desenvolvimento ainda não são compreendidos.

O sangue de pacientes com CECs de cabeça e pescoço pode conter moléculas associadas ao prognóstico. Por exemplo, os níveis séricos de VEGF (fator de crescimento endotelial vascular) são significativamente mais altos em pacientes com estágio avançado (T3 ou T4) ou com metástases em linfonodos. Níveis séricos elevados de metaloproteinases de matriz (MMP-2, -3, -7 e -9) foram detectados em pacientes com CEC de cabeça e pescoço, sendo MMP-3 e -9 associadas com a presença de metástases a distância e índices reduzidos de sobrevida. A expressão aumentada de IL-8, IL-1, IL-6 e do TNF-α foi observada em amostras de saliva de pacientes portadores de CECs orais.

2.3 Aplicação clínica dos aspectos moleculares das neoplasias malignas

A classificação morfológica das neoplasias malignas não é suficiente para informar quais são as vias de transdução de sinais e mecanismos biológicos alterados. Tumores com características microscópicas semelhantes podem ter distintas vias moleculares ativadas, o que pode justificar variações do comportamento biológico e sensibilidade a tratamentos específicos.

As características clínicas das neoplasias malignas refletem o conjunto de habilidades da população celular como um todo. A heterogeneidade genética existente entre as células tumorais sugere a possibilidade de complementação de genótipos e fenótipos, denominado de efeito de comunidade. Neste, o tumor possui compartimentos celulares com assinaturas moleculares distintas e sujeitas a diferentes abordagens terapêuticas, que, em combinação, podem ser mais eficazes. A ativação de oncogenes ou a perda de expressão de genes supressores de tumor altera de forma significativa o contexto de sinalização celular, e a identificação destas alterações pode ter significado terapêutico. Por exemplo, a tirosina-quinase c-ABL pode ser inibida pelo medicamento mesilato de imatinibe nas células leucêmicas (leucemia mieloide crônica), nas quais c-ABL encontra-se fusionado a *BCR*, o que não ocorre nas células normais. A caracterização detalhada destas vias gera a possibilidade de se construir medicamentos específicos, conhecidos como terapia alvo-dirigida, o que pode proporcionar esquemas mais completos de tratamento por atuar simultaneamente nos diferentes compartimentos de células tumorais.

Recentemente, a personalização do tratamento oncológico, inclusive do CEC oral, vem sendo abordada com o auxílio dos chamados enxertos derivados de pacientes, nos quais pequenos fragmentos da massa neoplásica, obtidos no momento da biópsia ou cirurgia, são transplantados para camundongos imunossuprimidos. A reprodução da doença humana em animais de laboratório poderá possibilitar o teste prévio de sensibilidade do tumor a medicamentos quimioterápicos, permitindo uma abordagem terapêutica individualizada e mais efetiva do paciente com câncer.

Doenças infecciosas

ELISMAURO FRANCISCO DE MENDONÇA
SUZANA C. O. M. DE SOUSA

3.1 Infecções virais

As doenças de origem viral mais frequentes na região de cabeça e pescoço e, em especial na cavidade oral, são as lesões causadas por vírus da família Herpes, papiloma vírus humano (HPV, do inglês *human papiloma virus*) e vírus da imunodeficiência adquirida (HIV, do inglês *human immunodeficiency virus*).

Doenças virais na região perioral e mucosa oral podem ser encontradas com frequência durante o exercício da odontologia. Os vírus são importantes agentes causadores de úlceras e podem estar envolvidos no processo de tumorigênese de algumas neoplasias na cavidade oral. A virologia tem avançado muito nos últimos tempos, principalmente em decorrência dos avanços da biologia molecular, com introdução de sofisticadas ferramentas moleculares, tais como anticorpos monoclonais, amplificação pela técnica da reação em cadeia da polimerase (PCR, do inglês *polymerase chain reation*), sequenciamento de DNA, análise por microarranjo-DNA e testes rápidos de diagnósticos. Todas essas tecnologias têm dirigido esforços para identificação de corpos virais, proteínas e ácidos nucleicos nos fluídos corporais e amostras teciduais, e na determinação da resposta do hospedeiro à infecção viral.

Os vírus replicam somente quando presentes no interior de células eucariontes (animais, plantas, protistas e fungos) ou procariontes (bactérias e arqueias) e nunca no interior de si mesmo. A partícula extracelular vírion varia em tamanho de 20 a 300 nm e consiste tanto de DNA quanto de RNA contidos dentro uma membrana proteica protetora denominada capsídeo. Alguns vírus possuem um envelope adicional compreendendo uma camada dupla de lipídeo derivadas da membrana celular mais externa, da membrana nuclear interna ou da membrana do retículo endoplasmático da célula infectada. Do ponto de vista taxonômico, os vírus são classificados de acordo com a presença de DNA ou RNA, cadeia simples ou dupla de ácido nucleico e um núcleo capsídeo envelopado ou não envelopado. Classificações adicionais incluem o modo de replicação, propriedades imunológicas e doença associada.

O hospedeiro reconhece e reage ao vírus infectante por meio de respostas imune inata e adaptativa. Células importantes do sistema imune inato incluem macrófagos, células dentríticas e células *natural killer* (NK). Os vírus ativam células inflamatórias que liberam citocinas antivirais e agentes citotóxicos que

OBJETIVO DE APRENDIZAGEM

- Conhecer e diferenciar doenças infecciosas que afetam a cavidade oral com componente viral, bacteriano e fúngico, conhecendo seus aspectos clínicos e histopalógicos, seus diagnósticos e suas formas de tratamento

PARA PENSAR

O amplo espectro de doenças virais existentes justifica a necessidade de mais estudos que indiquem critérios de prevenção e desenvolvimento de terapias para o estabelecimento do processo de cura dessas patologias.

LEMBRETE

Os vírus replicam somente quando presentes no interior de células eucariontes ou procariontes e nunca no interior de si mesmo.

induzem o sistema imune adaptativo mediado por linfócitos. Uma significativa liberação de citocinas é estimulada por meio da ativação do fator de necrose tumoral-α (TNF-α), receptor/nuclear κβ e sinal extracelular – via regulada por quinases. As proteínas virais, as quais são apresentadas pelas moléculas do complexo de histocompatibilidade maior (MHC), servem como epítopo para células específicas do sistema imune do hospedeiro.

Os vírus não envelopados são principalmente regulados pela resposta imune adaptativa humoral. Já os vírus envelopados são regulados pela resposta imune celular por meio da ativação das células NK e linfócitos CD-8 citotóxicos. Após o reconhecimento dos antígenos virais nas superfícies das células infectadas, linfócitos T citotóxicos inibem a replicação viral pela ação citolítica e pela liberação de interferons, quimiocinas, TNF-α ou outros mediadores pró-inflamatórios.

A doença viral pode ser um resultado direto da destruição celular ou o resultado secundário da reação imune do hospedeiro contra as proteínas virais. Citocinas pró-inflamatórias desempenham um papel na resposta imune antiviral, mas citocinas como IL-1β, IL-6 e TFN-α também podem contribuir para a manifestação da doença. O organismo hospedeiro realiza um delicado balanço entre promover reposta com citocinas antivirais e limitar a quantidade de destruição tecidual. Para contra-atacar a resposta imune, os vírus empregam sofisticadas estratégias evasivas para suprimir a resposta imune do hospedeiro. Uma rápida mutação em genes virais pode ajudar os vírus a evitar uma reposta imune adaptativa. Além disso, produtos de genes virais podem inibir a apoptose facilitando e prolongando o estado de replicação das células infectadas e a disseminação viral.

HERPES-VÍRUS

O vírion do herpes-vírus varia em tamanho de 120 a 250 nm e consiste em uma cadeia dupla linear de molécula de DNA envolvida por um capsídeo icosahedral, um tegumento de proteína e um envelope contendo lipídeo permeado com glicoproteínas virais. O herpes-vírus infecta principalmente espécies animais, e aproximadamente 300 diferentes tipos deste vírus têm sido identificados. Entre os tipos conhecidos, oito espécies de herpes-vírus com características clínicas e biológicas distintas têm sido descritas: herpes-vírus simples 1 (HSV-1); herpes-vírus simples 2 (HSV-2); vírus varicela-zóster (VZV), vírus epstein-barr (EBV); citomegalovírus humano (CMV); herpes-vírus humano 6 (HHV-6); herpes-vírus humano 7 (HHV-7) e herpes-vírus humano 8 (HHV-8). A família herpes-vírus é dividida em subfamília alfa (HSV-1 [tipo orofacial], HSV-2 [tipo genital], VZV), subfamília beta (CMV, HHV-6 e HHV-7) e subfamília gama (EBV e HHV-8). Cada tipo de herpesvírus independente da subfamília mantém a infecção latente em populações de células específicas. A subfamília alfa, por exemplo, exibe um curto ciclo reprodutivo, lise rápida das células infectadas e latência no gânglio sensorial. Já a subfamília beta tem um ciclo reprodutivo longo, progressão lenta da infecção e aumento das células infectadas (citomegalia) e tropismo para um espectro amplo de células. A família gama é específica para linfócitos B e T e a latência é geralmente encontrada nos tecidos linfoides.

Um único indivíduo pode apresentar simultaneamente infecção latente em algumas células e infecção viral ativa em outras células. O herpes-vírus expressa proteínas tanto durante o ciclo viral latente quanto na fase lítica, o que pode interferir na resposta imune inata e adaptativa e alterar o microambiente celular. A alteração na defesa do hospedeiro pode contribuir para uma sobrevida longa dos vírus no hospedeiro infectado e pode contribuir para o desenvolvimento da doença. Infecção ativa do herpes-vírus pode permanecer assintomática, entretanto, com a liberação dos produtos virais pode ocorrer doenças, desde uma doença infecciosa de natureza benigna até um tumor maligno, especialmente nos indivíduos imunocomprometidos.

Os HSVs e o VZV estão associados à paralisia facial de Bell, uma paralisia aguda, unilateral e que, em geral, envolve o sétimo par de nervos cranianos. O EBV e o CMV têm sido associados com múltiplas doenças autoimune crônicas, incluindo lúpus eritematoso sistêmico, síndrome antifosfolípidica, artrite reumatoide, artrite de células gigantes, granulomatose de Wegener e poliarterite nodosa. Além disso, o CMV pode causar infecções severas em indivíduos com sistema imunológico imaturo e em indivíduos imunocomprometidos, como os indivíduos com a síndrome da imunodeficiência adquirida (Aids) em pacientes submetidos a transplante de órgãos.

GENGIVOESTOMATITE HERPÉTICA

Esta condição é a manifestação clínica mais comum de uma infecção primária causada pelo HSV na boca. A doença pode ocorrer pelo recrudescimento intraoral da infecção causada pelo HSV em crianças e adultos jovens saudáveis. Embora a gengivoestomatite herpética comumente acometa crianças, pode infectar indivíduos adultos mais velhos. O HSV-1 é o responsável pelas principais infecções orofaciais, entretanto, infecções causadas pelos HSV-2 estão aumentando consideravelmente. Os sintomas-padrão, como febre, anorexia, irritabilidade, mal estar e cefaleia, podem correr durante o curso da doença. Úlceras rasas aparecem na gengiva inserida e nas mucosas jugal e sublingual. A mucosa do palato duro pode ser comprometida, mas curiosamente não há comprometimento da papila gengival. A gengivoestomatatite herpética é acompanhada por febre e linfoadenopatia submandibular. O tratamento é baseado na idade do indivíduo comprometido e nos sinais e sintomas clínicos apresentados, sendo fundamentais a hidratação e a manutenção da higiene oral. Analgésicos, antitérmicos e anti-inflamatórios poderão ser ou não prescritos. Na **FIGURA 3.1.1**, pode ser observada a manifestação clínica da gengivoestomatite herpética na mucosa gengival e palatina.

Outra condição é o panarício herpético que resulta de uma autoinoculação do HSV a partir do sítio da infecção primária para a falange distal dos dedos e ocasionalmente para os dedos dos pés, podendo comprometer profissionais da área da saúde que trabalham sem utilizar equipamentos de proteção individual, como luvas de procedimento. O herpes-vírus também pode infectar os olhos causando queratite, o que pode levar à cegueira. Baseado na sua afinidade por neurônios e células epiteliais, o vírus pode atacar o cérebro resultando em encefalites e meningites.

HERPES ORAL RECORRENTE

Infecção do HSV-1 causa mal estar, vesículas dolorosas na região perioral ou nas mucosas, com 20% a 40% de adultos afetados em algum momento da vida. A infecção primária ocorre na infância e o vírus permanece latente no gânglio trigeminal. A recorrência pode ser desencadeada por fatores como exposição à luz solar, estresse e fadiga. Agentes antivirais como o aciclovir pode reduzir a duração da dor e o tempo de reparo após a infecção pelo herpes.

Em muitas pessoas, o herpes oral é de manifestação branda e com remissão espontânea. As recorrências são geralmente mais curtas e menos graves do que a infecção primária. A remissão completa ocorre após o período de 7 a 10 sem deixar cicatriz, e a média de reativação é desconhecida. Nas **FIGURAS 3.1.2** e **3.1.3** podem ser observados os aspectos clínicos e microscópicos, respectivamente, de uma lesão herpética recorrente. O herpes labial pode causar comprometimento mais sério em pessoas imunocomprometidas.

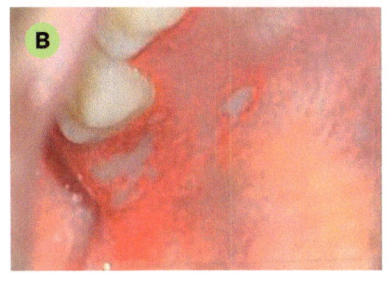

Figura 3.1.1 — Múltiplas lesões ulceradas e eritematosas e na mucosa gengival (A) e na mucosa palatina (B).

HERPES GENITAL

O HSV-1 é a forma mais encontrada na região genital, embora este subtipo seja mais comum na região oral, e o HSV-2 esteja relacionado com vesículas e bolhas na região genital. Vesículas ocorrem poucos dias após a infecção primária e reaparecem regularmente mais tarde durante a vida nos indivíduos infectados. As vesículas contêm abundantes quantidades de partículas virais e presumivelmente representam a principal estratégia para transmissão viral. Fatores do hospedeiro, tais como intensidade da resposta imune, podem piorar os sintomas. Com o passar do tempo, os episódios tendem a diminuir em frequência e gravidade. A forma genital é menos provável de causar vesículas recorrentes, mas o vírus ainda pode permanecer na mucosa.

HERPES-ZÓSTER

O VZV assemelha-se com o herpes-vírus tanto em termos de evolução quanto no tropismo e pode apresentar características clínicas similares. A infecção primária resulta na varicela. Esta doença é geralmente caracterizada por mal estar, febre baixa, náusea, dores musculares e cefaleia. Ela se inicia com prurido e vesículas que afetam o tronco e a cabeça. A cavidade oral pode ser acometida e, quando o vírus é ativado tardiamente, as características clínicas são diferentes e a doença é referida como herpes-zóster. Em ambos os casos, o vírus causa erupção cutânea com formação de vesículas; entretanto, na fase recorrente, manifesta-se em uma área limitada do corpo e com sintomatologia dolorosa intensa.

Aparentemente, o sistema imune previne uma atividade viral intensa, mas é incapaz de evitar que um limitado número de células neurais produzam vírus que são ativados nas áreas terminais dos seus axônios, caracterizando um dermátomo.

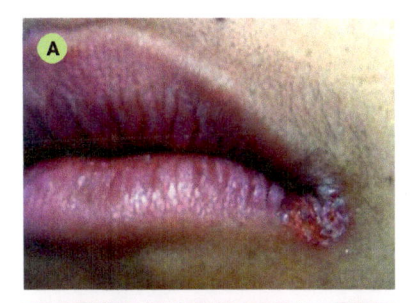

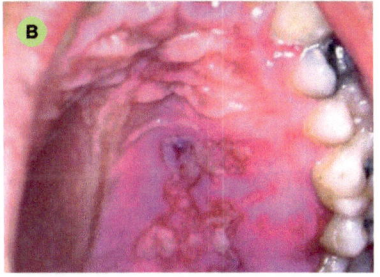

Figura 3.1.2 – Herpes simples recorrente. Lesões ulceradas decorrentes do rompimento de vesículas e bolhas na região perioral (A) e mucosa palatina (B).

VÍRUS ESPSTEIN-BARR E CITOMEGALOVÍRUS

Os EBV e CMV pertencem respectivamente às subfamílias gama e beta da família herpes-vírus. O EBV infecta primariamente células B, já o CMV afeta monócitos e linfócitos. Ambos têm propriedade para infectar as células epiteliais. Estes vírus causam mononucleose ou sintomas *mononucleose-like*, embora a condição seja mais associada com o EBV. A enfermidade é predominante em adolescen-

SAIBA MAIS

O VZV também pode causar quadros clínicos de encefalite.

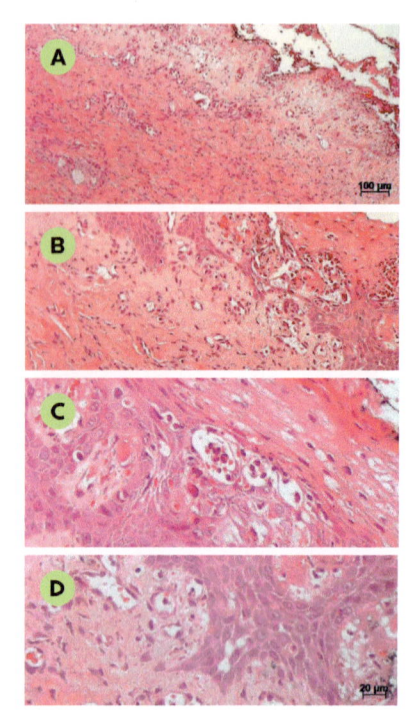

Figura 3.1.3 – Aspectos microscópicos do estágio inicial da infecção herpética no epitélio de revestimento da mucosa oral. Vesícula intraepitelial com fluido vesicular e células acantolíticas (A), microabscessos com polimorfonucleares e células apresentando degeneração balonizante e marginação da cromatina nuclear (B-D).

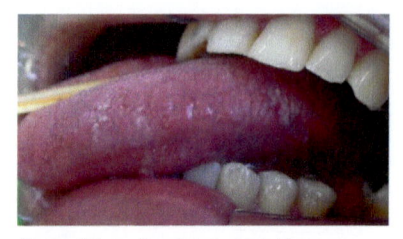

Figura 3.1.4 – Borda lateral de língua com lesão branca tipo leucoplasia pilosa em um paciente HIV positivo.

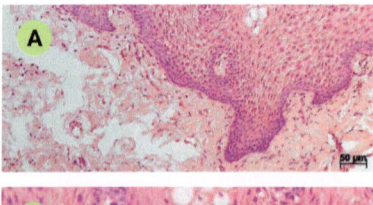

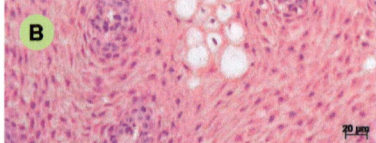

Figura 3.1.5 – (A) Mucosa da língua com revestimento epitelial paraqueratinizado com áreas de acantose. (B) Em detalhe, observam-se células "balonizantes" com deslocamento periférico do núcleo.

tes e é reconhecida popularmente como a "doença do beijo", com base na via de transmissão. A manifestação clínica inicia com febre, dor na garganta, fadiga e infartamento linfonodal, e nessa fase da vida a doença é uma consequência da inabilidade do sistema imune em controlar a virose. Os indivíduos que desenvolvem a doença na infância raramente desenvolvem esses sintomas. Além disso, a infecção congênita com CMV é uma das causas de defeitos congênitos de natureza viral.

> O EBV é conhecido por causar o desenvolvimento de neoplasias. Este vírus está associado com várias formas de linfomas e carcinomas nasofaringeanos. Nos indivíduos imunocomprometidos, particularmente nos indivíduos com Aids, o vírus pode causar leucoplasia pilosa caracterizada por placas brancas localizadas geralmente na borda lateral da língua.

Há uma relação desses vírus com a periodontite, principalmente quando o organismo hospedeiro não consegue paralisar a ação viral. Há indícios de que o tratamento com o valaciclovir induz a remissão da doença periodontal pela neutralização do EBV. Nas **FIGURAS 3.1.4** e **3.1.5** podem ser observados os aspectos clínicos e microscópicos, respectivamente, de uma leucoplasia pilosa em borda lateral de língua.

HHV-8 está associado com o sarcoma de Kaposi, uma forma de câncer que se tornou bastante conhecida por meio do seu diagnóstico em pacientes com Aids. Este vírus é comum na África Subsaariana e mais raro em outras partes do mundo. Presumivelmente, a maioria dos indivíduos infectados não apresenta a doença.

VÍRUS DA IMUNODEFICIÊNCIA HUMANA

O vírus da imunodeficiência humana (HIV) infecta o hospedeiro e possui tropismo pelas células T CD-4. Partículas virais do HIV se ligam a linfócitos e os usam como hospedeiro, onde proteínas virais adicionais do HIV são produzidas. Durante este processo repetido de replicação viral, o linfócito é exaurido e destruído, resultando em menor número de linfócitos T-*helper* (CD-4), incapazes de proteger o hospedeiro de uma variedade de infecções oportunistas causadas por vírus, fungos, bactérias e protozoários e outras doenças neoplásicas.

O tratamento da doença causada pelo HIV envolve prevenção, identificação do paciente infectado e o tratamento com medicações antirretrovirais, bem como o tratamento das infecções oportunistas e outras condições que possam se manifestar. Quando o tratamento médico é efetivo para suprimir a replicação viral e reduzir os níveis do HIV a níveis indetectáveis por longos períodos, é provável que o paciente permaneça saudável e livre de doença. O padrão de tratamento é uma terapia antirretroviral que usa uma combinação de medicações dirigidas a vários estágios do ciclo de vida do vírus HIV. A terapia é recomendada para todos os indivíduos HIV infectados e é baseada na contagem de células CD-4. A terapia deve ser instituída para indivíduos com menos de 500 células/mm^3, para mulheres grávidas ou para indivíduos diagnosticados com doença oportunista dentro das primeiras duas semanas, independentemente da contagem de células CD-4. A aderência aos protocolos de medicação antirretroviral tem sido um problema devido aos efeitos adversos, principalmente em decorrência da toxicidade das drogas e intolerância do organismo. Várias combinações de medicações antirretrovirais multiclasses têm sido desenvolvidas a fim de reduzir os efeitos adversos para os pacientes.

Lesões orais causadas por doenças oportunistas ocorrem em pacientes HIV positivos independente de estarem utilizando medicações antirretrovirais. Uma redução das lesões orais após a introdução das medicações antirretrovirais, tais como sarcoma de Kaposi, leucoplasia oral pilosa, doença gengival e periodontal relacionada ao HIV e ulceras aftosas maiores têm sido observadas, entretanto, outras como candidíase orofaringeana tem persistido. Algumas patologias como verrugas e doenças das glândulas salivares por HIV tem aumentado entre os pacientes que utilizam as medicações antirretrovirais. As lesões em cavidade oral associadas fortemente com a infecção por HIV em adultos são: candidíase eritematosa e pseudomembranosa, leucoplasia pilosa, sarcoma de Kaposi, linfoma não Hodgkin e doenças periodontais. Entre as doenças periodontais, podem ser observados o eritema gengival linear, a gengivite ulceronecrosante aguda e a periodontite ulceronecrosante.

As lesões menos associadas, entretanto, passíveis de ocorrência são: infecções bacterianas com destaque para a TB, hiperpigmentação melanocítica, estomatites necrotizantes, doenças das glândulas salivares com sintomatologia de boca seca e inchaço das glândulas salivares maiores unilateral e bilateral. Além dessas, podem se manifestar: púrpura trombocitopênica, ulcerações não específica, infecções virais pelo HSV, HPV (lesões verrucosas), condiloma *acuminatum*, hiperplasia epitelial focal, cisto linfoepitelial, verruga vulgar, herpes-zóster e varicela. A **FIGURA 3.1.6** ilustra um caso de candidíase em um paciente HIV positivo. As **FIGURAS 3.1.7**, **3.1.8** e **3.1.9** são referentes a uma neoplasia maligna (sarcoma de Kaposi) em palato mole e orofaringe, de um paciente HIV positivo. As **FIGURAS 3.1.10** e **3.1.11** ilustram um caso de verruga vulgar (criança saudável) e cisto linfoepitelial (indivíduo HIV positivo), respectivamente.

INFECÇÃO PELO PAPILOMA VÍRUS HUMANO

Infecção pelo HPV na mucosa oral foi primeiro demonstrada em animais em 1932. No final da década de 60 foi relatada a primeira evidência ultraestrutural do HPV em papilomas orais humanos e em 1971 foram observadas partículas compatíveis com papovavírus em hiperplasia epitelial focal. Em 1982 foi possível detectar antígenos para HPV em verruga oral, papilomas múltiplos e condiloma. Bem mais tarde, após o desenvolvimento de técnicas de hibridização, especialmente de técnicas sensíveis, como PCR, inúmeras investigações têm detectado diferentes tipos de HPV em diferentes tipos de lesões em cavidade oral, bem como na mucosa normal.

O HPV frequentemente é transmitido por via sexual, causando infecções com um período de incubação que varia de 3 semanas a um período indeterminado, sendo prevalentes em mulheres. As áreas mais infectadas são a vulva, períneo, uretra e cérvice-uterino, entretanto, com o aumento da prática sexual oral, o HPV tem sido frequentemente encontrado na mucosa oral.

O HPV que replica no núcleo das células escamosas epiteliais pertence ao grupo papovavírus. Trata-se de pequenos vírus DNA não envelopados com forma simétrica icosahedral. Partículas de HPV (52-55 nm em diâmetro) consistem em uma molécula de cadeia dupla, DNA circular com aproximadamente 800 bp, contido em um capsídeo (esférico envolto em proteína) composto por 72 capsômeros (subunidades repetidas do capsídeo). No vírus, somente o genoma está presente, com nenhuma capacidade para replicar ou restaurar o capsídeo por si próprio. A célula hospedeira deve suprir os ingredientes necessários para ativar os componentes virais. Quando a morte celular não ocorre durante a replicação viral, uma infecção crônica pode ter êxito. HPV é um grupo amplo e heterogênio de DNA vírus, e mais de 100 tipos já foram identificados. Baseado no comportamento biológico das infecções por HIV, os vírus HPV podem ser classificados como de alto e de baixo risco, sendo o HPV de alto risco o responsável por lesões que possuem uma propensão a sofrer carcinogênese; esses vírus incluem os tipos 16, 18, 31 e 33. Duas manifestações de HPV na cavidade oral, como verrugas orais associadas ao HPV-32 e câncer oral associado ao HPV-16, podem se originar em pacientes HIV infectados. Diante disto, a associação entre HPV e HIV devem ser consideradas. Infecção pelo HPV com manifestação de doença na cavidade oral em pacientes com Aids não tem declinado mesmo com a introdução das terapias combinadas e potentes para o controle das manifestações de doenças nesse grupo de pacientes.

PAPILOMA ESCAMOSO E HPV

Papiloma é a neoplasia benigna mais comum da cavidade oral e causada pela infecção por HPV. É uma lesao assintomática, comumente observada na lingua, lábios, mucosa jugal, palato duro e mole. A forma verrucosa apresenta inúmeras projeções e tendem a ser pedunculadas. As projeções podem assumir a forma de "couve-flor", arrendodadas ou afiladas. Quando apresentam excessiva queratinização, assumem a cor branca e, quando há menos queratinização, uma coloração mais rósea.

Do ponto de vista clínico é indistinguível da verruga vulgar, que é comumente encontrada na pele e ocasionalmente nas regiões queratinizadas da mucosa oral. Os tipos de HPV comumente associados ao papiloma escamoso são os tipos 6 e 11. A remoção cirúrgica é a melhor opção para tratamento e, quando completamente removidos, os papilomas escamosos não recorrem. A **FIGURA 3.1.12** ilustra um caso de papiloma escamoso em cavidade oral.

CONDILOMA ACUMINATUM E HPV

O condiloma *acuminatum* é conhecido como verruga venérea e é sexualmente transmitido. As lesões estão predominantemente localizadas na pele e nas superficies mucosas do trato anogenital. Manifestações orais são decorrentes da prática do sexo oral ou da autoinoculação do vírus em adultos. Os sítios anatômicos mais comumente afetados são língua, gengiva, palato e lábios. As lesões são múltiplas e confluentes e geralmente maiores do que os papilomas. Condilomas orais também são encontrados em indivíduos HIV infectados. Os tipos de HPV 6, 11 e 16 são os frequentemente detectados. Crioterapia, 5-fluoracil tópico e laser terapia são modalidades de tratamento disponíveis. A **FIGURA 3.1.13** apresenta a manifestação clínica de lesões múltiplas tipo condiloma em paciente HIV positivo.

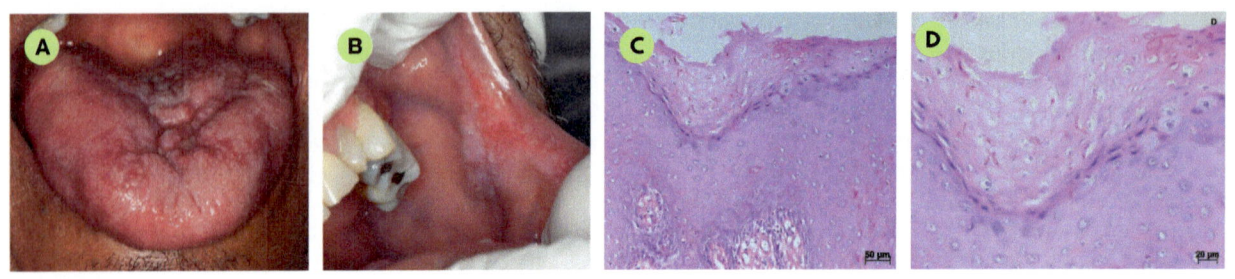

Figura 3.1.6 – Manifestação de doença oportunista candidíase em língua (A) e mucosa jugal próximo à comissura (B) em paciente HIV positivo. Áreas de exulceração e pseudomembrana associadas. Em C e D, observa-se a presença de hifas no tecido epitelial superficial com microabscessos. (PAS)

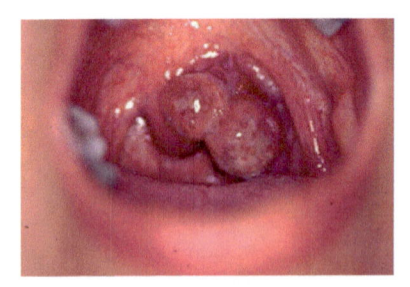

Figura 3.1.7– Manifestação clínica do Sarcoma de Kaposi em palato mole de aspecto nodular e coloração arroxeada.

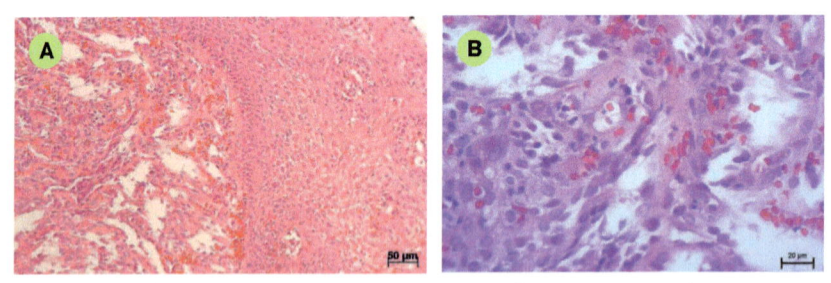

Figura 3.1.8– (A) Aspectos microscópicos da lesão nodular (Sarcoma de Kaposi) com revestimento epitelial e no tecido conectivo a presença de inúmeros vasos de aspectos bizarros e abundância de células vermelhas. (B) Em maior aumento podem ser observados vasos formados incompletamente e compostos por células endoteliais pleomórfica.

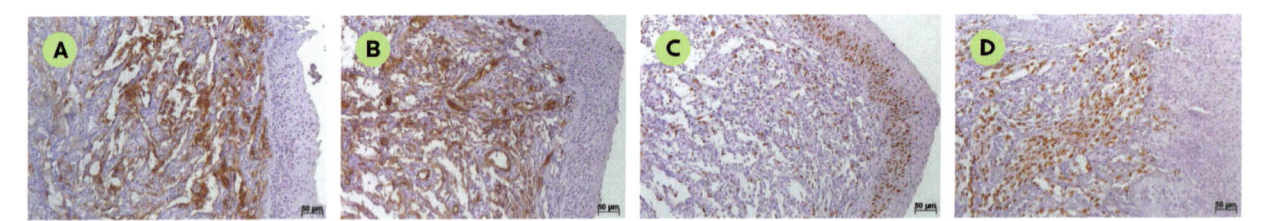

Figura 3.1.9 – Painel imuno-histoquímico em Sarcoma de Kaposi indicando positividade para CD-31 (A), CD-34 (B), Ki-67 (C) e HHV-8 (D). O anticorpo anti-HHV-8 confirmou infecção viral pelo HHV-8.

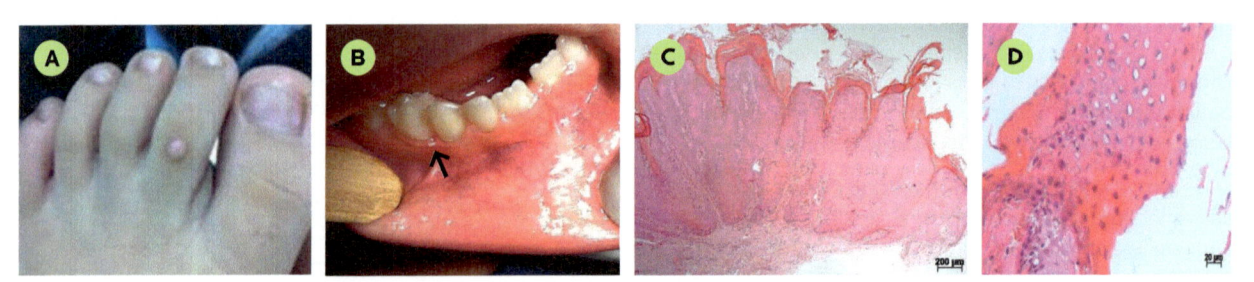

Figura 3.1.10 – Verruga vulgar em dedo do pé (A) e na região de tecido gengival (B - seta) de uma criança. Observam-se os aspectos microscópicos dessa lesão verrucosa apresentando hiperortoqueratose (C) e células com vacuolização sugestivas de infecção viral (D).

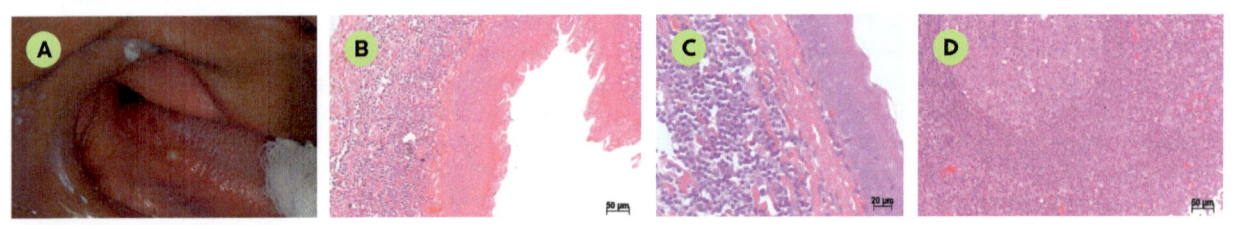

Figura 3.1.11 – (A) Pápula de coloração brancoamarelada em borda lateral de língua de paciente HIV positivo, como manifestação clínica do cisto linfoepitelial. Em B, C e D, observa-se cavidade cística revestida por epitélio estratificado pavimentoso fino (B-C) apresentando aglomerados de linfócitos que se organizam em folículos linfoides e centros germinativos (D).

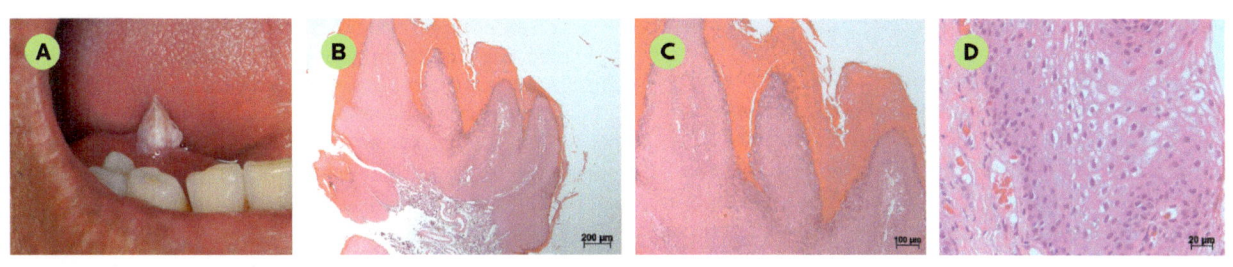

Figura 3.1.12 – (A) Lesão papilomatosa localizada em assoalho bucal. (B-C) Projeções epiteliais papilares ortoqueratinizada. (D) O detalhe mostra células epiteliais vacuolizadas e com núcleo excêntrico.

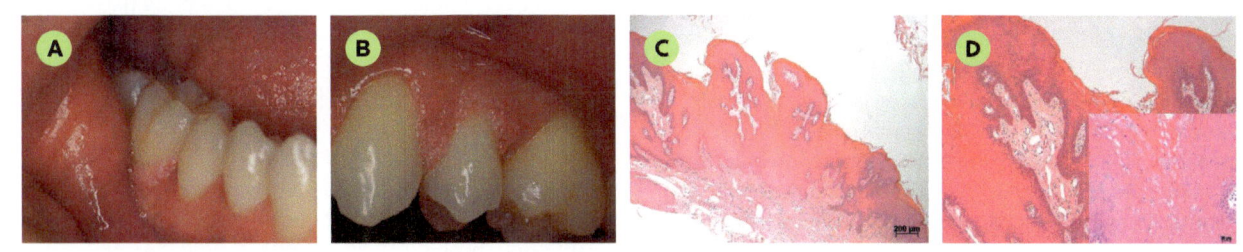

Figura 3.1.13 – (A-B) Lesões múltiplas verrucosas tipo "condiloma" em mucosa gengival de paciente HIV positivo. (C-D) Achados microscópicos. Hiperplasia epitelial com acantose e abaulamento das cristas epiteliais e a presença de coilócitos.

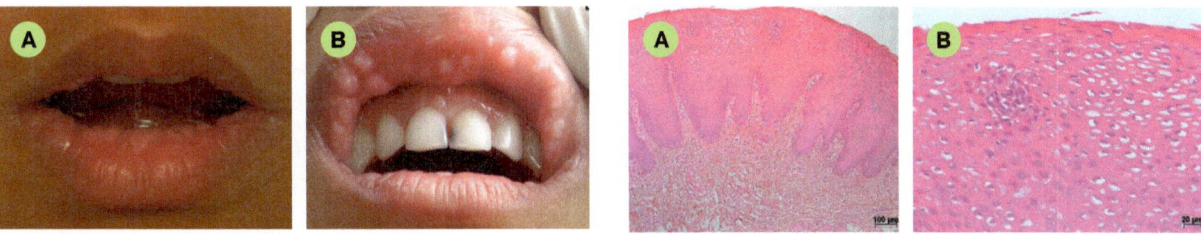

Figura 3.1.14 — Múltiplas pápulas como manifestação da hiperplasia epitelial focal localizadas em mucosa labial inferior (A) e superior (B).

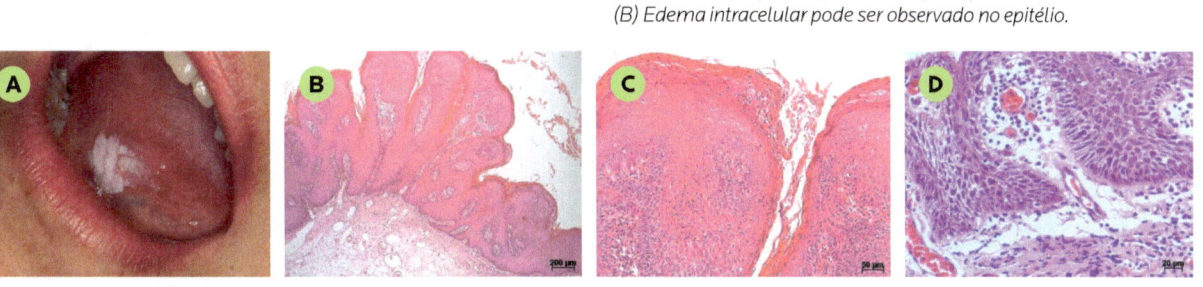

Figura 3.1.15 — Achados microscópicos da hiperplasia epitelial focal. (A) Nota-se hiperplasia epitelial com paraqueratose e acantose. (B) Edema intracelular pode ser observado no epitélio.

Figura 3.1.16 – (A) Leucoplasia verrucosa em borda lateral e superfície ventral da lingual. (B-C) Tecido epitelial de revestimento hiperplasico ortoqueratinizado associado a biofilme. (D) No detalhe, tecido epitelial displásico.

Figura 3.1.17 – (A) Lesão de aspecto verrucoso em borda lateral de lingua. (B) Proliferação exuberante de tecido epitelial com característica neoplásica compativel com carcinoma verrucoso.

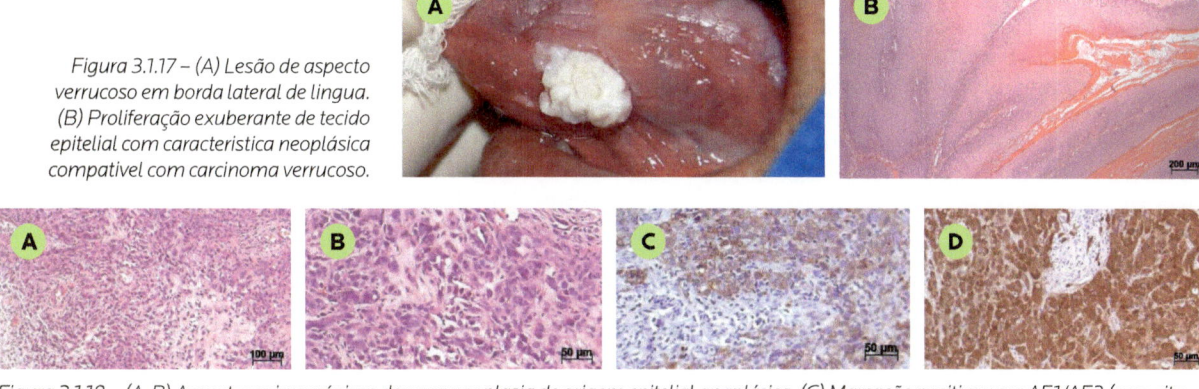

Figura 3.1.18 – (A-B) Aspectos microscópicos de uma neoplasia de origem epitelial anaplásica. (C) Marcação positiva para AE1/AE3 (pan-citoqueratina). (D) Marcação difusa positiva para p16, indicativo de um provavel comprometimento viral pelo HPV.

HIPERPLASIA EPITELIAL FOCAL E HPV

A hiperplasia epitelial focal, também conhecida como "doença de Heck", é uma doença relativamente rara da mucosa oral, típica da infância, caracterizada pela presença de múltiplas pápulas indolores, implantação séssil e localizadas na mucosa bucal. Estas lesões foram inicialmente descritas em populações indígenas americanas, entretanto, há relatos publicados em outras partes do mundo. Predisposição genética, portanto, parece ser um importante fator para o desenvolvimento dessas lesões.

As pápulas são bem delimitadas, redondas, ovoides ou achatadas, medindo de 1-10 mm em diâmetro. O agente etiológico identificado em 1983 foi o HPV tipo 13 e, mais tarde, em 1987, o HPV tipo 32. A contaminação se dá por contágio, pela utilização de objetos pessoais ou ingestão de alimentos em conjunto. As lesões lembram condiloma, entretanto, são mais achatadas e mais numerosas e regridem espontâneamente. Tratamento é indicado apenas nos casos excepcionais quando a estética está comprometida e podem ser utilizados excisão a *laser*, crioterapia, cauterização, tratamento tópico com retinoides ou interferon. Nas **FIGURAS 3.1.14** e **3.1.15**, podem ser observados os aspectos clínicos e microscópicos, respectivamente, de uma hiperplasia epitelial focal na mucosa oral.

Outras lesões podem estar associadas com a infecção por HPV, como no caso das desordens potencialmente malignas que incluem a leucoplasia oral, a leucoplasia verrucosa proliferativa e o liquen plano oral, entretanto, há necessidade que mais investigações sejam realizadas. Na **FIGURA 3.1.16**, pode ser observa uma leucoplasia verrucosa em mucosa de lingua.

CARCINOMA NA REGIÃO DE CABEÇA E PESCOÇO ASSOCIADO AO HPV

A incidência de carcinoma espinocelular na região de cabeça e pescoço e em especial na região orofaringeana tem aumentado consideravelmente e representa cerca de 20% a 25% de todos os casos de carcinoma na região de cabeça e pescoço. Esses carcinomas podem representar uma variante distinta dos carcinomas convencionais causados pelo tabagismo e uma variante causada pela infecção pelo vírus HPV. O HPV associado ao câncer na região de cabeça e pescoço se origina predominantemente na região de orofaringe, especialmente nas tonsilas e base da língua, comprometendo indivíduos com menos de 60 anos.

O tipo de HPV mais associado ao desenvolvimento do câncer é o tipo 16 em 85% a 90% dos casos, e a transmissão viral ocorre pelo contato sexual. O fator de risco está diretamente relacionado ao comportamento sexual e ao número de parceiros. A predominância, por exemplo, em homens correlaciona com a prevalência aumentada de infecção oral pelo HPV-16 nos mesmos, devido à fácil transmissão viral da mulher para o homem via sexo oral.

Em nível celular, na associação de câncer e HPV há uma sobre-expressão de oncoproteínas virais E6 e E7. A expressão de E6 promove a perda da proteína p53 enquanto E7 inativa o produto da proteína Rb, a qual leva a uma superexpressão da proteína p16. A principal significância clínica da associação do HPV com câncer está na melhora do prognóstico quando comparado com o carcinoma convencional da região de cabeça e pescoço. O tratamento, portanto, deverá ser instituído e otimizado se o tumor esta associado ou não à infecção por HPV. A principal caracteristica morfológica do carcinoma associado ao HPV é a de um carcinoma escamoso basaloide não queratinizante que deve ser distinto da variante basaloide agressiva, clinicamente observada nos carcinomas não associados ao HPV. Outras variantes histológicas têm sido descritas, como o carcinoma escamoso papilar e "carcinomas linfoepiteliais – *tumor like*". O importante é que todas essas variantes apresentam um prognóstico favorável. A **FIGURA 3.1.17** ilustra um caso de carcinoma espinocelular, variante verrucosa em cavidade oral. Na **FIGURA 3.1.18**, pode ser observado um carcinoma anaplásico com marcação imuno-histoquímica fortemente positiva para proteína p16 que indica comprometimento viral pelo vírus HPV.

3.2 Infecções bacterianas

A inflamação granulomatosa tem uma etiologia multifatorial e pode se originar a partir de fatores genéticos, infecção por microrganismos ou por fatores idiopáticos. Inflamação granulomatosa imune mediada representa uma forma única de reação de hipersensibilidade tardia tipo IV. A TB representa o exemplo básico de uma reação do tipo doença granulomatosa de causa bacteriana.

TUBERCULOSE NA MUCOSA ORAL

A TB é uma das principais causas de infecção relacionada a óbito no mundo. O *Mycobacterium tuberculosis* é primariamente um patógeno do trato respiratório, e o modo de transmissão é comumente pelo ar. A virulência do microrganismo, o número de bacilos, os fatores genéticos do hospedeiro e o status imune do hospedeiro são os principais determinantes para efetiva transmissão e contágio do indivíduo.

Os macrófagos fagocitam mas não eliminam o microrganismo. Citocinas secretadas pelos macrófagos recrutam outras células que auxiliam a resposta inflamatória inicial e a organização tecidual. Subsequente ativação das células T leva à inflamação granulomatosa, protegendo o tecido hospedeiro e limitando o crescimento do microrganismo e a disseminação. Enquanto o microrganismo não estiver replicando, ele sobrevive no interior do granuloma e pode tornar-se reativado e exarcebar o granuloma.

Desta forma, indivíduos que se tornam células T deprimidos ou que não podem de maneira eficiente ativar células T são particularmente indivíduos de alto risco não só para TB primária, mas também para reativação de infecção latente, levando à forma disseminada da doença. Por exemplo, pacientes HIV positivos sem o controle da doença têm um significativo risco para desenvolver TB.

Os cirurgiões-dentistas devem estar atentos a pacientes que utilizam medicações conhecidas como imunossupressores biológicos, utilizadas para tratamento do câncer, doenças imunemediadas incluindo artrites, psoríase e doença de Crohn. Estes pacientes são de alto risco não somente para a forma disseminada ou extrapulmonar da TB, mas para outras infecções fúngicas e micobacterianas.

A TB intraoral é incomum. O contato direto da mucosa com o escarro pode ser a causa mais provável de TB oral. Uma ulceração é a manifestação mais comum. Nódulos ou inchaços podem ser evidentes. Em ocasiões raras, a infecção pode envolver o osso alveolar e mimetizar doença periodontal. Infartamento unilateral da glândula salivar com ou sem dor e paralisia facial tem sido relatados. É importante salientar que estes achados são comuns para uma variedade de outras patologias como neoplasias e traumas. Biópsia é fundamental, e o aspecto microscópico de lesão granulomatosa e do microrganismo bacteriano pode sugerir TB. Exames adicionais laboratoriais, como cultura do escarro, amplificação por meio de PCR do DNA do microrganismo e exames radiográficos do tórax devem ser empregados. O teste cutâneo da tuberculina é utilizado para identificar indivíduos que tenham sido previamente expostos à TB. Se o teste for positivo, o tratamento da TB deve ser iniciado antes do uso de qualquer medicamento biológico. Mesmo se o teste for negativo, todos os pacientes sob terapia biológica necessistam ser monitorados muito próximos para o desenvolvimento de TB e outras infecções invasivas.

A principal medicação utilizada para tratar novos casos de TB incluem isoniazida, rifampicina, pirazinamida e etambutol. A duração da terapia é variável.
Um paciente deve ter 3 consecutivos testes negativos da cultura de escarro para ser considerado curado da doença. Apesar do longo tempo da terapia, estima-se que 5% dos pacientes permanecem infectados. A **FIGURA 3.2.1** ilustra a manifestação oral da TB. Os aspectos microscópicos da infecção pelo bacilo *Mycobacterium tuberculosis* em linfonodo cervical podem ser observados na **FIGURA 3.2.2**.

HANSENÍASE NA MUCOSA ORAL

A hanseníase, antigamente conhecida como lepra, é uma doença de natureza crônica granulomatosa, não fatal e causada pelo bacilo *Mycobacterium leprae*. A via de transmissão da hanseníase é pessoa a pessoa, via secreção nasal, e possui um longo período de incubação (entre 2 e 6 anos). O *Mycobacterium* causa infecção granulomatosa, afetando pele, olhos e nervos periféricos, levando a lesões de pele sem sensibilidade local e a neuropatias periféricas.

A apresentação clínica da doença é dependente do nível da imunidade mediada por células. Há uma classificação dos diferentes tipos clínicos de hanseníase denominada "classificação de Ridley-Jopling": tuberculoide, tuberculoide bordeline, bordeline, lepromatosa bordeline e lepromatosa. Pacientes com altos níveis de imunidade mediada por células desenvolvem a forma bordeline, caracterizada por poucas lesões e *Micobacterium* indetectável. Já os pacientes com baixa imunidade desenvolvem a hanseníase lepromatosa com a presença de múltiplas lesões e fácil detecção do *Micobacterium*. A hanseníase bordeline está entre estes dois polos e é caracterizada por uma resposta imune instável. A Organização Mundial da Saúde (OMS)[1] classifica a hanseníase em paucibacilar e multibacilar, dependendo do número de estruturas teciduais comprometidas pela infecção. É uma doença que é caracterizada por promover desabilidades dos pacientes em decorrência da perda da função motora e ou sensorial de órgãos envolvidos.

A hanseníase tem relevância na odontologia devido à frequência de manifestações orofaciais. Entre as diferentes formas clínicas, a hanseníase lepromatosa é a

> **LEMBRETE**
>
> Inflamação granulomatosa é uma forma única de inflamação crônica.
>
> **GRANULOMAS**
>
> Estruturas distintas compostas de macrófagos epitelioides, células gigantes multinucleadas, linfócitos e fibroblastos.

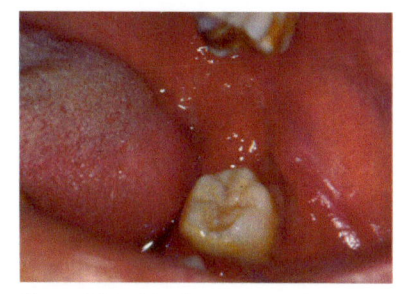

Figura 3.2.1 – Manifestação oral da TB. Lesão ulcerada localizada na região de rebordo alveolar inferior e trígono retromolar.

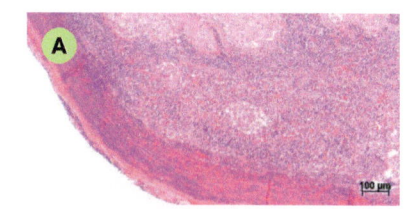

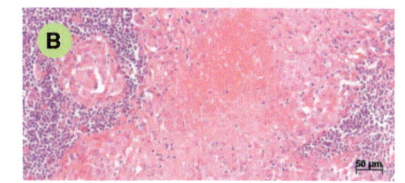

Figura 3.2.2 – Aspectos microscópicos da TB em linfonodo cervical, apresentando formações granulomatosas organizadas (A) e áreas de necrose caseosa central (B).

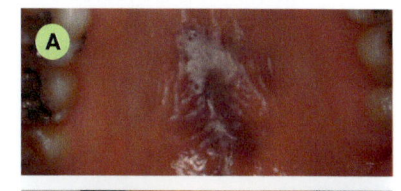

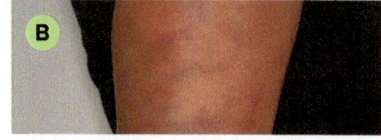

Figura 3.2.3 – (A) Manifestação oral da Hanseníase em mucosa palatina. (B) Pele de uma paciente, caracterizada por manchas enegrecidas.

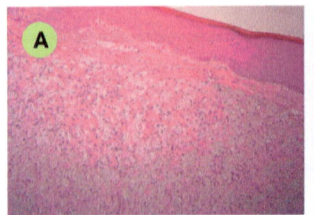

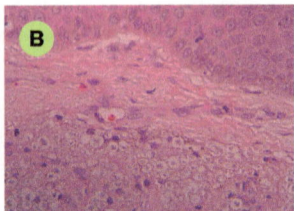

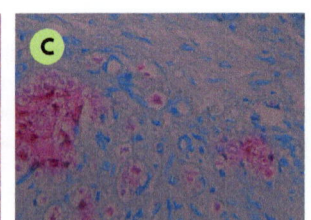

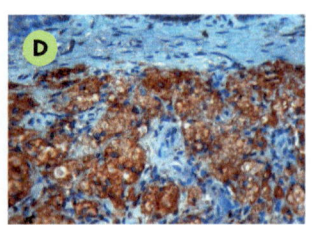

Figura 3.2.4 – (A-B) Fragmento de mucosa oral palatina com infiltrado inflamatório crônico no cório, com predomínio de celulas mononucleares. (C) Em coloração histoquimica Fite-faraco os bacilos coram em vermelho. (D) Imunohistoquimica com CD-68 positivas para macrófagos.

mais comumente associada com os distúrbios orofaciais que incluem nódulos no palato, dorso da língua, lábios, faringe e alterações esqueléticas que podem causar destruição do processos pré-maxilares com perda dos incisivos. Estas manifestações ocorrem em 20% a 60% dos casos. As alterações nas regiões nasal e orofacial podem estar relacionadas à preferência do *Mycobacterium leprae* por infectar regiões mais frias do corpo, entretanto, isto não está totalmente esclarecido. Outra possibilidade está relacionada à própria doença ou à precária condição de saúde oral do paciente portador de hanseníase.

O diagnóstico é baseado na suspeita clínica e confirmado por meio de análises bacteriológicas e histopatológicas, bem como por meio do teste da lepromina (reação intradérmica que é em geral negativa para hanseníase lepromatosa e positiva para a forma tuberculoide). No diagnóstico diferencial devem ser considerados: lupus eritematoso discoide, sarcoidose, leishimaniose cutânea, doenças de pele, sífilis terciária, linfomas, micoses sistêmicas, lesões traumáticas e até lesões malignas. O tratamento é longo e com o uso de multimedicamentos como dapsona, rifampicina e clofazimina. Além desses podem ser empregados quinolonas e macrolídeos. A **FIGURA 3.2.3** ilustra um caso de manifestação oral da hanseniase, e a **FIGURA 3.2.4**, os aspectos microscópicos da lesão.

SÍFILIS (LUES)

Infecção causada pela bactéria *Treponema pallidum*, que pode ser congênita ou adquirida. A **sífilis adquirida** é mais comum e é transmitida por relações sexuais ou por meio de transfusão sanguínea. Felizmente, desde o surgimento da Aids, o sangue utilizado em transfusões é rigorosamente controlado em todo o mundo, para evitar a transmissão de doenças infecciosas. A **sífilis congênita** é transmitida da mãe contaminada para o feto a partir do quarto mês de gestação.

No Brasil a incidência de sífilis congênita ainda é grande, e o Ministério da Saúde tem aprimorado suas campanhas para que as gestantes façam teste para sífilis nos primeiros meses da gestação. A notificação compulsória da sífilis vem sendo feita desde 2010, mas ainda é deficiente, havendo regiões do Brasil onde os dados existentes são irreais. A Organização Mundial da Saúde preconizava que em 2015 a sífilis congênita seja erradicada do Brasil.

SÍFILIS ADQUIRIDA

Após a contaminação pelo treponema, desenvolve-se a sífilis adquirida, que vai desenvolver-se em fases classificadas como primária, secundária e terciária.

SÍFILIS PRIMÁRIA: Caracteriza-se pelo aparecimento de uma lesão elevada, ulcerada, denominada cancro sifilítico, que se desenvolve no local da inoculação entre três semanas e 90 dias após o contágio, podendo persistir por três a quatro semanas. As localizações mais comuns são os genitais externos e o ânus. As lesões bucais aparecem como cancros crateriformes e endurecidos, localizados preferencialmente nos lábios e, menos frequentemente, na língua, palato e gengiva. Assim como as lesões genitais, as lesões bucais iniciam-se como pápulas que sofrem ulceração, sendo indolores. Por vezes as lesões bucais assemelham-se clinicamente a um granuloma piogênico. Linfadenopa-

> **LEMBRETE**
>
> As lesões bucais na sífilis primária aparecem como cancros crateriformes e endurecidos, localizados preferencialmente nos lábios e, menos frequentemente, na língua, palato e gengiva.

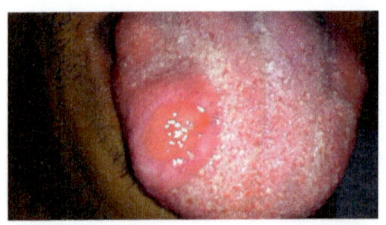

Figura 3.2.5 – *Lesão por sífilis primária em língua.* (Cortesia de Dr. João Felipe dos Santos)

tia cervical geralmente está presente (FIG. 3.2.5). Independentemente de tratamento, o cancro desaparece sem deixar sequelas.

SÍFILIS SECUNDÁRIA: Caso a sífilis não seja tratada durante ou após a fase primária, ela vai evoluir para a fase secundária, que se caracteriza pelo aparecimento de lesões cutâneo-mucosas, que se desenvolvem de duas semanas a meses após o contato inicial, podendo, portanto ser concomitante ao cancro. Aparecem como áreas maculopapulares vermelhas, disseminadas, especialmente em pele e mucosas (FIG. 3.2.6).

Na boca, as lesões podem ter aspecto acinzentado e exibir áreas de necrose, sendo conhecidas como placas mucosas (FIGS. 3.2.7 - 3.2.10). As lesões bucais aparecem em aproximadamente 70% dos pacientes e muitas vezes são a primeira manifestação notada por eles. Embora possam ocorrer em qualquer localização bucal, mais frequentemente envolvem língua, lábio, mucosa jugal e palato. Nesta fase secundária, sintomas sistêmicos como febre, dor muscular e dor de garganta, entre outros, podem estar presentes. É de extrema importância que o dentista, ao se deparar com lesões desse tipo, suspeite de sífilis para que o paciente possa ser tratado adequadamente e impeça a possibilidade de contaminação de outras pessoas.

Nesta fase, exames sorológicos específicos vão detectar a sífilis (ver a seguir). Entretanto, se não houver suspeita clínica, uma biópsia pode levar ao diagnóstico por meio das características histológicas e pesquisa do treponema por imuno-histoquímica. Independentemente de tratamento, a resolução espontânea das lesões acontece em três a 12 semanas, mas podem ocorrer recidivas quando não for tratada.

SÍFILIS TERCIÁRIA: A fase terciária da sífilis pode iniciar-se um ano após a fase inicial, ou até 25 a 30 anos após. Esta é a fase de complicações mais sérias, e é a evolução da sífilis não tratada, ocorrendo em 30% a 40% dos pacientes.
A sífilis pode permanecer em forma latente pelo resto da vida do indivíduo ou pode desaparecer espontaneamente. Caso ocorra, a forma terciária pode afetar os sistemas cardio-vascular e nervoso principalmente.

Nesta fase da sífilis ocorre inflamação granulomatosa, que pode afetar também a mucosa bucal, além de outros tecidos como pele, ossos e órgãos internos.
Na boca, mais frequentemente as lesões ocorrem em língua e palato, e neste último a ulceração e necrose podem provocar perfurações, levando a comunicações buconasais ou bucossinusais. Na língua, pode apresentar lóbulos irregulares ou atrofia e perda das papilas, produzindo uma condição denominada glossite luética. Hoje as lesões de lues terciária são incomuns, mas ainda ocorrem.

DIAGNÓSTICO

Sendo a mucosa bucal a localização mais comum das lesões extragenitais, é extremamente importante que as mesmas sejam reconhecidas e diagnosticadas. O diagnóstico frequentemente é feito em bases clínicas e sorológicas (ver

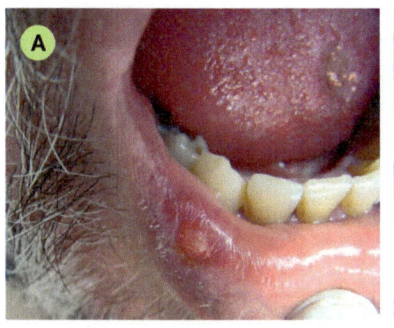

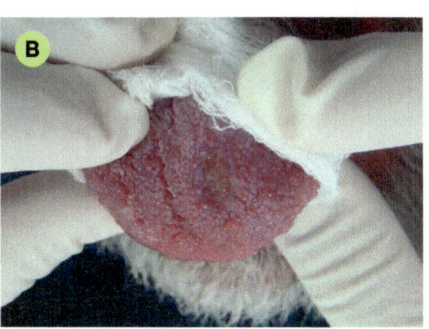

LEMBRETES

Na sífilis secundária, mais frequentemente as lesões bucais envolvem língua, lábio, mucosa jugal e palato.

As lesões da fase terciária ocorrem mais frequentemente em língua e palato e, neste último, a ulceração e a necrose podem provocar perfurações, levando a comunicações buconasais ou bucossinusais.

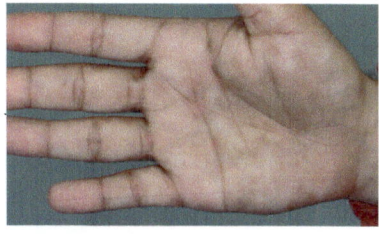

Figura 3.2.6 – Lesões maculares em pele, sífilis secundária. (Cortesia da Disciplina de Estomatologia Clínica da FO/USP)

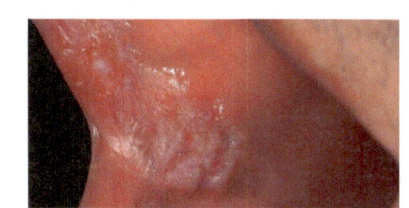

Figura 3.2.7 – Lesão em placa esbranquiçada de sífilis secundária.

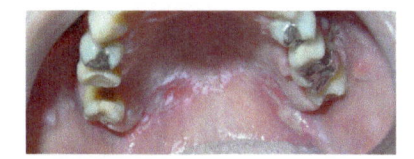

Figura 3.2.8 – Múltiplas lesões por sífilis secundária em palato e mucosa jugal.

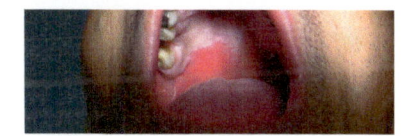

Figura 3.2.9 – Sífilis secundária, lesão eritematosa em palato mole.

Figura 3.2.10 – (A) Lesão secundária de sífilis, de aspecto ulcerativo, em paciente HIV positivo. (B) Lesão na língua do mesmo paciente. (Cortesia das Dras Carla Siqueira e Ana Claudia Luiz)

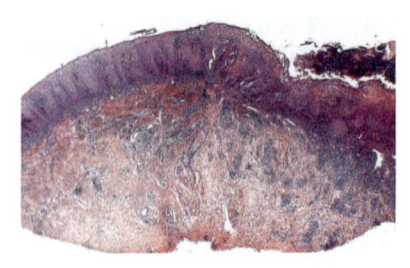

Figura 3.2.11 – Aspecto histopatológico de lesão bucal de sífilis secundária. Observa-se o infiltrado inflamatório liquenoide e perivascular, além de intensa exocitose e área de úlcera à direita.

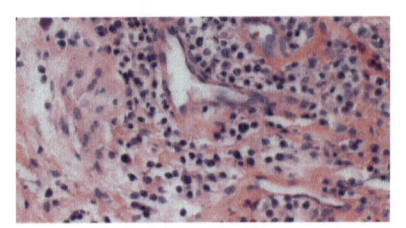

Figura 3.2.12 – Detalhe do infiltrado inflamatório perivascular notadamente plasmocitário.

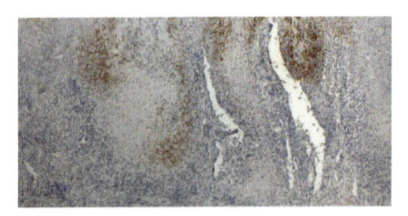

Figura 3.2.13 – Reação imuno-histoquímica para antitreponema em lesão de sífilis secundária. Observa-se a intensa positividade em região basal e parabasal do epitélio.

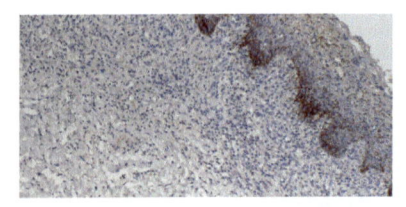

Figura 3.2.14 – Reação imuno-histoquímica para T. pallidum *presente principalmente na camada basal do epitélio nas áreas de exocitose.*

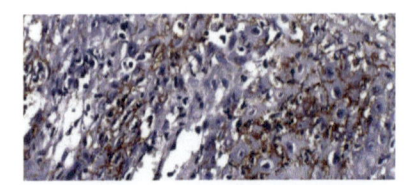

Figura 3.2.15 – Detalhe da imunoreação para T. pallidum, *demonstrando as imúmeras espiroquetas por entre as células epiteliais, principalmente nas regiões de intensa exocitose.*

a seguir), sem recorrer à biópsia. Todavia, devido à variedade de aspectos clínicos e raridade das lesões bucais, a biópsia pode ser conduzida quando não há suspeita do diagnóstico.

ASPECTOS HISTOLÓGICOS

Histologicamente, as lesões bucais das formas primária e secundária caracterizam-se por alterações epiteliais que vão desde hiperplasias epiteliais discretas até hiperplasias pseudocarcinomatosas, com áreas de ulceração. Ainda no epitélio são visualizadas áreas de exocitose, onde a bactéria está mais presente, conforme verificado quando se faz reação imuno-histoquímica com anticorpo antitreponema. Na lâmina própria, observa-se infiltrado inflamatório misto, justa epitelial, e infiltrado predominantemente plasmocitário mais profundo, principalmente em situação perivascular (FIGS. 3.2.11 - 3.2.15). O infiltrado plasmocitário estende-se profundamente na submucosa, podendo infiltrar tecido muscular e circundar pequenos nervos. Endarterite é também frequentemente observada. As lesões da sífilis terciária caracterizam-se por apresentar infiltrado inflamatório do tipo granulomatoso com grande quantidade de histiócitos e células gigantes multinucleadas tipo Langhans. Necrose pode ou não estar presente.

SÍFILIS CONGÊNITA

A sífilis congênita ocorre quando há transmissão da bactéria da gestante contaminada para o feto em desenvolvimento. As alterações presentes na sífilis congênita foram descritas em 1858 por Sir Jonathan Hutchinson, que considerou três aspectos para o diagnóstico, os quais são conhecidos hoje como tríade de Hutchinson. São eles:

- Dentes de Hutchinson, caracterizados por incisivos permanentes em forma de barril ou de chave de fenda, e molares em forma de amora;
- Queratite intersticial, que geralmente ocorre entre os 5 e 25 anos e provoca uma opacificação da córnea podendo levar à cegueira;
- Comprometimento do oitavo par craniano, que pode levar à surdez.

Vários outros aspectos podem estar presentes na sífilis congênita, como: bossa frontal saliente, nariz em sela, palato ogival, prognatismo mandibular, etc. Como a transmissão ocorre geralmente após o 4º mês de gestação, o diagnóstico em exame pré-natal e o tratamento da gestante são essenciais.

DIAGNÓSTICO E TRATAMENTO

O diagnóstico da sífilis pode ser confirmado pela presença de microrganismos espiralados no exame de campo escuro ou coloração de Warthin-Starry de biópsias de uma lesão, seja ela da sífilis primária ou secundária. Contudo, a presença de bactérias habitantes da cavidade bucal semelhantes morfologicamente ao *T. pallidum* pode levar a resultados falso-positivos. Anticorpos específicos para imuno-histoquímica estão disponíveis comercialmente. Testes sorológicos ou de imunofluorescência específicos são recomendados para confirmação do diagnóstico. Entre os não específicos há o VDRL (*venereal disease research laboratory*) e o PPR (*plasma rapid reagent*). Estes testes são positivos após três semanas de infecção e durante as duas primeiras fases clínicas da doença, tendo sua positividade diminuída, ou mesmo ausente, após o desenvolvimento do período de latência. Entre os testes sorológicos específicos destaca-se o FTA-ABS (*fluorescent treponema antibody absorption*). Estes testes são positivos no início da lesão primária, persistindo por toda a vida, independentemente da cura. Atualmente encontra-se disponível em algumas Unidades de Saúde no Brasil o TR DPP® (*dual path platform*) Sífilis, um teste rápido imunocromatográfico, simples e de fácil utilização que detecta anticorpos específicos para *T. pallidum* em soro, plasma ou sangue total.

3.3 Infecções fúngicas

CANDIDÍASE

A candidíase é uma infecção oportunista causada por um fungo saprófita do gênero *Candida*, que inclui oito espécies, sendo a mais comum a *Candida albicans*. A candidíase é geralmente limitada à pele e membranas mucosas.
A *Candida albicans* é um micorganismo capaz de colonizar, infectar e persistir nas superfícies mucosas. Ela se liga aos queratinócitos da mucosa oral e inicia a adesão e invasão do epitélio, limitando-se às camadas superficiais de paraqueratina. A partir daí desenvolve-se uma resposta imune.

A candidíase bucal é predominantemente causada pela espécie albicans, embora outras espécies possam estar envolvidas (*C. krusei, C. glabrata, C. guillermondii, C. tropicalis*, entre outras). Em 30% a 50% dos indivíduos, a cândida faz parte da microbiota bucal. A porcentagem de positividade aumenta com a idade, chegando a 60% dos pacientes dentados com idade superior a 60 anos.

Para que ocorra a candidíase bucal algum desequilíbrio ocorre na microbiota bucal. Vários fatores podem predispor a esse desequilíbrio. Geralmente estão presentes fatores predisponentes do hospedeiro, que podem ser classificados em gerais e locais.

Os **fatores gerais** dizem respeito principalmente ao estado imunológico do paciente. Assim, os extremos da vida, indivíduos idosos e recém-nascidos, são mais propensos devido à imunidade reduzida ou imatura, respectivamente. Além disso, condições que alteram a resposta imune, como uso de imunossupressores ou agentes quimioterápicos, doenças como discrasias sanguíneas, câncer, diabetes melito, hipo ou hipertireoidismo, infecção por HIV entre outras, predispõem à candidíase. O uso de antibióticos de largo espectro altera a microbiota bucal, favorecendo o crescimento da cândida.

Quanto aos **fatores locais** que afetam diretamente a mucosa bucal devem ser considerados a xerostomia, terapia com antibióticos devido à alteração no comensalismo bucal, o uso de próteses totais com higienização precária, a perda da dimensão vertical, a acidez salivar, as displasias epiteliais, entre outros. Áreas úmidas e com pH baixo são meios ideais para o crescimento da cândida.

ASPECTOS CLÍNICOS

A candidíase da mucosa oral pode apresentar-se de diversas formas clínicas conforme o fator predisponente associado. A forma mais reconhecida ou mais típica é a chamada **candidíase pseudomembranosa**, conhecida vulgarmente como "sapinho", que aparece como pequenas placas brancas aderidas à mucosa, que lembram "leite talhado". As placas brancas podem ser raspadas seja com uma espátula de madeira ou com gaze, e a mucosa subjacente vai aparecer vermelha ou normal.
A candidíase pseudomembranosa ocorre mais associada ao uso de antibióticos de amplo espectro ou à deficiência imunológica. Recém-nascidos podem apresentar um quadro deste tipo de candidíase, podendo ser contaminados em partos vaginais ou, como também já foi relatado, em berçários. Pacientes infectados com vírus HIV também apresentam a forma pseudomembranosa da candidíase. De forma geral, as pseudomembranas ocorrem principalmente na mucosa jugal, dorso de língua e palato e na maioria dos casos são indolores, podendo provocar apenas sensação de queimação ou alteração de paladar quando a língua é afetada (FIG.3.3.1).

A **candidíase eritematosa** manifesta-se como lesão ou mancha avermelhada, por vezes associada a áreas brancas pouco proeminentes. Apesar de a forma pseudomembranosa ser mais característica da candidíase, a forma eritematosa é mais comum, mas muitas vezes passa desapercebida. Ocorre também pelo uso de antibióticos de amplo espectro, assim como em indivíduos imunossuprimidos, seja por contaminação por HIV ou pelo uso de imunossupressores ou quimioterápicos. Clinicamente, manifesta-se por forte sensação de ardor, principalmente na língua. A denominação de candidíase atrófica aguda refere-se ao mesmo tipo de lesão, mas essa denominação está atualmente em desuso.

Uma forma reconhecida de candidíase eritematosa é a hoje chamada de **estomatite protética**, caracterizada clinicamente por áreas de eritema acompanhado de pontos hemorrágicos (petéquias), que ocorrem sob próteses totais, principalmente em região palatina, geralmente ligada à má higienização da prótese. Reação alérgica ao próprio microrganismo Candida e a outros aderidos à prótese, ou ao material de confecção da prótese, pode estar associada. Trabalhos mostram que a colonização pela cândida está mais presente na prótese do que na mucosa (FIGS. 3.3.2 - 3.3.4).

Queilite angular é o termo clínico utilizado para denominar áreas de eritema e fissuras que ocorrem no ângulo da

> **ATENÇÃO**
>
> Sempre que possível, o tratamento da candidíase deve ser tópico.

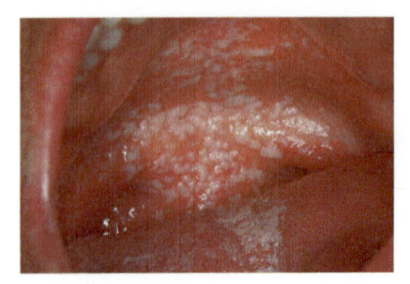

Figura 3.3.1 – Candidíase pseudomembranosa. (Cortesia da Disciplina de Estomatologia Clínica da FO/USP)

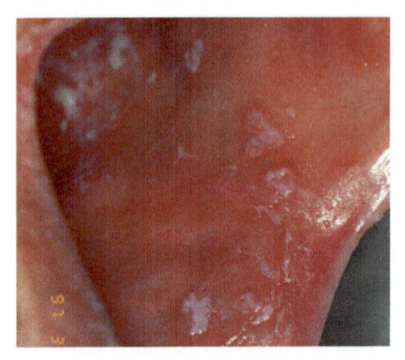

Figura 3.3.2 – Candidíase eritematosa e pseudomembranosa. (Cortesia do Centro de Atendimento a Pacientes Especiais da FO/USP)

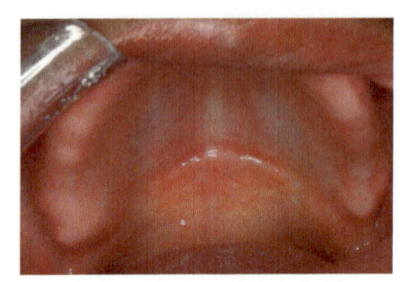

Figura 3.3.3 – Estomatite protética. (Cortesia da Disciplina de Estomatologia Clínica da FO/USP)

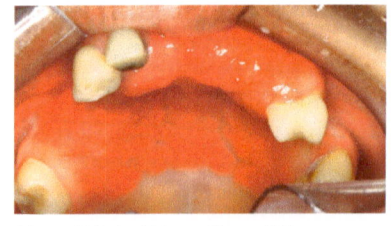

Figura 3.3.4 – Estomatite protética. (Cortesia da Disciplina de Estomatologia Clínica da FO/USP)

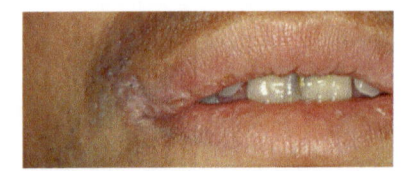

Figura 3.3.5 – Queilite angular. (Cortesia do Centro de Atendimento a Pacientes Especiais da FO/USP)

boca e são associados à infecção por cândida. Ocorre mais frequentemente em pacientes idosos que perderam os dentes e tem perda da dimensão vertical, ou pacientes com sulcos mais profundos, estes geralmente com algum grau de imunossupressão. O acúmulo de saliva nestas áreas que permanecem úmidas favorece o crescimento do fungo. Na maioria das vezes há associação de bactérias (FIG. 3.3.5).

A **glossite romboide mediana**, que no passado era considerada um distúrbio de desenvolvimento, hoje é reconhecida como uma candidíase que provoca atrofia das papilas centrais do dorso lingual. Com o passar do tempo, estudos demonstraram a não ocorrência em crianças e a presença constante de hifas de C. albicans, favorecendo a inclusão entre as formas de candidíase. Apresenta-se clinicamente como uma área eritematosa na linha média do dorso lingual, mais para região posterior.

Outra forma de candidíase bucal é a **candidíase crônica hiperplásica**, também chamada de leucoplasia por cândida. É representada por placas brancas que não podem ser raspadas. Por vezes, a lesão exibe aspecto nodular, assemelhando-se a uma neoplasia maligna, mas o exame histopatológico descarta essa possibilidade e revela a grande quantidade de hifas de cândida e, por vezes, leveduras. Na literatura, discute-se se a lesão não consistiria em uma lesão leucoplásica com uma candidíase superposta, mas estudos mostram que, em muitos casos, o tratamento com antifúngico e remoção de agentes causais é suficiente para proporcionar o desaparecimento da lesão.

Outra forma de candidíase é a chamada **candidíase mucocutânea**, relacionada a distúrbios imunológicos ou outras doenças sistêmicas como as endócrinas. A candidíase pode estar presente tanto na mucosa, geralmente na forma eritematosa, como na pele. Felizmente a infecção é sempre superficial.

DIAGNÓSTICO

O diagnóstico da candidíase é geralmente feito unindo-se os aspectos clínicos (aspecto da lesão e, no caso da pseudo-membranosa, a raspagem) ao exame citológico (citologia esfoliativa) com coloração por PAS ou Grocott, onde as hifas ou leveduras de cândida podem ser visualizadas. Quando a lesão tem aspecto de candidíase crônica hiperplásica, com o exame citológico evidenciando hifas de cândida, mas o tratamento com antifúngicos não é eficaz, a biópsia muitas vezes é necessária para afastar a possibilidade de outras lesões, nas quais a cândida estaria apenas superposta à uma displasia epitelial, carcinoma espinocelular ou líquen plano, entre outras lesões brancas. Nesses casos, o exame histológico vai mostrar a presença de numerosos microabscessos na camada superficial de paraqueratina, além de alongamento das projeções epiteliais e paraqueratose. As hifas de cândida são vistas nas camadas superficiais do epitélio próximas aos microabscessos (FIGS. 3.3.6 - 3.3.8). A identificação da espécie Candida albicans só é conseguida em exame de cultura que geralmente não é necessário para o diagnóstico da doença.

TRATAMENTO

O tratamento da candidíase em qualquer uma de suas formas consiste na identificação e eliminação do agente predisponente, que às vezes pode ser suficiente para a eliminação da candidíase; um exemplo é o uso de antibióticos. Mas, mesmo nesses casos, um tratamento precoce pode ser justificado para eliminação do desconforto do paciente.

Há vários medicamentos antifúngicos para serem usados tanto tópica quanto sistemicamente, dependendo do grau de comprometimento da lesão e do estado de imunossupressão do paciente. Sempre que possível, o tratamento deve ser tópico. Os antifúngicos que podem ser prescritos são nistatina, derivados imidazólicos e anfotericina B.

PARACOCCIDIOIDOMICOSE

Paracoccidioidomicose é uma doença tropical causada pelo fungo dimórfico *Paracoccidioides brasiliensis*, podendo adquirir formas sistêmicas graves. A doença é endêmica na América Latina, onde há cerca de 10 milhões de pessoas contaminadas, e 80% dos casos reportados ocorrem no Brasil, seguido da Venezuela, Colômbia, Equador e Argentina. Os locais de maior incidência são aqueles com alto índice pluviométrico. No Brasil, é a maior causa de morte entre as micoses sistêmicas e a oitava causa entre as doenças infecciosas. A denominação anteriormente utilizada, Blastomicose Sul-Americana, foi substituída definitivamente em 1971 por paracoccidioidomicose devido à ocorrência de casos na América Central.

Adolpho Lutz foi quem descreveu a doença em 1908, examinando um paciente do qual isolou o fungo; posteriormente, Alfonso Splendore caracterizou o fungo tanto em seus aspectos morfológicos quanto biológicos, tendo sido Floriano Paula Almeida quem propôs denominá-lo *Paracoccidioides brasiliensis*. Em homenagem a esses pesquisadores, a doença também é conhecida como Doença de Lutz e ou micose de Lutz-Splendore-Almeida.

Geralmente afeta trabalhadores rurais que manipulam o solo, do qual se formam aerossóis contendo esporos do fungo, que são então inalados. Embora não seja uma doença de notificação compulsória, constitui-se em grave problema de saúde pública no Brasil. O índice de mortalidade fica entre 16% e 25%. Os homens são comumente mais afetados, na razão de 15:1. Esta distribuição desigual tem sido atribuída a uma maior exposição dos homens ao solo, mas também é conhecido o papel do estrogênio, que inibe a transformação da forma de micélios dos microrganismos para a forma de levedura que é a patogênica. A doença é rara em crianças e adolescentes, sendo a maioria dos pacientes afetados na faixa dos 30 anos ou mais. A maioria das infecções é subclínica. Em pacientes jovens, geralmente o curso é subagudo, com um pior prognóstico. Nos adultos, o curso da doença é longo, tornando-se crônica.

ASPECTOS CLÍNICOS

A maioria dos casos de paracoccidioidomicose inicia-se com comprometimento pulmonar após a exposição a esporos. A inalação do *P. brasiliensis* leva à infecção mesmo sem manifestação de doença ativa. O desenvolvimento da doença depende da virulência do microrganismo, da condição hormonal, genética, nutricional e imune do indivíduo. Podem ocorrer também reativações de focos latentes. O período de latência é bastante variado, tendo sido reportados até 60 anos para a manifestação da doença. Em áreas endêmicas, há um grande número de infectados que podem ser identificados por testes, mas uma minoria desenvolve a doença. Não há transmissão entre humanos uma vez que, quando no organismo, o fungo adquire a forma de levedura que, apesar de patogênica por conter α-1-3-glucan e a glicoproteína de 43-kDa, presentes na sua parede celular, não é infecciosa como a forma de micélio encontrada na natureza. Casos em outros continentes ocorrem devido a imigrações ou em viajantes que estiveram nas regiões endêmicas.

A classificação clínica da infecção inclui a paracoccidioidomicose infecção, além das formas aguda/subaguda (juvenil), crônica e residual. A forma aguda é caracterizada por depressão da resposta celular imune com baixos níveis de produção de IFN-γ. Afeta geralmente jovens, homens e mulheres igualmente, comprometendo fígado, baço, medula óssea e linfonodos. Já a forma crônica ocorre muito mais em homens acima de 30 anos de idade, sendo seu desenvolvimento lento e gradual, podendo afetar um único órgão (unifocal) ou diversos órgãos ou sistemas (multifocal). A lesão pulmonar é geralmente bilateral e simétrica, conferindo um aspecto em "asa de borboleta" em imagem radiográfica. As regiões central e basal dos pulmões podem ser afetadas, e o ápice costuma ser poupado. Na forma crônica aparecem com frequência as lesões bucais. Estas se apresentam como lesões infiltrativas, ulceradas, de aspecto moriforme,

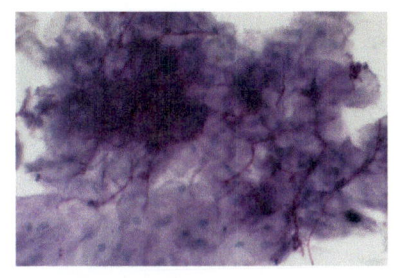

Figura 3.3.6 – Candidíase, citologia esfoliativa. (PAS)

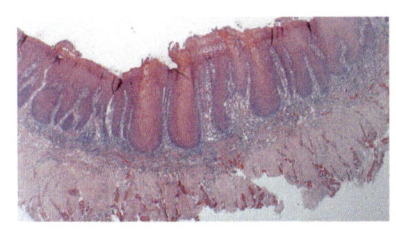

Figura 3.3.7 – Candidíase crônica hiperplásica. (HE, 100X)

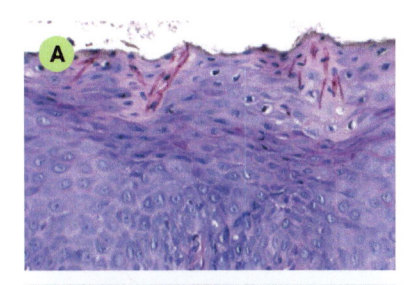

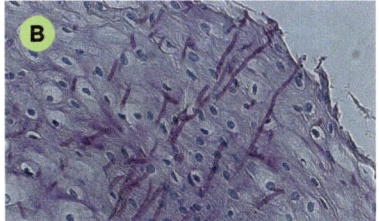

Figura 3.3.8 – (A-B) Detalhe das hifas de cândida nas camadas superficiais do epitélio. (PAS)

ATENÇÃO

No Brasil, a paracoccidioidomicose é a maior causa de morte entre as micoses sistêmicas e a oitava causa entre as doenças infecciosas.

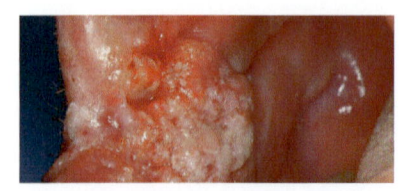

Figura 3.3.9 – Paracoccidioidomicose, úlcera moriforme característica da paracoccidioidomicose bucal. (Cortesia da Disciplina de Estomatologia Clínica da FO/USP)

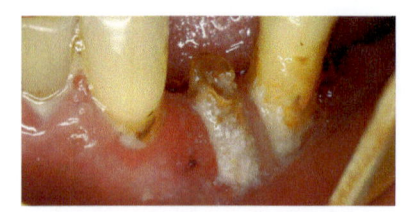

Figura 3.3.10 – Lesão moriforme em gengiva com condições bucais precárias. (Cortesia da Disciplina de Estomatologia Clínica da FO/USP)

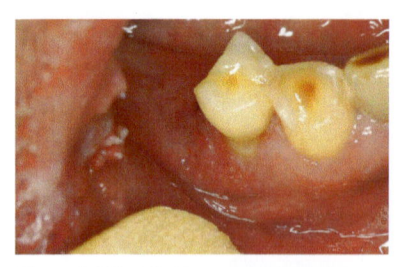

Figura 3.3.11 – Observa-se novamente o pontilhado hemorrágico da úlcera moriforme em gengiva. (Cortesia da Disciplina de Estomatologia Clínica da FO/USP)

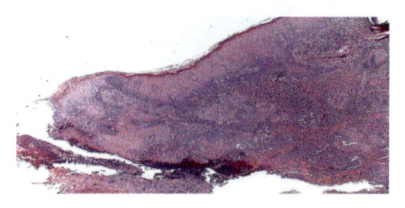

Figura 3.3.12 – Vista geral de um corte histológico de lesão bucal de paracoccidioidomicose, onde se observa formação parcial de granulomas e hiperplasia pseudocarcinomatosa do epitélio à esquerda.

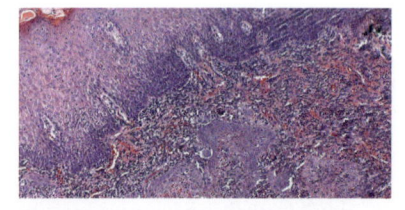

Figura 3.3.13 – Detalhe da hiperplasia epitelial; também é possível observar células gigantes multinucleadas dispersas, conferindo o aspecto de granuloma frouxo.

envolvendo gengiva e rebordo alveolar, língua, palato e lábios. Na maioria das vezes, mais de um sítio é envolvido ao mesmo tempo. Os lábios, quando envolvidos, podem apresentar aspecto de macroqueilia (FIGS. 3.3.9 - 3.3.11).

ASPECTOS HISTOLÓGICOS

Muitas vezes, o diagnóstico da paracoccidioidomicose é realizado por meio da biópsia ou citologia esfoliativa das lesões bucais. Os cortes histológicos das lesões vão mostrar no epitélio de superfície tanto áreas ulceradas quanto áreas que exibem hiperplasia pseudocarcinomatosa e a presença de microabscessos. Na lâmina própria, observa-se a presença de uma inflamação crônica granulomatosa onde podem estar presentes granulomas bem formados, mas geralmente sem necrose central, ou, muitas vezes, observa-se um granuloma frouxo, com células gigantes multinucleadas e macrófagos epitelioides espalhados pelo tecido sem organização. O diagnóstico final depende da identificação do fungo no interior do tecido, das células multinucleadas ou de macrófagos. Os fungos aparecem como estruturas esféricas com tamanhos variando de 2 a 30 µm. O fungo é mais facilmente encontrado quando se faz colorações especiais com ácido periódico de Schiff (PAS) ou Grocott. Microrganismos em fase de esporulação são por vezes vistos conferindo um aspecto de "orelha de Mickey" ou "roda de leme". Em material raspado de lesões, muitas vezes é possível identificar o fungo, dispensando a biópsia (FIGS. 3.3.12 - 3.3.16).

TRATAMENTO E PROGNÓSTICO

Se não tratada adequadamente, a paracoccidioidomicose pode ser fatal. As principais opções para o tratamento são os derivados sulfamídicos, trimetropima, anfotericina B, derivados azólicos e terbinafina. Novos métodos estão sendo desenvolvidos, como vacinas de DNA e formulações de nanoestruturas.

O tratamento é sempre prolongado, sendo necessário acompanhamento cuidadoso do paciente, mesmo quando é alcançada a "cura clínica", devido à possibilidade de uma reativação do fungo.

HISTOPLASMOSE

A histoplasmose é uma infecção fúngica granulomatosa causada pelo microrganismo *Histoplasma capsulatum*. O *H. capsulatum* é um fungo dimórfico que se apresenta na forma de levedura (esporos) quando na temperatura corpórea do homem; na natureza, é encontrado na forma de mofo.

O fungo é encontrado nas fezes de pássaros e morcegos e transmitido ao homem quando os esporos dos excrementos presentes nos solos vão para o ar. É uma micose endêmica em algumas partes do mundo, principalmente nas Américas do Norte e Central. Na América do Sul os países com maior número de casos são Venezuela, Equador, Brasil, Paraguai, Uruguai e Argentina. No Brasil, a maioria dos casos de histoplasmose ocorre em pacientes HIV positivo, entretanto casos isolados têm sido relatados em todas as regiões, com prevalência nas regiões centro-oeste e sudeste.

ASPECTOS CLÍNICOS E HISTOLÓGICOS

A histoplasmose é primariamente uma doença pulmonar, e o contágio acontece principalmente por inalação dos esporos. A maioria das pessoas contaminadas nunca desenvolve sintomas da doença, mas, para alguns, especialmente crianças e indivíduos imunocomprometidos (como portadores de Aids), a histoplasmose pode ser séria. Desta forma, além do estado imunológico do paciente, a intensidade da doença depende também da quantidade de esporos inalados e da cepa do *H. capsulatum*. De acordo com a manifestação clínica, são consideradas as seguintes formas da doença:

- **Assintomática:** quando, após o contágio por indivíduos imunocompetentes, a infecção é descoberta apenas em exames realizados para outros fins, por exemplo, pré-transplante ou avaliação epidemiológica de contaminação.
- **Sub-aguda:** nesta forma, ocorre a infecção pulmonar sintomática com baixo número de esporos, sendo os sintomas muito semelhantes aos de uma gripe comum.
- **Aguda:** apresenta sintomas um pouco mais intensos que a forma sub-aguda, com febre, tosse seca e cansaço.
- **Crônica:** geralmente ocorre em indivíduos com doenças pulmonares preexistentes, como enfisema. Clinicamente, os pacientes podem ter sintomas semelhantes aos da tuberculose, como tosse, perda de peso, febre, dispneia, entre outros. Os exames radiográficos mostram infiltração e cavitação nos lobos pulmonares superiores.
- **Disseminada:** caracteriza-se pela presença de foco extrapulmonar e geralmente é uma doença progressiva, ocorrendo com mais frequência em pessoas imunossuprimidas, como as infectadas pelo HIV. As lesões podem ocorrer em órgãos como baço, suprarrenais, fígado, linfonodos, rins e mucosa oral, entre outros.

As lesões orais, embora raras, podem ser a primeira manifestação da doença, apesar de estarem associadas à doença disseminada. Localizam-se principalmente na língua, palato e mucosa jugal, e menos frequentemente em gengiva e lábio. O aspecto clínico pode ser de lesão ulcerada (mais comum), papular, nodular, granulomatosa ou em placa. Quando isoladas e ulcerativas, geralmente são sintomáticas e apresentam várias semanas de evolução **(FIG. 3.3.17)**.

O diagnóstico de histoplasmose pode ser feito com a identificação do microrganismo por meio de histopatologia, cultura, testes sorológicos incluindo fixação de complemento, imunodifusão e teste dérmico com histoplasmina. Este último, entretanto, encontra-se em desuso. O exame histológico das biópsias de lesões bucais mostram uma coleção de macrófagos epitelioides, por vezes organizados em granulomas com a presença de células gigantes multinucleadas. Os micorganismos presentes são mais facilmente evidenciados com coloração especial de PAS ou Grocott, apresentando-se como corpos arredondados no citoplasma dos macrófagos, medindo de 1 a 2 μm.
Na coloração por PAS aparecem como esferas avermelhadas circundadas por um halo claro. O epitélio de superfície pode exibir graus variados de hiperplasia pseudocarcinomatosa **(FIGS. 3.3.18 - 3.3.20)**. No Brasil, a maioria dos casos ocorre em pacientes HIV positivo, entretanto casos isolados têm sido relatados em todas as regiões, com prevalência nas regiões centro-oeste e sudeste.

TRATAMENTO E PROGNÓSTICO

A doença costuma ser autolimitante em indivíduos imunocompetentes e que geralmente apresentam a forma aguda da doença. O tratamento na forma sistêmica ou disseminada da doença é geralmente feito com anfotericina B por via endovenosa, ou derivados imidazólicos por via oral, entre eles o itraconazol, que é o que se mostra mais eficaz na maioria dos casos. Dependendo do grau de imunodeficiência do paciente e da disseminação da doença há necessidade de internação do paciente.

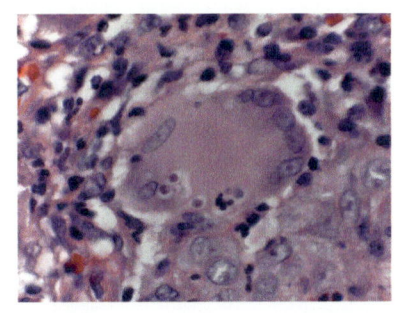

Figura 3.3.14 – Célula gigante multinucleada exibindo leveduras de P. brasiliensis. (HE)

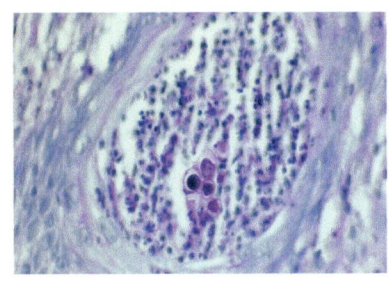

Figura 3.3.15 – Numerosos P. brasiliensis são vistos em área de microabscesso. (PAS)

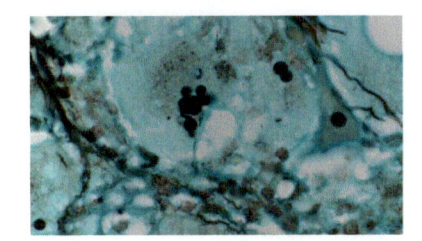

Figura 3.3.16 – Leveduras de P. brasiliensis em fase de esporulação com aspecto de "orelha de Mickey" (citologia esfoliativa). (Grocott)

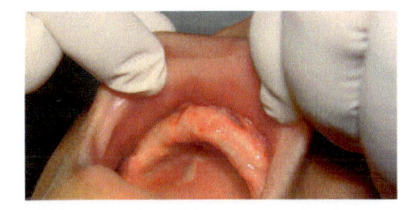

Figura 3.3.17 – Aspecto clínico de histoplasmose em rebordo alveolar e palato, em paciente HIV positivo. (Cortesia da Profa. Karem Ortega)

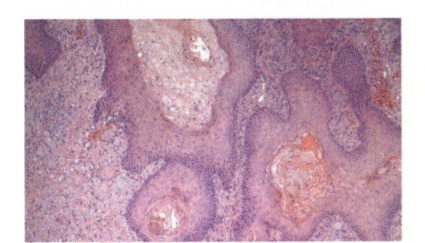

Figura 3.3.18 – Corte histológico de lesão de histoplasmose mostrando intensa hiperplasia psudo-carcinomatosa.

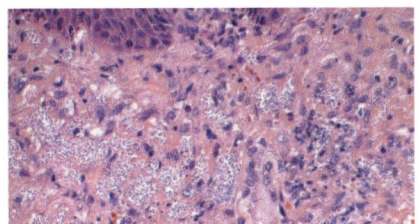

Figura 3.3.19 – Mesmo corte da Figura anterior mostrando numerosas leveduras de Histoplasma vistas tanto no citoplasma de macrófagos quanto no espaço intercelular.

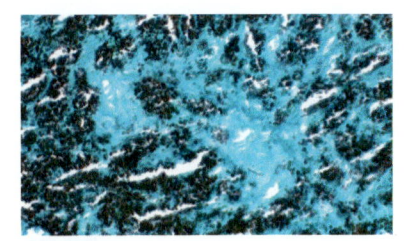

Figura 3.3.20 – Leveduras de Histoplasma coradas por prata. (Grocott)

4

Doenças imunologicamente mediadas

4.1 Líquen plano, eritema multiforme e lúpus eritematoso

ADRIANO MOTA LOYOLA

LÍQUEN PLANO

OBJETIVOS DE APRENDIZAGEM

- Entender o que é líquen plano, eritema multiforme e lúpus eritematoso
- Conhecer a patogenia, as manifestações clínicas, os aspectos histopatológicos e as formas de tratamento dessas três doenças

LÍQUEN PLANO

É uma doença inflamatória que acomete pele e mucosa, isolada ou concomitantemente, resultante da agressão autoimune dos queratinócitos basais por clones linfocitários autorreativos.

LEMBRETE

O líquen plano é mais comumente diagnosticado em mulheres adultas de meia idade e idosas, em torno da quinta e sexta décadas de vida.

O líquen plano (LP) pode se manifestar exclusivamente na pele ou nas mucosas, ou envolver os dois sistemas concomitantemente.

Estima-se que o LP ocorra em 0,2 a 5% da população em geral. Nos casos em que a manifestação inicial é cutânea, 30% dos pacientes desenvolverão lesões em mucosa; já quando a manifestação inicial é de lesões em mucosa, até 50% dos pacientes deverão desenvolver lesões cutâneas. Contudo, não há uma correspondência de intensidade e extensão de manifestação entre as lesões cutâneas e as mucosas.

O LP bucal é mais comum que suas formas cutâneas, com tendência a ser mais persistente e resistente aos tratamentos impostos. Cerca de 5% dos casos bucais involuem espontaneamente antes de 10 anos; em comparação, 70% dos casos cutâneos regridem após um ano de acompanhamento.

PATOGENIA

Evidências reforçam a ideia de que o líquen plano é resultante da agressão autoimune aos queratinócitos basais, reconhecidos como estranhos em função da presença de modificações antigênicas na superfície celular. No processo de autoagressão, participam células dendríticas (CD), linfócitos CD4+, linfócitos citolíticos CD8+ e linfócitos *natural killers* (NK, matadores naturais). As células dendríticas seriam responsáveis pela apresentação de antígenos diversos, incluindo autoantígenos, e pela ativação de clones autorreativos de linfócitos CD4+. A agressão aos queratinócitos está associada à ação citolítica dos linfócitos CD8+ e NK sobre os queratinócitos da camada basal dependentes da ação de granzimas e perfurinas, mediada por TNF-α. Por outro lado, anticorpos antidesmogleína-1 e -3 parecem também participar dos fenômenos de autoagressão ao epitélio.

Como todas as doenças autoimunes, há evidências de que alterações genéticas estão associadas à maior suscetibilidade ao desenvolvimento da doença. Polimorfismos gênicos para MHC, citocinas e quimiocinas têm sido identificados nos pacientes afetados.

Entre os fatores precipitantes das lesões, chama atenção a presença do estresse, embora haja controvérsia na literatura quanto a sua real influência na patogenia da lesão. Outros fatores também mencionados são trauma (fenômeno de Koëbner) físico ou químico, placa dentária e procedimentos odontológicos.

Algumas doenças sistêmicas têm sido relatadas como tendo algum papel determinante na suscetibilidade ou no desenvolvimento da doença, como hepatite C, HPV, hipertensão, diabetes melito, colangite esclerosante, doença celíaca e cirrose biliar primária.

MANIFESTAÇÕES CLÍNICAS

Na pele, a doença se apresenta como pápulas ou máculas eritemato-pigmentadas, descamativas, sobre as quais se evidenciam estriações brancacentas, conhecidas como estrias de Wickham. Na maioria das vezes, as lesões se instalam em superfícies flexoras, formando agrupamentos de diferentes extensões nas pernas e braços, especialmente na região do pulso. Podem ser assintomáticas, mas, em geral, são acompanhadas de prurido. Outras manifestações cutâneas incluem unhas frisadas, delgadas, frágeis e quebradiças, ponte ungueal com queratose subungueal. As lesões em couro cabeludo podem produzir alopecia em diferentes extensões.

As lesões de mucosa bucal se expressam com maior frequência bilateralmente, de modo simétrico, em mucosa de bochecha, na sua porção posterior, seguida em frequência por lesões em língua (borda e dorso), gengiva vestibular e palato duro, paramediano. Menos frequentemente, as lesões podem ser visualizadas em lábio, fundo de sulco vestibular e soalho bucal. Em geral, as lesões se expressam sob duas formas principais: reticular e erosiva, também conhecidas como atrófica ou hipotrófica.

Forma reticular (lesão branca): estas lesões são consideradas a clássica manifestação bucal do líquen plano. São caracterizadas pela presença de pápulas lineares brancacentas que se entrelaçam e formam um padrão de estriações reticulares em uma mucosa de coloração normal ou levemente eritematosa. Por vezes, o eritema é linear, lateralmente e ao longo das estriações, reconhecidas como estrias de Wickham (FIG. 4.1.1). Em geral, as lesões são assintomáticas ou acompanhadas de sintomatologia branda, traduzida por prurido, leve ardência (estomatopirose) ou dor (estomatodinia) (FIG. 4.1.2).

Considerada como uma variante da reticular, a forma em placa (hiperplásica, hipertrófica ou hiperqueratótica) caracteriza-se pela presença de uma placa predominante branca, simulando uma leucoplasia ou uma hiperqueratose friccional. Eventualmente, podem-se observar áreas eritematosas permeando em número variado toda a extensão da lesão (FIGS. 4.1.3 / 4.1.4). As características estrias de Wickham não são identificadas nestas lesões. Esta variante tem sido diagnosticada com mais frequência na face dorsal da língua e mucosa de bochecha. Também nestes casos, a sintomatologia não é um traço marcante da doença.

Forma erosiva ou atrófica (lesões vermelhas): Nestas lesões, nota-se característica área eritematosa, com variações de matizes avermelhados, a depender da espessura epitelial e da intensidade do quadro inflamatório. As áreas eritematosas são circundadas por estriações brancacentas, ou as estriações podem ser visualizadas com uma distribuição aleatória sobre fundo eritematoso (FIG. 4.1.5). Em alguns casos, a exulceração pode ocorrer de forma acentuada, chegando até a formação de úlceras; ou estas podem ser decorrentes da ruptura de fenda subepitelial (bolha ou vesícula, clinicamente), formada pela liquefação dos queratinocitos basais, presente na **variante bolhosa** do LP. Os casos erosivos, e particularmente os ulcerados (bolhosos), expressam-se clinicamente pela presença de intensa estomatodinia, estomatopirose e hemorragia espontânea, podendo ser acompanhadas de halitose.

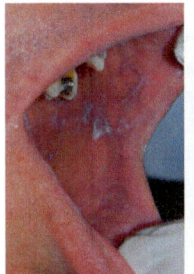

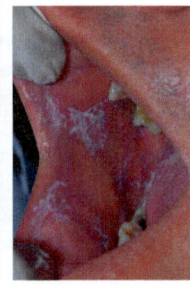

Figura 4.1.1 – Líquen plano bucal manifestando-se em padrão reticular. Observam-se estrias de Wickham formando uma rede, em mucosa aparentemente normal. Na porção posterior da lesão do lado direito, observa-se área de eritema envolvida parcialmente pelas estriações. (Cortesia do Dr. Luiz Fernando Barbosa de Paulo – FO/UFU)

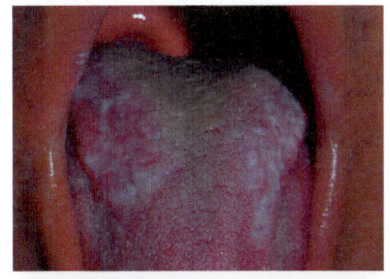

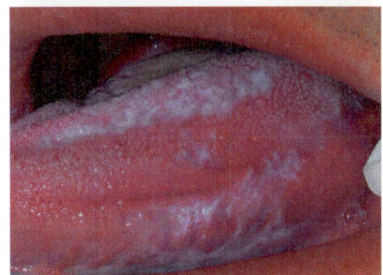

Figura 4.1.2 – Líquen plano reticular em língua, envolvendo região dorsolateral, onde se observam as estrias de Wickham. (Cortesia do Dr. Luiz Fernando Barbosa de Paulo – FO/UFU)

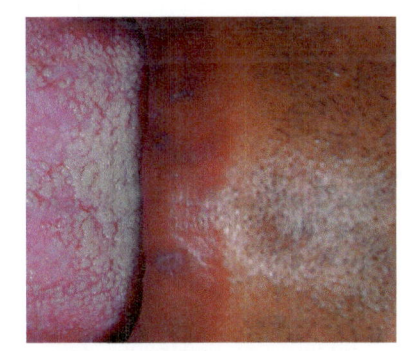

Figura 4.1.3 – Líquen plano em placa no dorso da língua, mostrando lesão predominantemente branca. Perifericamente notam-se pequenas áreas brancas, mas sem as características típicas das estriações de Wickham. (Cortesia do Dr. Luiz Fernando Barbosa de Paulo – FO/UFU)

PARA PENSAR

Embora a boca seja a mucosa mais afetada, isoladamente ou associada a lesões cutâneas, outras superfícies (como a genital, a ocular, a esofágica e a laringeana) também são alvos da expressão clínica do líquen plano, embora menos frequentemente.

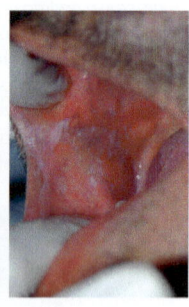

Figura 4.1.4 – Líquen plano manifestando-se como lesão em placa em mucosa de bochecha. No lado direito, a porção inferior da lesão mostra aspectos das estrias de Wickham. (Cortesia do Dr. Luiz Fernando Barbosa de Paulo – FO/UFU)

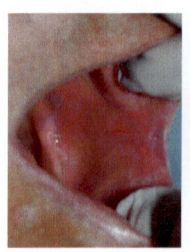

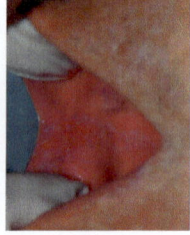

Figura 4.1.5 – Líquen plano erosivo em mucosa de bochecha, estendendo-se da região de comissura até a rafe pterigopalatina, apresentando áreas eritematosas envolvidas por estrias de Wickham. Algumas regiões mostram ulcerações de forma ovoide, recobertas por pseudomembrana branco-amarelada. (Cortesia do Dr. Luiz Fernando Barbosa de Paulo – FO/UFU)

SAIBA MAIS

O termo **displasia liquenoide** tem sido atribuído às lesões displásicas epiteliais cuja expressão histopatológica tem se dado a partir da presença de achados liquenoides, não tendo, *a priori*, relação patogenética com o líquen plano. É um termo que traduz apenas achados histológicos, não substanciando nenhuma condição clínica. Desta forma, seu uso deve ser descontinuado.

Na gengiva, particularmente, as lesões se manifestam como eritematosas de extensão variada, não sendo um quadro típico que se possa diagnosticar objetivamente, a menos que estrias de Wickham estejam presentes. O quadro eritematoso é descrito clinicamente como "gengivite descamativa".

Em todas as formas de líquen plano, a expressão clínica das lesões pode variar segundo períodos de exacerbação e remissão dos sinais e sintomas. Em geral, as formas erosivas mostram ciclos recorrentes e mais longevos, sendo mais resistentes ao tratamento.

ASPECTOS HISTOPATOLÓGICOS

Os aspectos histopatológicos do líquen plano são típicos e, normalmente, definem o seu diagnóstico. Como referência, os aspectos mais típicos são observados nos fragmentos teciduais colhidos nas áreas de estrias de Wickham, seguindo o seu longo eixo (FIG. 4.1.6). Os achados mais típicos do líquen plano são a presença de um infiltrado inflamatório linfo-histiocítico, disposto em banda na lâmina própria papilar, adjacente à interface epitélio-mesênquima da mucosa. O infiltrado mostra uma característica coesão celular, sem edema aparente, o que permite identificar boa definição de seus limites na sua face profunda (FIG. 4.1.7). O epitélio de revestimento mostra hiperqueratose, áreas de hiperplasia alternadas com áreas de hipotrofia, caracterizando uma acantose irregular, com cones epiteliais de extremidades agudas ou discretamente arredondadas, espaçados a intervalos irregulares. Na camada basal observam-se degeneração vacuolar e necrose (liquefação) de queratinócitos basais de forma segmentar ou em pequenos focos. Nestas áreas, as células remanescentes podem apresentar morfologia alongada, fusiforme, assumindo morfologia pavimentosa ou escamosa. Células apoptóticas (corpos de Civatte ou corpos coloides), em número variado, podem ser notadas ao longo do tecido. Essas estruturas são caracterizadas por áreas discoides eosinófilas pontuadas de um ou múltiplos fragmentos basófilos de material nuclear. Por vezes, é possível identificar um halo claro periférico em função da contração das estrutura proteica. Frequentemente, não é possível observar um nítido limite entre epitélio e tecido conectivo em função do desarranjo organizacional das camadas mais profundas do epitélio na vigência da necrose por liquefação dos queratinócitos basais. Nas formas erosivas (atróficas), em áreas eritematosas típicas, é comum a presença de epitélio pavimentoso não queratinizado, hipotrofia epitelial, com aplanamento dos cones epiteliais, associada aos outros achados presentes já descritos. Mesmo nestes casos, o infiltrado inflamatório restringe-se à lâmina própria papilar, sem evidência de sua presença em planos profundos (FIG. 4.1.8).

ACHADOS COMPLEMENTARES

Em geral, o diagnóstico histopatológico do líquen plano não traz dificuldades. Todavia, em algumas situações, os aspectos podem ser semelhantes aos de outras doenças inflamatórias, especialmente quando localizadas em gengiva, dada a contaminação por outras agressões. Os aspectos também podem ser semelhantes aos de doenças próprias da estomatite liquenoide, da displasia liquenoide, do lúpus eritematoso (LE), do eritema multiforme e da doença enxerto versus hospedeiro.

A utilização de testes de imunofluorescência direta (IFD) pode ser um recurso complementar na definição do diagnóstico. Em geral, as lesões mostram fluorescência de fibrinogênio, em disposição linear ou em franja, ao longo da região da membrana basal e em revestimento vascular ou fluorescência globular para imunoglobulina M (IgM). Corpos citoides (apoptóticos) fluorescentes também podem ser evidenciados em diferentes regiões do epitélio (FIG. 4.1.9).

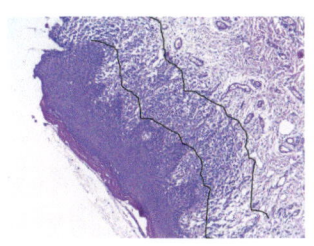

*Figura 4.1.6 – Aspectos histológicos de líquen plano da mucosa jugal, mostrando epitélio com hiperqueratose e discreta hiperplasia.
No conectivo subepitelial, observa-se infiltrado inflamatório mononuclear. As linhas pretas contínuas delimitam a disposição em banda característica do infiltrado inflamatório nesta lesão.*

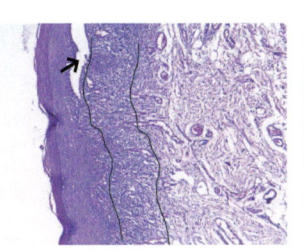

Figura 4.1.7 – Mucosa afetada pelo líquen plano, apresentando infiltrado inflamatório em banda (delimitado pelas linhas paralelas) e separação (fenda) da interface epitélio-conectivo (seta), devido a degeneração (liquefação) dos queratinócitos basais.

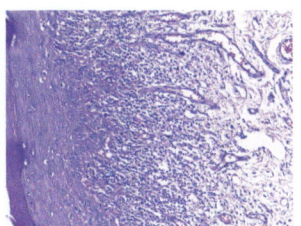

Figura 4.1.8 – Maior aumento, mostrando os aspectos histológicos típicos do líquen plano, ou seja, infiltrado inflamatório mononuclear subepitelial em banda, desorganização da camada basal do epitélio, liquefação de queratinócitos basais, hiperplasia e hiperqueratose do epitélio.

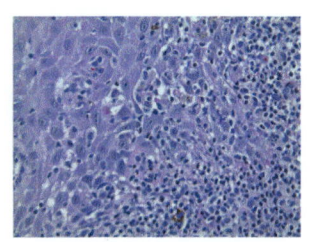

Figura 4.1.9 – Detalhe da área basal do epitélio, com desorganização e liquefação dos queratinócitos basais, com interação entre as células epiteliais e o infiltrado inflamatório mononuclear.

ESTOMATITE LIQUENOIDE (REAÇÃO LIQUENOIDE BUCAL)

Outras lesões podem se expressar clínica e histopatologicamente com aspectos que lembram o líquen plano, especialmente na sua variedade reticular, embora não se restrinja a estes aspectos.

A **estomatite liquenoide**, também reconhecida como **reação liquenoide bucal**, constitui uma estomatite por contato. Vários fatores têm sido implicados na gênese da estomatite liquenoide, tais como a presença de restaurações de amálgamas antigas e fraturadas, materiais dentários restauradores provisórios e medicações de uso tópico ou sistêmico, prescritas por via oral, entre as quais antimaláricos, anti-inflamatórios não esteroidais, hipoglicêmicos, diuréticos, inibidores da enzima conversora de angiotensina e moduladores de frequência cardíaca (β-bloqueadores), antimicrobianos, incluindo medicamentos anti-HIV, e materiais odontológicos restauradores (amálgama dentário, outros metais e acrílico) **(FIGS. 4.1.10 / 4.1.11)**.

Histologicamente, as alterações são muito semelhantes às do líquen plano, acrescidas da presença de focos de infiltrado inflamatório profundo e distribuição perivascular que, eventualmente, podem desenvolver folículos linfoides secundários. É também comum encontrar maior contingente de plasmócitos, eosinófilos ou mesmo neutrófilos no infiltrado superficial e profundo. As alterações epiteliais são mais brandas ou mesmo inexistentes **(FIGS. 4.1.12 / 4.1.13)**.

O diagnóstico das reações liquenoides está intimamente vinculado ao estabelecimento da relação causal entre a lesão e o provável fator desencadeador. Assim, é importante, para sua definição, constatar regressão da lesão consequente à eliminação da causa, o que, em muitos casos, é impraticável. Desta forma, o diagnóstico fica no campo das probabilidades, podendo ser sub ou superestimado.

TRANSFORMAÇÃO MALIGNA EM LÍQUEN PLANO

Relatos de transformação maligna em lesões bucais do líquen plano são relacionados primariamente ao desenvolvimento de carcinomas de células escamosas, especialmente em formas erosivas ou atróficas. Vários estudos desenvolvidos sobre o tema têm mostrado certa dificuldade no estabelecimento de uma taxa confiável, tendo em vista limitações próprias aos estudos, como número de casos estudados, debilidade de critérios para o diagnóstico histopatológico do líquen plano e da lesão maligna (inclusão ou não de lesões *in situ*) e informações sobre tempo de acompanhamento. Isto considerado, a frequência estimada tem variado entre 0,4% e 5%, considerando períodos de acompanhamento que chegam a 20 anos. Estimativas mais seguras, decorrentes de revisões sistemáticas a partir de estudos em língua inglesa, têm apontado taxas de transformação maligna em torno de 1%. Face lateral de língua e mucosa de bochecha e gengiva têm sido identificados como os sítios de maior risco, ocorrendo preferencialmente em pacientes com formas vermelhas (atróficas ou erosivas).

A patogenia da carcinogênese a partir do líquen plano ainda é desconhecida. Acredita-se que os radicais livres gerados a partir dos mecanismos efetores da resposta inflamatória crônica constituam-se em potenciais agentes mutagênicos e carcinogênicos para o epitélio. Além disso, citocinas mediadoras da resposta inflamatória funcionariam como promotoras no evento carcinogênico. Um aspecto interessante deste processo é a ausência de associação do câncer com fatores de risco bem conhecidos como fumo e álcool,

ATENÇÃO

Em geral, os carcinomas são diagnosticados aproximadamente quatro anos após o diagnóstico de líquen plano, sendo mais comuns em pacientes do sexo feminino, na sétima década de vida.

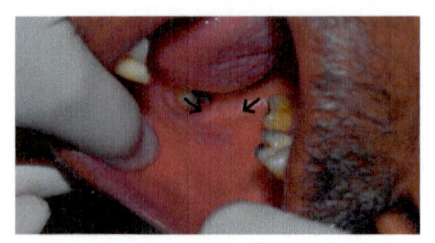

Figura 4.1.10 – Reação liquenoide apresentando-se como estriações brancacentas irradiadas, circundadas por eritema linear, localizada em região posterior da mucosa de bochecha, e vinculada à presença de amálgama nos dentes molares. (Cortesia do Dr. Luiz Fernando Barbosa de Paulo – FO/UFU)

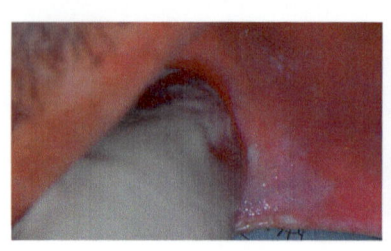

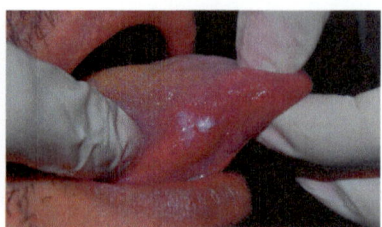

Figura 4.1.11 – Reação liquenoide associada à presença de prótese parcial removível, provavelmente ao material acrílico com o qual a prótese foi feita. Neste caso, o fator trauma foi descartado em função da eliminação de todo o possível excesso oclusal, lateral e cervical da prótese. (Cortesia do Dr. Luiz Fernando Barbosa de Paulo – FO/UFU)

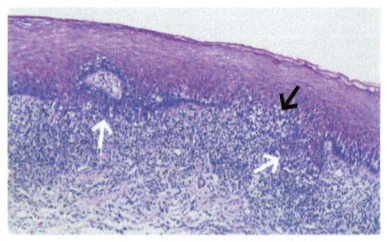

Figura 4.1.12 – Mucosa bucal mostrando aspectos de mucosite espongiótica em área de reação liquenoide. No epitélio retificado, evidenciam-se áreas de espongiose e acantólise (seta preta) e áreas de liquefação de camada basal (setas brancas). Na lâmina própria, um infiltrado inflamatório mononuclear, semelhante ao visto na lesão de líquen plano, denotando um padrão em banda menos típico.

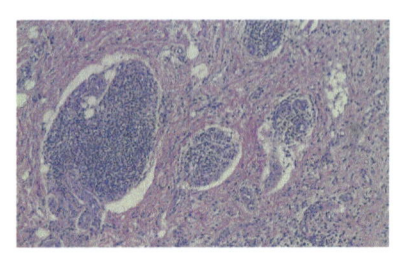

Figura 4.1.13 – Reação liquenoide, mostrando infiltrado mononuclear nas regiões mais profundas e em associação com estruturas vasculares. Estes aspectos não são encontrados no líquen plano.

sugerindo que, de fato, haja outros fatores primordiais para a transformação maligna nestes pacientes. Outra explicação tem se baseado na colonização das lesões pela *C. albicans*, que produziria nitrobenzilmetilamina, um conhecido potente carcinógeno.

TRATAMENTO

O líquen plano é considerado uma doença incurável, mas controlável. Medidas gerais de higienização bucal auxiliam na redução da presença de fatores agressores potenciais da mucosa, enviando seus efeitos intensificadores da sintomatologia. Os mesmos efeitos são obtidos com o consumo de dietas menos traumáticas, menos temperadas e com menor teor em ácido cítrico.

O tratamento do líquen plano visa atenuar o **processo inflamatório imune**, causa primária da sintomatologia. Como as formas brancas (reticulares e em placa) são geralmente assintomáticas ou hipossintomáticas, elas não são tratadas. A terapêutica medicamentosa deve ser direcionadas às formas vermelhas, primárias ou secundárias (hipotrofias, erosivas, bolhosas e ulceradas).

As formas clássicas de tratamento incluem agentes anti-inflamatórios esteroidais tópicos ou sistêmicos, a depender da extensão das lesões e da sintomatologia. Diferentes formulações para uso tópico são propionato de clobetasol (0,05%), butirato de clobetasol (0,05%), valerato de betametasona (0,1% e 0,05%), fluocinonida (0,05%) e acetonido de triancinolona (0,1%). Essas formulações em gel ou pomada são mais eficazes em orabase, aplicadas quatro vezes ao dia.

Formulações líquidas, como elixir de dexametasona e acetonido de triancinolona, também são aconselhadas pela comodidade de aplicação em lesões mais extensas. Esteroides sistêmicos (prednisona, prednisolona) por via oral ou aplicações intralesionais são reservados aos quadros sintomáticos mais agressivos, incluindo os bolhosos e ulcerativos. A utilização de antissépticos (clorexidina 0,12%) e antifúngicos (tópicos, em geral, ou mesmo sistêmicos) pode ser conveniente para atenuar os efeitos imunossupressores na mucosa. Medicamentos imunossupressores mais potentes como dapsona, azatioprina, metotrexato, ciclosporina, tacrolimus e outros relacionados também têm sido indicadas para casos mais agressivos.

ERITEMA MULTIFORME E DOENÇAS RELACIONADAS

ERITEMA MULTIFORME

Doença inflamatória autoimune que compromete pele e mucosas, expressando-se como exantemas, bolhas e ulcerações, em surtos geralmente agudos, que podem ser isolados ou recorrentes.

Reconhecido por alguns autores como um conjunto de manifestações clinicopatológicas particulares, de patogenia específica, o eritema multiforme (EM) tem sido considerado por outros como parte de um espectro de formas clínicas relacionadas, que partilham aspectos histopatológicos, mas se diferenciariam quanto à patogenia, ao comprometimento de pele e mucosas e à intensidade de expressão sistêmica. Neste sentido, são descritas quatro formas:

1. Eritema multiforme menor (EMm);
2. Eritema multiforme maior (EMM);
3. Síndrome de Stevens-Johnson (SSJ);
4. Necrólise epidérmica tóxica (NET, ou síndrome de Lyell).

O **QUADRO 4.1.1** apresenta os principais grupos de fatores predisponentes ao desenvolvimento de EM e doenças relacionadas (SSJ e NET).

MANIFESTAÇÕES CLÍNICAS

Admite-se que o EM afeta menos de 1% da população em geral, acometendo pacientes entre 20 e 40 anos, com raros casos abaixo dos 3 e acima dos 50 anos. Clinicamente, o EM manifesta-se, de início, com o aparecimento agudo de lesões cutâneas, em alvo, que apresentam, de forma característica, uma área central vesicular ou ulcerada de aproximadamente 3 mm de diâmetro, circundada por outra mais larga, pálida, discretamente elevada (edemaciada), limitada externamente por um halo eritematoso fino (FIG. 4.1.14). Tais lesões se distribuem mais ou menos simetricamente na pele dos membros inferiores, nas superfícies extensoras, atingindo eventualmente as regiões palmar e/ou plantar.

Nas formas menores, mais leves, as lesões tendem a ocupar menos de 10% da superfície corporal, que se acentuam nas formas maiores, surgindo frequentemente após um surto de herpes, sem sinais prodrômicos locais ou sistêmicos evidentes. Em geral, as lesões causam prurido e dor. As mucosas são afetadas com menor frequência, sendo a boca mais frequentemente envolvida em sua porção anterior, sobretudo lábio. Nesta região, as lesões são eritematoulcerativas ou descamativas e hemorrágicas, mostrando, não invariavelmente, crosta fibrino-hemorrágica característica, acompanhadas de sintomatologia dolorosa (FIGS. 4.1.15 / 4.1.16).

Nas formas maiores, as lesões cutâneas tendem a envolver áreas mais extensas da superfície corporal, com lesões menos típicas, sendo precedidas por sinais prodrômicos mais objetivamente relatados. Pelo menos duas mucosas são envolvidas, sendo a boca mais geralmente afetada, seguida de mucosas oftálmica ou genital, trato respiratório superior e faringe.

Menos frequentemente, as lesões de mucosa podem preceder as lesões cutâneas, ou ser a única expressão da doença, sem a presença pregressa ou posterior de lesões cutâneas.

Para ambas as formas de EM, as lesões têm um curso autolimitado de expressão, aparecendo em 1 semana e regredindo em aproximadamente 14 dias. Na forma maior, podem-se perceber recorrências, com até seis surtos anuais, cuja regressão pode se estender por até 6 semanas.

LEMBRETE

Embora ainda não haja uma clara definição sobre a natureza do EM e sua possível relação patogenética com as formas de expressão clínica mais intensas (SSJ e NET), neste livro o EM será discutido separadamente, nas suas formas menor e maior, enquanto SSJ e NET serão consideradas doenças relacionadas.

LEMBRETE

Não é comum que se obtenha Nikolsky positivo para as lesões cutâneas e mucosas.

QUADRO 4.1.1 – **Principais grupos de fatores predisponentes ao desenvolvimento de EM e doenças relacionadas (SSJ e NET)**

Agentes virais	Agentes bacterianos	Substâncias*	Outras
HSV-1	M. Pneumoniae*	Pasta de dente	Menstruação
HSV-2	M. Leprae	Aditivos alimentares	Doenças autoimunes*
EBV	Estreptococos	Analgésicos	
V-ZV		Anti-inflamatórios	
CMV		Quimioterápicos	
HIV		Antivirais	
		Perfumes	
		Antidistônicos	

*Comumente relacionadas com SSJ e NET.

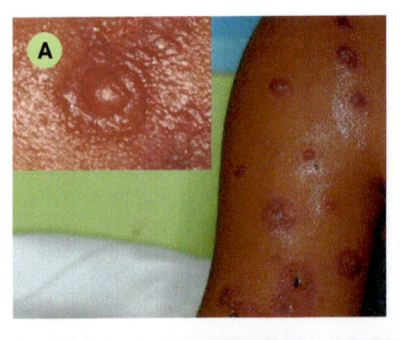

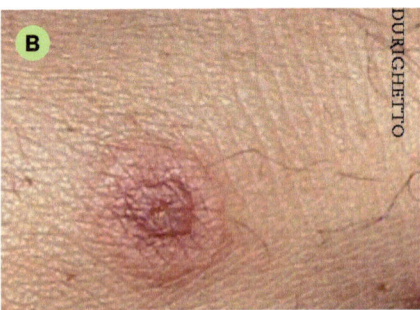

*Figura 4.1.14 – Múltiplas lesões cutâneas em paciente com eritema multiforme, algumas com característico aspecto em alvo. (A) No detalhe (canto superior esquerdo da figura), pode-se perceber o aspecto típico da lesão, com área elevada bolhosa central, circundada por outro halo mais estreito, menos elevado.
(B) A imagem revela o aspecto típico da lesão em alvo no EM.* (Cortesia do Prof. Antônio F. Durighetto Junior e do Dr. Luiz Fernando Barbosa de Paulo – FO/UFU)

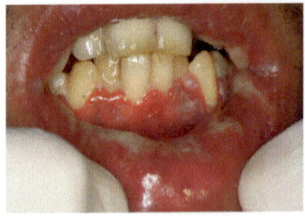

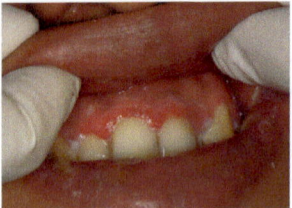

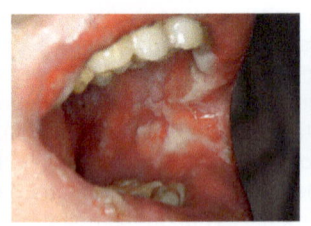

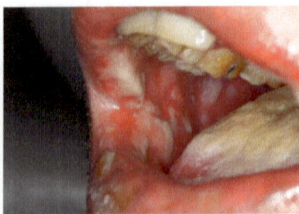

Figuras 4.1.15 – Múltiplas ulcerações rasas em lábio, gengiva e mucosa jugal, apresentando alternância de aspectos, mas sempre mostrando eritema de fundo, ou eventualmente limitando as áreas cobertas por pseudomembrana branco-amarelada. Por vezes também é possível identificar um aspecto descamativo, com fundo eritematoso granulado na gengiva aderida e livre, caracterizando uma gengivite descamativa localizada. (Cortesia do Dr. Luiz Fernando Barbosa de Paulo – FO/UFU)

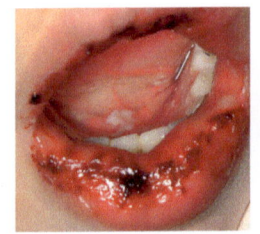

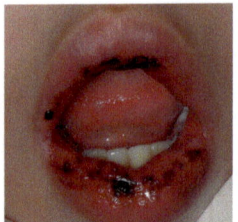

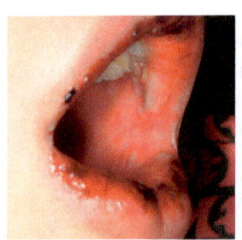

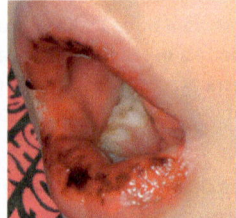

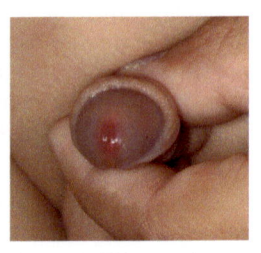

Figura 4.1.16 – As figuras mostram lesões ulcerativas recobertas com crosta sero-hemorrágica em lábio inferior em paciente com EM causado por P. pneumoniae. É possível também observar, nas mucosas das regiões mais anteriores no interior da boca, a presença de lesões aftoides em mucosa de soalho bucal e mucosa de bochecha. Este paciente apresentava lesão peniana concomitante às bucais. (Cortesia do Dr. Luiz Fernando Barbosa de Paulo – FO/UFU)

SÍNDROME DE STEVENS-JOHNSON E NECRÓLISE EPIDÉRMICA TÓXICA (SÍNDROME DE LYELL)

Diferentemente do EM, a SSJ e a NET estão relacionadas preferencialmente com uma reação inflamatória imune excessiva a medicamentos. Outros casos têm sido descritos associados à infecção por *M. Pneumoniae*. Tem sido sugerido na literatura que estas doenças representam padrões de expressão de um mesmo processo que varia segundo a intensidade das lesões e índices de morbidade e mortalidade. Na SSJ, as lesões manifestam-se como surtos agudos, cutaneomucosos **(FIG. 4.1.17)**. Na pele, as lesões papulares, maculares ou em placa podem apresentar aspectos típicos ou atípicos de lesões targetoides, sintomáticas, precedidas por sintomatologia sistêmica tipo anorexia e letargia. O destacamento epidérmico é um dos sinais típicos, podendo ser positivo para o sinal de Nikolsky.
O quadro agudo agressivo também se manifesta na mucosa bucal envolvendo a maior parte da mucosa não aderida, com grandes áreas de descamação e ulceração, extremamente sintomática. No caso da NET, as alterações cutâneas chegam a atingir mais de 30% da superfície corporal.

SSJ e NET estão associadas a alto grau de morbidade, podendo levar os pacientes a óbito em taxas que chegam a 5% e até 35%, respectivamente.

ASPECTOS HISTOPATOLÓGICOS

Os aspectos histopatológicos do EM não são específicos, mas podem ser caracterizados pela presença de uma resposta inflamatória no estroma e de alterações estruturais epiteliais, variando em intensidade, segundo a forma clínica e a cronologia das lesões.

Em geral, as alterações histopatológicas são mais diversificadas e mais objetivamente identificadas nas lesões mais precoces. Pode-se perceber na lâmina própria papilar a presença de edema, vasos sanguíneos ectásicos e infiltrado inflamatório, em geral mononuclear (linfo-histiocítico-plasmocitário), mas permeado por quantidades variáveis de polimorfonucleares neutrófilos e eosinófilos. Não é incomum observar o infiltrado inflamatório dispondo-se adjacente à área de membrana basal, assumindo um padrão em banda, semelhante ao que se observa no líquen plano. Dependendo da intensidade do edema, é possível identificar fenda subepitelial. Percebem-se ainda na lâmina própria reticular, em profundidade, focos de infiltrado inflamatório em disposição perivascular, associados à atenuação do edema.

O tecido epitelial apresenta áreas de hiperplasia, caracterizadas pelo alongamento espaçado de cones epiteliais, alternadas com áreas de hipotrofia (hipoplasia), com graus variáveis de espongiose e acantólise, células apoptóticas, geralmente identificadas na camada média e parabasal, liquefação de queratinócitos basais e exocitose linfocitária. Dependendo da intensidade do processo, a acantólise evolui para o desenvolvimento de fendas intraepiteliais de diferentes dimensões.

Nas lesões mais tardias, é comum a presença de úlcera, um infiltrado inflamatório mais difusamente distribuído na lâmina própria, com composição variável.

Nos casos de SSJ e NET, a presença de lesão epitelial não é acompanhada de infiltrado inflamatório em intensidade correspondente, associado com sinais de danosas estruturas epiteliais, incluindo a presença de úlcera.

ACHADOS COMPLEMENTARES

Até o presente momento, não se conhece um teste ou marcador específico para o diagnóstico de EM. Abordagens diagnósticas complementares compreendem a identificação de material genético de HSV-1/2 nas lesões e testes cutâneos de hipersensibilidade específicos para possíveis antígenos reagentes (drogas, aditivos alimentares, produtos consumíveis associados ao estilo de vida).

Ensaios de IFD mostram resultados inespecíficos, mas são adjuvantes no diagnóstico diferencial. Os achados vão de negativos a uma positividade variável para IgM, IgA, C3 e fibrinogênio, expressos como depósitos lineares ou granulares na zona de membrana basal, nas áreas de necrose de queratinócitos, e perivascular. Além disso, tem sido relatada a presença de anticorpos antidesmoplaquina 1 e 2. Achados de aumento dos níveis de IFN-γ e TNF-α podem sugerir fortemente a presença de quadros compatíveis com EM e SSJ/NET, respectivamente.

PATOGENIA

A patogenia das formas menores e maiores do EM tem sido relacionada à presença de fatores desencadeantes de natureza infecciosa, em especial os vírus HSV-1 e HSV-2.

Nestes casos, partículas virais são transportadas até o epitélio basal pelas células de Langerhans CD34+, e o reconhecimento antigênico é feito pelas células CD4+, liberando IFN-γ, com efeito mediador sobre a ação de clones linfocitários autorreativos a partir de citólise dos queratinócitos por linfócitos citotóxicos CD8+ e NK+. Este fenômeno também é responsável pelas lesões vasculares.

Além dos HSV-1 e -2, outros agentes infecciosos têm sido relatados como desencadeantes do EM, a saber, *M. Pneumoniae*, EBV, HIV, infecções bacterianas e fúngicas – casos também atribuídos à presença de outras doenças autoimunes, neoplasias malignas, radioterapia e quimioterapia, substâncias presentes nos alimentos e em produtos de beleza e higiene (QUADRO 4.1.1).

Por outro lado, SSJ e NET são desencadeadas por medicamentos na forma dos haptenos com proteínas constitutivas do epitélio, ou pela ligação direta a receptores linfocitários com auxílio de moléculas do complexo maior de histocompatibilidade, que suscitam uma resposta citolítica por células CD8+, por meio de granzinas e perfurinas, mediadas pela ação de TNF-α.

Além disso, a identificação de alelos gênicos do complexo maior de histocompatibilidade, como *HLA-DQB1*0301*, *HLA-B35*, *HLA-B62* e *HLA-DR53*, tem mostrado que o EM pode estar associado à predisposição genética. Outras evidências apontam fortemente para a participação de vírus do grupo herpes (HSV-1, HSV-2) no desencadeamento do EM, tais como história pregressa recente ou remota de infecção primária ou recidivante, detecção de DNA viral nas lesões, positividade para antígenos virais em células epiteliais identificadas por PCR e imuno-histoquímica, sorologia viral positiva (IgM e IgG específicas) e níveis elevados de IFN-γ.

TRATAMENTO

Em geral, sendo as lesões autolimitadas, a primeira medida é amenizar da sintomatologia com analgésicos e anestésicos (gel ou spray), enquanto se procura identificar o provável agente desencadeante.

Casos leves podem ser controlados com corticoides tópicos em forma de elixir; manifestações mais intensas requerem a utilização de corticoides sistêmicos, embora ainda se discuta a eficácia desta abordagem. É importante avaliar a necessidade de internação e reposição hídrica

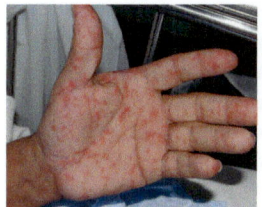

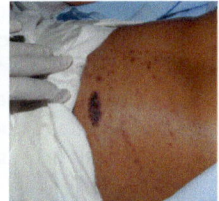

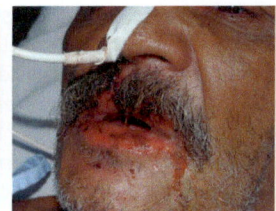

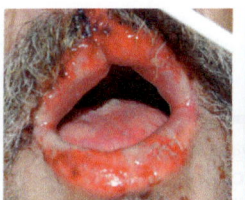

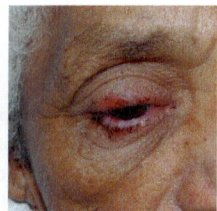

Figura 4.1.17 – *Múltiplas lesões eritematosas em região palmar e eritemato-hemorrágicas em pele de abdomem de paciente com SSJ. O paciente também apresentava lesão em mucosa ocular e múltiplas lesões eritemato-ulcerativas em mucosa bucal, destacando-se lesões ulcerativas mostrando crostas serofibrino-hemorrágica. Outras lesões estão também presentes em mucosa bucal, língua e palato mole (orofaringe).* (Cortesia do Dr. Luiz Fernando Barbosa de Paulo – FO/UFU)

sistêmica, a utilização de antissépticos locais e mesmo antibióticos, nos casos de infecção secundária ou de a causa primária ser infecciosa.

Para lesões persistentes (recorrentes), a utilização de antivirais sistemática e profilaticamente, ou após os surtos, pode, por até 1 ano, reduzir a expressão da lesão. A interação com as especialidades médicas é fundamental para adequar as abordagens segundo os sistemas afetados.

LÚPUS ERITEMATOSO

O desenvolvimento dos possíveis quadros clínicos depende da interação de fatores ambientais precipitantes e da modulação geneticamente determinada da resposta imune. Dessa forma, sua expressão clínica se caracterizará por uma diversidade de alterações clínicas e imunológicas, de curso crônico e recidivante. A resultante se expressará por um padrão dos danos teciduais variados, traduzidos clinicamente por diversidade de lesões e órgãos afetados, com diferentes e imprevisíveis cursos clínicos.

Em geral, o LE se manifesta por alternâncias de ativação e remissão das lesões, podendo, induzir significativo grau de morbidade e mortalidade.

Em função da diversidade de alterações associadas ao LE, as classificações são complexas e difíceis de serem assimiladas, com vários tipos e subtipos descritos. Neste livro, ficaremos com uma abordagem mais simplificada e objetiva, em função das formas em que encontramos maior frequência de manifestações bucais, a saber: **LE sistêmico** (LES) e **LE cutâneo** (LEC).

O LEC pode se expressar nas formas agudas, subagudas e crônicas. No **LEC agudo** destacam-se eritema (facial) malar e lesões bolhosas; no **LEC crônico**, a forma discoide localizada, nas quais se encontram lesões em pele de cabeça e pescoço, e a forma mucosa. As lesões de mucosa bucal e orofaringeana têm sido descritas no LES entre 9 e 45% dos casos e, em formas cutaneomucosas localizadas (LEC discoide tipo localizado e tipo mucoso, formas subaguda e aguda), em taxas variando de 3 a 20%.

O LES apresenta alta relevância médica em função dos altos níveis de morbidade associados, podendo evoluir para óbito nos casos sistêmicos, em até 30% dos pacientes, enquanto as formas cutâneas tendem a ser mais limitadas e associadas a altas taças de sobrevida.

PATOGENIA

O LE se expressa como uma doença autoimune resultante da resposta a antígenos nucleares e citoplasmáticos próprios no organismo geneticamente predisposto, precipitada e alterada por fatores ambientais diversos.

Evidências apontam que as lesões são desencadeadas por uma superestimulação do sistema imune por repetidas exposições a diferentes antígenos reconhecíveis pelo organismo. Este mecanismo inicial seria responsável pela ativação de células dendríticas e linfócitos CD4+ autorreativos que, em consequência, induziriam a ativação de linfócitos B e linfócitos citotóxicos CD8+. A ativação de linfócitos B proporcionaria a ampliação da apresentação antigênica, a diferenciação plasmocitária e a produção de autoanticorpos. Imunocomplexos formados por autoanticorpos e antígenos teciduais diversos fixariam neutrófilos induzindo reações destrutivas (necrose) por hipersensibilidade tipo III (fenômeno de Arthus). Ademais, os neutrófilos morrem por um processo apoptótico específico (netosis), liberando antígenos nucleares que amplificam a resposta autorreativa. Por outro lado, autoanticorpos direcionados a antígenos celulares desencadeiam fenômenos de citólise por citotoxicidade mediada por anticorpos com a participação de linfócitos CD8+. Mais de 150 tipos de antígenos têm sido descritos nos pacientes com LE, com maior destaque para os nucleares,

---

LÚPUS ERITEMATOSO

Doença autoimune, multifacetária, que pode se expressar como quadros limitados cutâneos e mucocutâneos, ou pode ser sistêmica, decorrente da presença de autoanticorpos a diversos antígenos nucleares e citoplasmáticos. O resultado é o desenvolvimento de quadros clínicos caracterizados por lesões inflamatórias destrutivas que variam quanto a sua localização (envolvimento orgânico) e evolução clínica.

SAIBA MAIS

O termo **lúpus** para a doença se deve ao médico Rogerius, que no século XIII atribuiu a primeira descrição de sua manifestação cutânea facial como semelhante à mordida de lobo (*lupus*, para "lobo", do latim arcaico).

em especial do DNA, cujo papel no desenvolvimento da doença envolve ativação de complemento, citólise dependente ou não de célula, opsonização e fagocitose.

Evidências da suscetibilidade genética vêm do fato de o LE ser mais frequente entre gêmeos monozigóticos, ter uma tendência familiar de incidência, associação mais frequente com polimorfismos gênicos específicos e relação mais estreita com genes do complexo maior de histocompatibilidade (MHC I: A, B, C, e MHC II: DR, DQ, DP).

Entre os fatores ambientais precipitantes e modificadores do LE, citam-se radiação actínica, exposição a produtos do tabaco, álcool e sílica, estresse, componentes da dieta, infecções virais, toxinas, pesticidas e medicamentos diversos. Há também evidências de que alterações hormonais sexuais, tireoidianas e vinculadas ao eixo hipofisário-hipotalâmico podem influir na sua patogenia.

MANIFESTAÇÕES CLÍNICAS

Dados epidemiológicos mostram que o LE é mais comum em povos primitivos e seus descendentes, notadamente africanos e índios americanos do norte e central, maoris e aborígenes. No Brasil, o LES chega a acometer 8.7/100.000 habitantes, mas não há dados conclusivos em relação às formas cutâneas.

Independentemente da forma clínica, o LE é mais comumente diagnosticado em mulheres de qualquer idade, com maior frequência em adolescentes e adultas jovens.

Pacientes com LES queixam-se de sintomas constitucionais primária ou secundariamente associados à doença, como febre, fadiga e perda de peso. Além disso, outros sinais e sintomas específicos para os sistemas afetados são relatados referentes a nefrite lúpica (a principal causa de morbidade e mortalidade associada à doença), artrite e artralgia migratórias, necroses ósseas, mialgia e miastenia, enteropatias inflamatórias e isquêmicas, pneumonias, pleurites, síndrome do estresse respiratório, hipertensão pulmonar, obstrução respiratória, doenças valvulares e trombose cardíaca, trombose do seio venoso, convulsões, distúrbios de cognição e depressão. Citopenia, anemia e maior risco de fenômenos tromboembólicos estão entre as alterações hematológicas mais citadas.

Entre as alterações oftalmológicas, destacam-se a queratoconjuntivite (a mais comumente relatada), as neurites ópticas isquêmicas e não isquêmicas e as neuropatias similares às encontradas no diabetes.

As manifestações cutâneas são as mais frequentemente descritas, e seus aspectos são relativamente semelhantes tanto para o LES quanto para as formas cutâneas (crônicas, agudas e subagudas), onde prevalecem.
São especialmente identificadas em áreas expostas, ressaltando sua associação com radiação actínica. Destacam-se o eritema malar cutâneo, envolvendo as mucosas da bochecha e da ponte nasal, expressando-se em forma de asa de borboleta, e placas e pápulas eritematosas anulares, bem delimitadas, conhecidas como lesões discoides, observadas em diferentes regiões, que ocorrem isoladamente ou evoluem para confluência.

Tanto o eritema malar quanto as lesões discoides podem, por vezes, apresentar descamação, sendo acompanhada de dor e prurido. Alopecia e distúrbios de pigmentação cutânea completam as manifestações dermatológicas. Em aproximadamente 20% dos casos, as formas não sistêmicas podem evoluir para o LES. Diferentes aspectos da manifestação cutânea do LE podem ser observadas nas **FIGURAS 4.1.18 – 4.1.22**.

MANIFESTAÇÕES BUCAIS

Casos de LE com manifestações bucais são mais frequentes em LES ou LEC discoide, podendo ser observadas em até 50% dos casos; com menor frequência, as lesões bucais também estão presentes nas formas de LE agudo e subagudo.

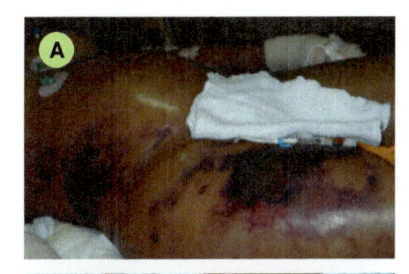

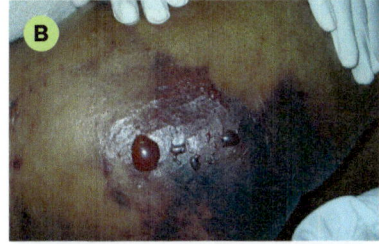

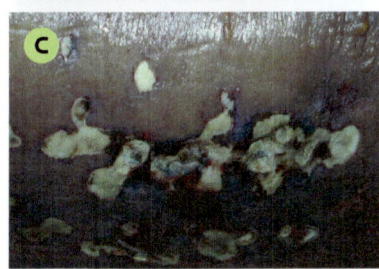

Figura 4.1.18 – Lúpus eritematoso. (A) Placas enegrecidas, necróticas, purpúreas, isoladas ou coalescentes, em tronco e coxa direita, em paciente portadora de LES e vasculite leucocitoclástica. (B) Detalhe ressaltando placas necróticas, purpúreas, com a presença de bolhas sero-hemorrágicas na porção superior lateral da coxa direita. (C) Lesões ulceradas com formas irregulares e fundo amarelo--esbranquiçado, circundadas por máculas violáceas, coalescentes, na região dorsal, devido à vasculite leucocitoclástica em paciente portadora de LES. (Cortesia dos Prof. Alceu Luiz C. V. Berbert e Sônia Mantezo – Disciplina de Dermatologia – FM/UFU)

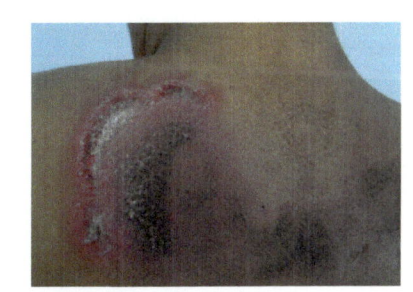

Figura 4.1.19 – Placas eritematosas, arciformes e descamativas na região dorsal, mostrando áreas hipercrômicas em paciente portadora de lúpus subagudo. (Cortesia dos Prof. Alceu Luiz C. V. Berbert e Sônia Mantezo – Disciplina de Dermatologia – FM/UFU)

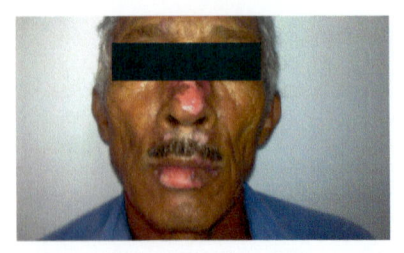

Figura 4.1.20 – Placas eritematodescamativas e queratóticas em dorso nasal, supralabial e em lábio inferior em paciente portador de LEC crônico, forma localizada e em atividade. (Cortesia dos Prof. Alceu Luiz C. V. Berbert e Sônia Mantezo – Disciplina de Dermatologia – FM/UFU)

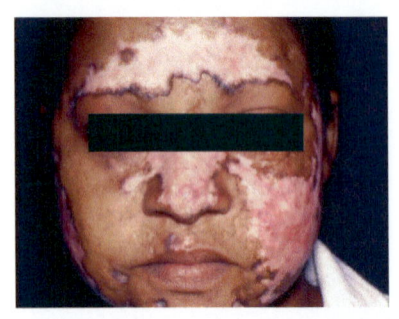

Figura 4.1.21 – Placas eritematodescamativas, queratóticas e cicatriciais dispersas praticamente por toda a face de paciente portadora de LEC crônico, forma localizada. (Cortesia dos Prof. Alceu Luiz C. V. Berbert e Sônia Mantezo – Disciplina de Dermatologia – FM/UFU)

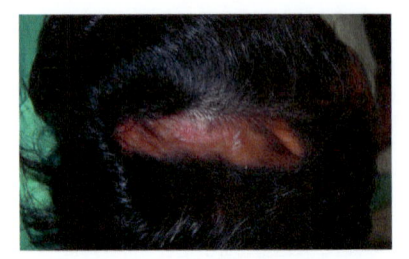

Figura 4.1.22 – Lesão eritematoqueratótica em couro cabeludo, associada a alopecia em paciente com LE discoide crônico. (Cortesia do Dr. Luiz Fernando Barbosa de Paulo – FO/UFU)

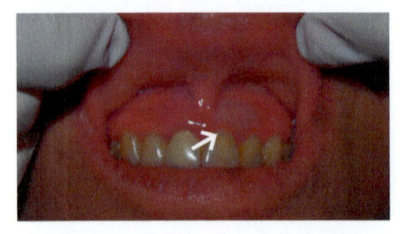

Figura 4.1.23 – Lesão eritematoulcerativa envolvendo mucosa de gengiva aderida afetando a mucosa gengival e de sulco vestibular na região entre 14 e 24; a ulceração (seta) está recoberta por pseudomembrana. (Cortesia do Dr. Luiz Fernando Barbosa de Paulo – FO/UFU)

A identificação de lesões bucais está entre os critérios específicos para o diagnóstico de LE, podendo até mesmo ser precocemente percebidas.

A lesão bucal clássica é representada por uma área eritematosa central bem delimitada, mostrando frequentemente delicadas estriações periféricas brancas em forma de franjas ao lado de telangiectasias. Lesões como placas brancas permeadas por áreas eritematosas também são relatadas. Entretanto, as lesões podem ser pleomórficas, dependentes da forma clínica em particular, apresentando-se também como máculas eritematosas e úlceras lembrando aftas. Lesões predominantemente brancas podem lembrar leucoplasia ou líquen plano. A presença de hemocitopenias autoimunes pode ser responsável pelo surgimento de petéquias e equimoses.

Nas formas cutâneas aguda e subaguda, as lesões tendem a ser eritematodescamativas, com formação eventual de bolhas e ulcerações. De maneira geral, as lesões bucais são observados com maior frequência em palato, mucosa de bochecha, lábio, língua e gengiva **(FIGS. 4.1.23 / 4.1.24)**.

Achados complementares, como disfagia, xerostomia, desenvolvimento de candidose e síndrome de Sjögren, podem acompanhar as queixas bucais.

ASPECTOS HISTOPATOLÓGICOS

Biópsias de mucosa bucal evidenciam, em geral, aspectos que reproduzem uma mucosite liquenoide associada à presença de infiltrado inflamatório profundo. Assim, são observadas hiperortoqueratose ou hiperparaqueratose, hipergranulose, acantose alternada com áreas de hipotrofia, espongiose, apoptose (corpos colides) e hiperplasia de queratinócitos basais. Estas alterações podem ser percebidas também associadas a um quadro de hiperplasia pseudoepiteliomatosa. Na interface epitélio-lâmina própria papilar, pode-se perceber um espessamento homogêneo, eosinófilo e positivo para PAS, em disposição segmentada ou contínua ao longo da zona de membrana basal. Restrito a esta região, de forma difusa, mas não em banda, destaca-se um infiltrado inflamatório difuso, ou distribuído em focos ao longo do fragmento, composto de linfócitos, plasmócitos e macrófagos, agredindo a camada basal do epitélio. Na lâmina própria reticular, superficial e profunda, é possível identificar simultaneamente o infiltrado inflamatório e focos de degeneração fibrinoide ou mixoide em disposição perivascular **(FIGS. 4.1.25 – 4.1.29)**.

ACHADOS COMPLEMENTARES

O exame de IFD pode auxiliar no diagnóstico, especialmente para as lesões bucais, para as quais os achados histopatológicos podem se mostrar inespecíficos, independentemente do tipo de LE. O aspecto típico está associado à identificação da deposição de anticorpos, especialmente IgM, mas também IgA e IgG, ou componentes do complemento (C3) em padrão granular ou em franja na zona de membrana basal **(FIGS. 4.1.30 / 4.1.31)**.

Para casos de lúpus eritematoso discoide (LED), um padrão de deposição de imunorreagentes na zona da membrana basal (ZMB) pode ser também evidenciado entre 50 e 90% dos casos, com menor percentual de achados para componentes do complemento (C3). Para estas lesões, a utilização de imunofluorescência indireta, utilizando fragmentos de pele humana ou esôfago de macacos, pode gerar resultados mais expressivos.

Ademais, anticorpos antinucleares (ANA) e anti-DNA de dupla-fita podem ser detectados em 70 a 95% dos casos, sendo especialmente relacionados ao curso da doença. Outros autoanticorpos identificáveis com valor diagnóstico são antirriboproteinas nucleares, anti-Ro, anti-La, anti-Sm e anticardiolipina. Como consequência, pacientes com LE podem apresentar teste falso-positivo para sífilis.

TRATAMENTO

Como o LE é uma doença multissistêmica, a abordagem terapêutica e o acompanhamento dos pacientes deve ser multidisciplinar. Proteção eficaz da radiação actínica deve ser prioritária para evitar fenômenos de fotossensibilização e ativação da doença. O mesmo se aplica a qualquer outro tipo de exposição a fatores desencadeantes, tais como fumo, álcool, medicamentos, etc.

O controle da doença é feito prioritariamente pela clínica médica, por meio de medicações anti-inflamatórias esteroidais e não esteroidais, tópicas e sistêmicas (triancinolona, prednisona, talidomida), antimaláricos (cloroquina), fármacos citostáticos (azatioprina, metotrexato ciclofosfamida, ciclosporia, tracolimus), quimioterápicos com ação anti-inflamatória (dapsona), analgésicos, antibióticos, antifúngicos (tópicos ou sistêmicos) e reposição hidro-proteico-calórica-vitamínica, segundo a forma e a gravidade do quadro. Geralmente, a utilização destes protocolos induz a síndromes de imunossupressão por mielossupressão e infecções decorrentes.

Mais recentemente, as pesquisas têm revelado resultados promissores na utilização de anticorpos monoclonais (IgG) recombinantes visando à inibição da produção de autoanticorpos, pela inibição de estimuladores da ativação de linfócitos B. Outros agentes biológicos também têm sido considerados promissores (rituximabe, belimumabe, epratuzumabe).

O controle das lesões bucais se dá no contexto da abordagem terapêutica pertinente à forma de LE. Para os casos autolimitados, as lesões bucais são abordadas diretamente com a utilização de medicações tópicas para redução da inflamação, e a utilização de corticoide em creme ou pomada em orabase, ou mesmo elixir, contempla este objetivo. A injeção intralesional tem sido indicada com menos frequência.

O **QUADRO 4.1.2** denota os critérios utilizados para o diagnóstico de LES, adaptados das orientações do Colégio Americano de Reumatologia.[1]

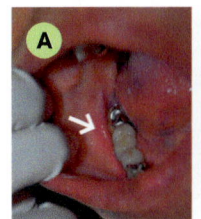

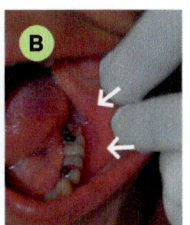

Figura 4.1.24 – (A) Lesão eritematosa em mucosa de sulco vestibular; (B) lesão eritemato-leucoplásica em fundo de sulco vestibular posterior, estendendo-se para a mucosa de bochecha. (Cortesia do Dr. Luiz Fernando Barbosa de Paulo – FO/UFU)

LEMBRETE

Diferentemente do que ocorre no líquen plano, as lesões lúpicas mostram distribuição assimétrica.

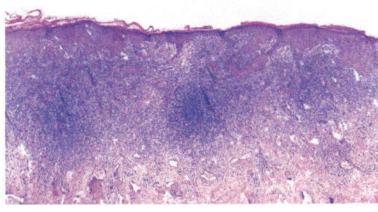

Figura 4.1.25 – Mucosa bucal apresentando características histopatológicas da lesão do LE. Observa-se epitélio de superfície com hiperortoqueratose e áreas de hiperplasia, cujos cones epiteliais irregulares em número, forma e dimensão aprofundam-se na lâmina própria infiltrada por resposta inflamatória crônica, abrangendo áreas papilares e reticulares.

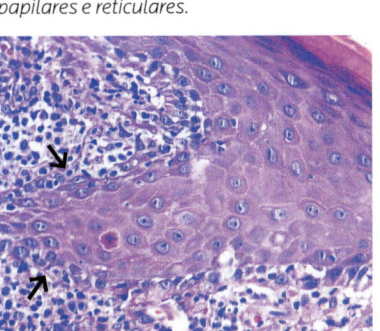

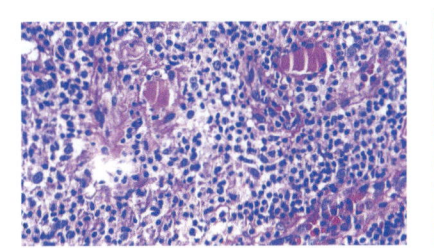

Figura 4.1.26 – Detalhe da resposta inflamatória crônica, composta por infiltrado linfo-histiocitário, com eventuais plasmócitos e neutrófilos, em meio a lâmina própria com vasos capilares congestos e edema.

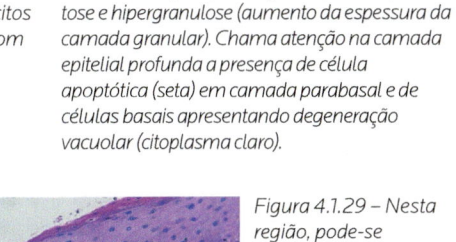

Figura 4.1.27 – Detalhe do tecido epitelial caracterizado pela presença de hiperortoqueratose e hipergranulose (aumento da espessura da camada granular). Chama atenção na camada epitelial profunda a presença de célula apoptótica (seta) em camada parabasal e de células basais apresentando degeneração vacuolar (citoplasma claro).

Figura 4.1.28 – Cone epitelial apresentando célula apoptótica em camada parabasal. Na camada basal, percebem-se células com degeneração vacuolar e também degeneração (liquefação) dos queratinócitos basais. Nesta área, o tecido epitelial perde sua delimitação com o tecido conectivo da lâmina própria, e as células epiteliais de interface apresentam aspecto fusiforme ou pavimentoso (setas).

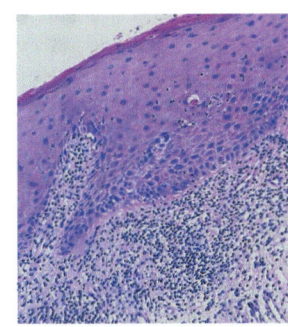

Figura 4.1.29 – Nesta região, pode-se perceber a presença de espessamento eosinófilo da área de membrana basal na região mediana da secção histológica, associado à presença de infiltrado inflamatório mononuclear (crônico).

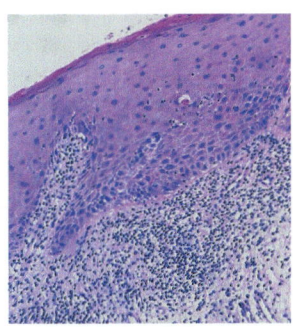

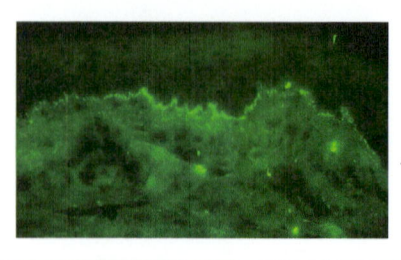

Figura 4.1.30 – LE: fluorescência positiva para IgG, em padrão granulado, ao longo da junção epitélio-conectivo. (Cortesia do Prof. Arnaldo Moreira da Silva, FM/UFU)

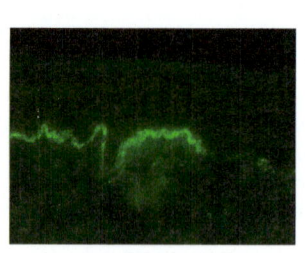

Figura 4.1.31 – LE: fluorescência positiva para C3, em padrão granulado, ao longo da junção epitélio-conectivo. (Cortesia do Prof. Arnaldo Moreira da Silva – FM/UFU)

QUADRO 4.1.2 – Relações de critérios para o diagnóstico do LES

Para o diagnóstico, é necessário preencher pelo menos quatro dos 11 critérios relacionados abaixo:
Rash (erupção) malar
Lesões discoides cutâneas
Fotossensibilidade
Presença de lesões bucais (orofaringeanas)
Artrites não erosivas de no mínimo duas articulações
Serosite (inflamação de alguma membrana serosa: pleura, pericárdio, peritônio, etc.)
Alterações renais
Alterações neurológicas (convulsões ou psicose)
Alterações hematológicas (anemia hemolítica, leucopenia, linfopenia ou trombocitopenia)
Alterações imunológicas (anticorpos anti-DNA de dupla-fita, anti-DNA/Sm ou antifosfolipídeos)
Anticorpos antinucleares

Fonte: Adaptado de Tan e colaboradores.[1]

4.2 Afta, penfigoide e pênfigo

JAIR CARNEIRO LEÃO

ESTOMATITE AFTOSA RECORRENTE

OBJETIVO DE APRENDIZAGEM

- Conhecer a etiologia, os aspectos clínicos e histopatológicos e o tratamento da estomatite aftosa recorrente, do penfigoide das membranas mucosa e do pênfigo

ESTOMATITE AFTOSA RECORRENTE

É caracterizada pelo aparecimento de lesões ulcerativas em qualquer região da mucosa oral, que podem variar de tamanho, tempo de duração e forma de cicatrização.

A estomatite aftosa recorrente (EAR) é uma das doenças mais comuns que acometem a mucosa oral. A prevalência estimada na população geral varia de 5 a 66% da população geral, com uma média de aproximadamente 20% dos indivíduos saudáveis sendo eventualmente acometidos.

Existem vários subgrupos de pacientes que diferem entre si em função da causa da doença, sugerindo que a afta pode ser desencadeada por vários agentes causais, cada qual sendo capaz de produzir a lesão em um específico subgrupo de indivíduos. Pela falta de conhecimento em relação à etiologia da EAR não há um tratamento estabelecido para a cura da doença. Todas as formas de tratamento são voltadas unicamente para o alívio dos sintomas e cicatrização das úlceras.

Mesmo com etiologia desconhecida, a EAR é considerada uma doença multifatorial. Alergia a determinados grupos de alimentos, deficiência nutricional, infecção bacteriana ou viral e estresse emocional têm sido implicados na causa da EAR.

Apesar de não haver um agente causador específico, parece ser possível também que reações imunológicas mediadas por células T estejam diretamente relacionadas com a destruição da mucosa. Analisando o sangue periférico coletado dos pacientes afetados por essa alteração patológica, é possível notar uma diminuição na relação entre linfócitos T CD4+ e T CD8+ e um aumento nas células T e do TNF-α. Em um infiltrado inflamatório encontrado em uma análise local das lesões aftosas, aproximadamente 80% das células da mucosa afetada são linfócitos T, o que leva grande parte dos pesquisadores a acreditar que a destruição da mucosa seja fruto de uma citotoxicidade direta mediada por células do tipo linfócito T.

ASPECTOS CLÍNICOS

A EAR pode se manifestar em vários locais da mucosa oral e se apresenta clinicamente sob três formas: do tipo menor, maior ou herpetiforme. Apesar de se apresentar de maneiras diferentes quanto ao tamanho, tempo de duração e tipo de cicatrização, existem outras peculiaridades que diferenciam os subtipos incluindo o formato, a profundidade, o edema e a dor.

Ulcerações aftosas menores: são as mais prevalentes, ocorrendo em aproximadamente 80% dos casos de EAR. É o tipo que apresenta menor duração, e na maioria das vezes se desenvolve apenas em mucosa não queratinizada ou mucosa de revestimento, sendo as mucosas jugal e labial os locais mais comumente afetados (FIGS. 4.2.1 / 4.2.2). Em geral, esse tipo de lesão tem diâmetro variando de 3 a 10 mm, tendo um curso de duração de 7 a 14 dias e capacidade de curar sem deixar cicatrizes. Em cada episódio pode haver de uma a cinco lesões. Também pode ser caracterizada pela presença de uma mácula eritematosa, que progride para uma ulceração, sendo recoberta por uma membrana fibrinopurulenta, branco-amarelada, removível, circunscrita por um halo eritematoso. Seu desenvolvimento geralmente começa na infância ou na adolescência e tem taxa de recorrência altamente variável.

Ulcerações aftosas maiores ou doença de Sutton: são mais extensas (FIG. 4.2.3) e apresentam maior tempo de duração. Medem cerca de 1 a 3 cm de diâmetro, levando aproximadamente de 2 a 6 semanas para regredir, podendo deixar cicatrizes. Qualquer superfície da mucosa oral queratinizada (mucosa de mastigação) ou não queratinizada (mucosa de revestimento) pode ser afetada, mas a mucosa labial, o palato mole e as fauces tonsilares são os locais mais comumente acometidos. Seu desenvolvimento geralmente ocorre na puberdade, e as recorrências podem ocorrer por 20 anos ou mais. A ulceração aftosa maior pode ser observada mais frequentemente no paciente infectado pelo HIV. Nesses casos, há indícios de que o agente causal seja o citomegalovírus (CMV).

Ulcerações aftosas herpetiformes: são raras e apresentam a mais alta frequência de recorrência, com lesão individual medindo por volta de 1 a 3 mm de diâmetro. Porém, em um único episódio podem estar presentes até 100 lesões. Sua cicatrização dura em média de 7 a 10 dias, e qualquer superfície da mucosa oral pode ser afetada, embora a mucosa de revestimento ou não queratinizada seja a mais acometida. Devido ao pequeno tamanho das lesões e sua grande quantidade, elas podem mostrar uma semelhança superficial com a gengivoestomatite herpética primária, muito embora sem a apresentação dos sinais prodrômicos de febre, moleza e linfadenopatia comuns na infecção pelo HSV. Por esse motivo, são denominadas de herpetiformes, embora não exista qualquer relação causal com este vírus. O seu desenvolvimento ocorre caracteristicamente na fase adulta, e há uma possível predileção pelo sexo feminino.

ASPECTOS HISTOPATOLÓGICOS

Características histopatológicas da EAR revelam úlceras iniciais com uma área central de ulceração, a qual é coberta por uma membrana fibrinopurulenta. Por debaixo dessa área de ulceração, o tecido conectivo se apresenta mais vascularizado e com infiltrado inflamatório misto, composto de linfócitos, histócitos e leucócitos polimorfonucleares. Em volta dessas lesões, o epitélio aparenta espongiose e numerosas células mononucleadas no terço basilar. No tecido conectivo superficial, há uma faixa de linfócitos misturados com histócitos, os quais circundam os vasos sanguíneos profundos.

DOENÇAS SISTÊMICAS QUE APRESENTAM ULCERAÇÃO AFTOSA RECORRENTE

Ulceração aftosa recorrente pode ocorrer em associação com várias doenças sistêmicas. Essas úlceras são clínica e histopatologicamente idênticas às lesões de estomatite aftosa, mas este tipo de ulceração oral não é considerado estomatite aftosa verdadeira. Algumas destas condições podem provocar ulceração em outras superfícies mucosas além da boca, como a conjuntiva ou as membranas mucosas genitais. Na resolução da doença sistêmica, muitas vezes, ocorre uma diminuição da frequência e da gravidade da ulceração oral.

A **doença de Behçet** é uma tríade de úlceras na boca, úlceras genitais e uveíte anterior. A principal característica da doença de Behçet são as ulcerações do tipo aftosas, mas em um quadro geralmente mais grave do que o visto na EAR sem causa sistêmica. A síndrome MAGIC é uma possível variante da doença de Behçet e é um acrônimo em inglês de boca e úlceras genitais com cartilagem inflamada (policondrite recidivante).

Síndrome PFAPA é uma condição rara que tende a ocorrer em crianças. O nome significa "febre periódica, aftas, faringite e adenite cervical" (inflamação dos gânglios linfáticos no pescoço). As febres podem ocorrer periodicamente a cada 3-5 semanas. A condição parece melhorar com tonsilectomia ou imunossupressão, o que sugere uma causa imunológica.

Na **neutropenia cíclica**, há uma redução no nível de neutrófilos em circulação no sangue, o que ocorre,

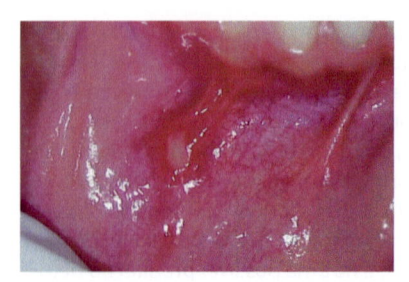

Figura 4.2.1 – EAR do tipo menor em mucosa não queratinizada (lábio inferior).

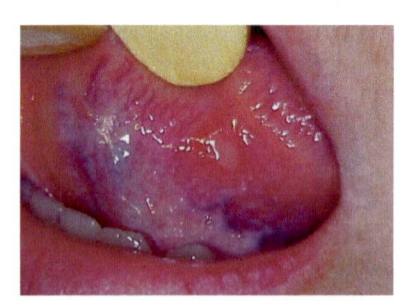

Figura 4.2.2 – EAR do tipo menor em mucosa não queratinizada (ventre da língua).

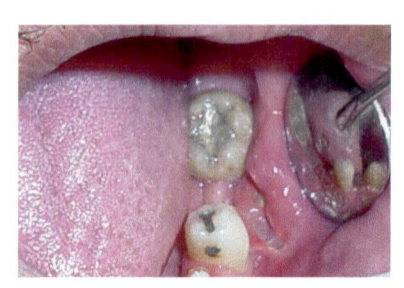

Figura 4.2.3 – EAR do tipo maior em paciente infectado pelo HIV.

SAIBA MAIS

A talidomida é um sedativo hipnótico que foi reintroduzido no mercado para uso exclusivo no manejo de doenças inflamatórias ou imunomediadas.

aproximadamente, a cada 21 dias. Infecções oportunistas ocorrem comumente, além de uma ulceração que se assemelha à estomatite aftosa.

Deficiências hematínicas (vitamina B_{12}, ácido fólico e ferro), que ocorrem isoladamente ou em combinação, e com ou sem qualquer doença gastrintestinal subjacente, podem ser duas vezes mais comuns em pessoas com EAR. Entretanto, os suplementos de ferro e vitamina apenas raramente melhoram a ulceração. Deficiências hematínicas podem causar anemia, que também está associada à ulceração do tipo aftosa.

Doenças gastrintestinais são por vezes associada à estomatite aftosa (p. ex., doença celíaca), mas também às doenças inflamatórias do intestino, como doença de Crohn ou colite ulcerativa. A relação entre doenças gastrintestinais e estomatite aftosa está provavelmente relacionada com deficiências nutricionais causadas por má absorção. Menos de 5% das pessoas com EAR tem doença celíaca, que geralmente se apresenta com grave desnutrição, anemia, dor abdominal, diarreia e glossite. Às vezes, ulcerações aftosas podem ser o único sinal da doença celíaca. Porém, apesar desta associação, uma dieta livre de glúten não costuma melhorar a ulceração oral.

Outros exemplos de condições sistêmicas associadas à ulceração tipo aftosa incluem síndrome de Reiter e eritema multiforme.

TRATAMENTO E PROGNÓSTICO

Devido ao desconhecimento da etiologia da EAR, seu tratamento não é específico, sendo utilizados, de forma paliativa, anti-inflamatórios, antibióticos e anestésicos. Também são usados medicamentos com propriedades naturais e homeopáticos, muitas vezes receitados para o alívio da dor e a diminuição no aparecimento de úlceras frequentes.

A forma mais utilizada é a tópica, pois comparada com a forma sistêmica, apresenta menor ocorrênc ia de efeitos colaterais. As mais utilizadas são as soluções de bochecho oral para controle e também para redução da dor. O tratamento tópico mais utilizado são os anti-inflamatórios, sendo o cloridrato de benzidamina comumente utilizado sob a forma de bochecho ou gargarejo.

Em pacientes com a forma branda da EAR, podem ser utilizados corticosteroides tópicos. O xarope de betametasona, elixir de dexametasona a 0,01%, usado como bochecho, ou o proprionato de fluticasona, sob a forma de spray de 50 ou 250mcg, são recomendados para aftas menores disseminadas ou do tipo herpetiforme. Já quando se trata de ulcerações localizadas, o uso de dipropionato de betametasona a 0,05% ou com gel de fluocinonida a 0,05%, pode ser uma opção segura. Em caso de persistência nas ulcerações, o tratamento mais adequado é à base do uso de corticosteroides sistêmicos, sendo a prednisolona o medicamento de escolha, que pode ser requerido como suplemento aos medicamentos tópicos, para controlar a doença.

Nos casos de doença recalcitrante e/ou no tratamento da EAR grave tomando os cuidados necessários devido ao potencial teratogênico do medicamento, a talidomida pode ser eventualmente utilizada.

Por fim, existe ainda, embora com evidência científica limitada, a possibilidade do uso do laser de baixa potência, que atua simultaneamente de forma anestésica, analgésica e anti-inflamatória.

PENFIGOIDE DAS MEMBRANAS MUCOSAS

O penfigoide das membranas mucosas (PMM) acomete, predominantemente, as membranas mucosas, sendo uma doença vesículo-bolhosa rara e com sintomas precoces inespecíficos. A verdadeira incidência do PMM é incerta, sendo estimada em 1,3-2,0 por milhão por ano. O penfigoide tende a ocorrer mais frequentemente em mulheres idosas, com idade variando entre 60 e 80 anos, e não apresenta predileção racial ou geográfica conhecida.

Em relação à gravidade e à distribuição da doença, há bastante variação, desde casos leves que envolvem apenas a mucosa oral até casos graves que envolvem as mucosas ocular, genital e esofágica. Quando apresenta o envolvimento da laringe e do esôfago, pode dar origem a complicações críticas, que podem ser fatais.

A etiologia do PMM ainda não está bem esclarecida. Alguns estudos fazem associação genética com *HLA-DQBI*0301*, mas este é considerado um processo autoimune, confirmado por depósitos de imunoglobulinas e componentes do complemento ao longo da membrana basal, que podem ser observados pela técnica de imunofluorescência direta (IFD). Apresenta uma patogênese complexa, pois têm sido encontrados vários antígenos diferentes se ligando à zona da membrana basal, causando separação dermoepidérmica. A relevância patogênica dos autoanticorpos em PMM tem sido demonstrada *in vivo* e *in vitro*. Quando *in vivo*, é caracterizada pela deposição linear de IgG, IgA ou C3 ao longo da membrana basal epitelial. Os estudos imunológicos revelam a presença de autoanticorpos contra vários antígenos, como PB180, a subunidade α laminina-5 e a subunidade de integrina do complexo β4/α6.

ASPECTOS CLÍNICOS E HISTOPATOLÓGICOS

Clinicamente, o PMM pode afetar vários locais das mucosas, ocasionalmente com envolvimento da pele. É uma doença crônica, progressiva e, mais frequentemente, envolve a mucosa oral (85% dos pacientes), seguido pela conjuntiva ocular (65%), mucosa nasal (20-40%), pele (25-30%), área anogenital e/ou faringe (20%), laringe (5-15%) e esôfago (5-15%).

Existe uma grande variabilidade na apresentação e gravidade da doença. Os indivíduos que têm acometimento apenas da mucosa oral e/ou pele têm tendência menor de cicatrizes, com significado clínico mínimo, e são definidos como **pacientes de baixo risco**. Por outro lado, os **pacientes de alto risco** são aqueles que têm a doença ocorrendo em qualquer um dos seguintes sítios: ocular, nasofaringe, esôfago, laringe e mucosa genital; também possuem possui alta tendência a cicatriz, podendo estar associada a um prognóstico ruim, apesar do tratamento.

As lesões bucais se iniciam como vesículas ou bolhas que vez ou outra podem ser identificadas clinicamente; posteriormente, as bolhas se rompem, deixando uma área extensa de ulceração superficial e dolorosa. Ocorre de forma difusa na mucosa oral, sendo o envolvimento gengival a apresentação de um padrão de reação clínica, denominado gengivite descamativa, que também poderá ser observado em outras patologias, como líquen plano e PV.

Quando ocorre o envolvimento ocular pode haver formação de fibrose subconjuntival, que progride para inflamação e erosão da conjuntiva. As tentativas de cura levam a cicatrizes que tendem a unir a conjuntiva ocular com a palpebral, fato denominado de simbléforo, podendo ocorrer inversão da pálpebra, ou seja, entrópio. As cicatrizes oculares obstruem as aberturas das glândulas lacrimais, acarretando produção deficiente de lágrimas e maior produção de queratina, progredindo para a queratinização da córnea, que resultará em amaurose (perda completa da visão). Com relação à cicatrização da mucosa da laringe, pode resultar em asfixia súbita, e a cicatrização da mucosa anogenital pode afetar significativamente as atividades diárias dos pacientes.

O diagnóstico de PMM é baseado na apresentação clínica juntamente com os achados imunopatológicos **(FIGS. 4.2.4 – 4.2.7)**. Deve-se realizar uma avaliação histopatológica, e a técnica utilizada para a biópsia do tecido de diagnóstico é importante, pois o epitélio nestes casos tende a deslocar facilmente a partir do tecido conectivo subjacente, podendo tornar o espécime inapropriado para o

PENFIGOIDE DAS MEMBRANAS MUCOSAS

É um grupo heterogêneo de dermatoses autoimunes, de caráter crônico, na qual autoanticorpos unidos ao tecido são direcionados contra um ou mais componentes da membrana basal.

SAIBA MAIS

Outras possíveis nomenclaturas para o PMM são penfigoide cicatricial, penfigoide oral, penfigoide ocular ou penfigoide benigno da mucosa.

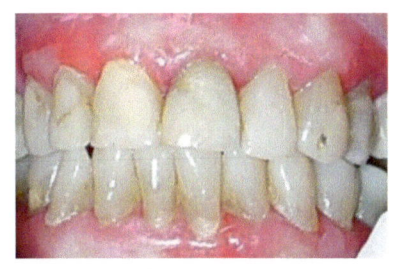

Figura 4.2.4 – Gengivite descamativa em paciente diagnosticado com PMM.

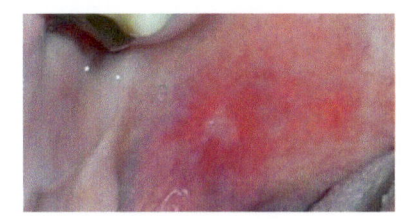

Figura 4.2.5 – Ulceração superficial de PMM em palato mole no momento da consulta inicial.

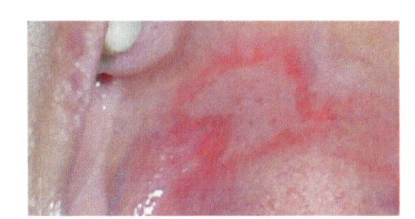

Figura 4.2.6 – Ulceração superficial de PMM acometendo a junção do palato mole e palato duro, uma semana após a consulta inicial.

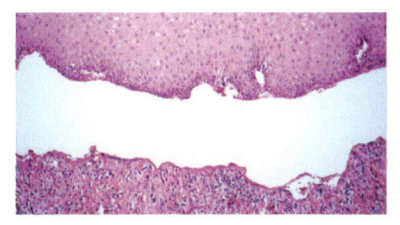

Figura 4.2.7 – Aspecto histopatológico de PMM mostrando fenda entre o tecido epitelial e o conectivo subjacente.

> **ATENÇÃO**
>
> O objetivo principal no tratamento de PMM é evitar a progressão para cegueira, estenose e obstrução das vias aéreas, preservando, assim, as funções e prevenindo a deficiência.

diagnóstico. Histopatologicamente, será observada a divisão subepitelial com um infiltrado inflamatório de eosinófilos, neutrófilos e linfócitos, semelhante às mudanças observadas em outras formas de penfigoide. No exame de IFD, em espécimes histológicos, apresenta geralmente uma deposição contínua, linear de IgG e/ou C3, por vezes, IgA ao longo da zona de membrana basal. Estes imunorreagentes podem participar da patogênese da formação de vesículas epiteliais pelo enfraquecimento da adesão da membrana basal. Na imunofluorescência indireta, não é possível detectar níveis séricos de autoanticorpos circulantes.

TRATAMENTO E PROGNÓSTICO

O tratamento de PMM está diretamente relacionado com os sítios envolvidos. Quando apresenta envolvimento de esôfago, mucosa ocular, mucosa genital ou mucosa laríngea, o PMM é geralmente associado com cicatrizes irreversíveis. Entretanto, o processo de cicatrização pode ser evitado ou retardado pelas intervenções adequadas.

O tratamento do PMM deve ser individualizado, dependendo da gravidade da doença, da idade e saúde geral do indivíduo e de quaisquer contraindicações para o uso de medicamentos sistêmicos. É importante ter a colaboração multidisciplinar para melhorar os resultados dos pacientes. Pacientes com PMM de baixo risco, aqueles com envolvimento de mucosa oral e/ou pele, podem ser tratados inicialmente com terapias tópicas. Os pacientes de alto risco precisam de terapia sistêmica agressiva, juntamente com tratamento tópico.

A base do tratamento para PMM são os corticosteroides tópicos, sendo normalmente prescritos fluocinonida, propionato de clobetasol e dipropionato de betametasona. Nas lesões gengivais descamativas, podem-se usar moldeiras flexíveis, feitas sob medida para cada paciente, para manter a medicação gel à base de corticosteroides tópicos. Uma complicação da corticoterapia tópica inclui a infecção secundária fúngica e, para que ela não ocorra, é importante realizar uma higiene bucal criteriosa e concomitante profilaxia antifúngica. A utilização de corticosteroides intralesionais pode ser útil para o tratamento das lesões, porém como adjuvante da entrega dos esteroides tópicos.

Em pacientes de baixo risco, utilizam-se corticosteroides tópicos potentes em combinação com tetraciclina, niacinamida, sulfapiridina, sulfonas, dapsona ou suplementos nutricionais. Em pacientes que não respondem, a prednisolona oral pode ser adicionada; em seguida, azatioprina ou micofenolato de mofetil. Para os pacientes de alto risco, com doença grave ou progressão rápida, os agentes imunossupressores (ciclofosfamida ou ciclosporina) podem ser adicionados a terapia com prednisolona. Em pacientes com doença ocular, a utilização de ciclofosfamida, dapsona e micofenolato de mofetil e imunoglobulina intravenosa apresenta resultados favoráveis em combinação com a prednisolona.
Em pacientes refratários com PMM, imunoglobulina intravenosa e rituximabe, anticorpo anti-CD20, têm sido utilizados com sucesso.

É importante orientar os pacientes com PMM para a realização de uma higiene bucal adequada e prevenção de trauma, que diminuirá a inflamação gengival em pacientes com lesões nessa região. Também deve-se orientar a não utilizar enxaguatórios bucais à base de álcool para não agravar a irritação da mucosa oral. A avaliação dos pacientes com PMM e o ajuste das medicações devem ser realizados com frequência, pois a resposta ao tratamento é diferente entre pacientes de PMM, sendo o prognóstico muitas vezes imprevisível.

PÊNFIGO

Pênfigo é um grupo de doenças crônicas, autoimunes, vesículo-bolhosas, composto por pênfigo vulgar (PV), pênfigo foliáceo (PF), pênfigo vegetante, pênfigo paraneoplásico, pênfigo da IgA, pênfigo eritematoso e pênfigo induzido por medicamentos. Entretanto, o envolvimento oral é mais comumente observado apenas no PV e no pênfigo paraneoplásico.

Por se tratar de um grupo de doenças autoimunes, é notada nos portadores de pênfigo a presença de anticorpos contra as ligações intercelulares epiteliais pavimentosas, sendo que estes se ligam principalmente em proteínas de superfície dos queratinócitos e são predominantemente do tipo IgG1 e IgG4. Eles reagem contra componentes dos complexos desmossomo-tonofilamento epiteliais. Os sítios moleculares específicos das subclasses de glicoproteínas de superfície foram identificados como desmogleína 3 (Dsg3) e desmogleína 1 (Dsg1), duas das várias proteínas da família desmossômica cadherina. As referidas proteínas, quando destruídas, provocam a desintegração ou perda da aderência celular, produzindo assim a separação das células epiteliais conhecida como acantólise, com consequente formação de bolhas e/ou vesículas intraepiteliais.

Cada um dos subtipos apresenta diferentes características clínicas e imunopatológicas. O PV causa lesões que podem acometer tanto a pele quanto membranas mucosas, enquanto no PF o paciente não apresenta lesões em mucosas. Isto acontece porque no PV o paciente pode produzir exclusivamente IgG anti-Dsg3 ou também IgG anti-Dsg1, enquanto pacientes com PF produzem apenas IgG anti-Dsg1.

A Dsg3 está localizada, principalmente, na porção mais profunda da epiderme, enquanto a Dsg1 está situada na região mais superficial. Este perfil de distribuição explica o fato de o PV afetar membranas mucosas, onde há grande quantidade de Dsg3, enquanto a Dsg1 raramente se expressa.

A detecção desses autoanticorpos circulantes é o elemento fundamental para o diagnóstico do pênfigo. Testes de imunofluorescência são uma importante ferramenta para o diagnóstico de doenças bolhosas autoimunes adquiridas, uma vez que eles detectam *in vivo* autoanticorpos. Existem dois subtipos principais de imunofluorescência: a direta (realizada sobre a pele perilesional ou membranas mucosas para detectar autoanticorpos ligados a tecidos) e a indireta (quantifica autoanticorpos circulantes de um paciente). A imunofluorescência indireta foi, durante muito tempo, a principal técnica de diagnóstico do pênfigo. Entretanto, esta técnica é incapaz de diferenciar os subtipos da doença, o que pode ser realizado por meio do *immunoblotting* ou imunoprecipitação. Esta segunda técnica tem como desvantagens ser demorada, exclusivamente qualitativa e pouco prática para a utilização em um grande número de amostras.

A produção laboratorial de antígenos Dsg1 e Dsg3 recombinantes, nos anos 1990, tornou possível o desenvolvimento de um teste ELISA (*enzyme-linked immunosorbent assay*), capaz de identificar os autoanticorpos do pênfigo. A utilização do teste ELISA para o pênfigo trouxe como vantagem sua alta sensibilidade e especificidade quando comparado a outros testes sorológicos, além de ser capaz de quantificar os autoanticorpos, o que, segundo alguns autores, pode ser relacionado à gravidade da doença.

Na tentativa de desvendar outros fatores envolvidos no desenvolvimento do PV, alguns autores investigaram a relação entre esta patologia e o polimorfismo do TNF-α, TGF-β1 e IL-10. Os resultados mostraram uma diferença significativa entre os genes da IL-10 nos pacientes com PV quando comparados aos controles, o que sugere que o polimorfismo desta citocina pode estar associado a um fator de suscetibilidade ainda desconhecido.

CARACTERÍSTICAS CLÍNICAS E HISTOPATOLÓGICAS

Pênfigo vulgar é a forma mais comum de pênfigo, sendo mais comum o acometimento de pacientes da idade adulta (a partir da sexta década de vida) e sem predileção por sexo.

> **SAIBA MAIS**
>
> Os subtipos mais comuns do pênfigo são o pênfigo vulgar e o pênfigo foliáceo, com incidência estimada de 0,1 a 0,5 por 100 mil pessoas por ano, e cerca de 0,5 por 100 mil pessoas por ano, respectivamente.

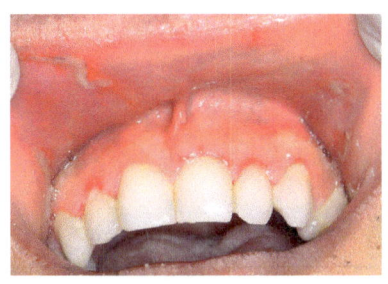

Figura 4.2.8 – Ulceração em lábio superior e gengivite descamativa em paciente diagnosticado com PV.

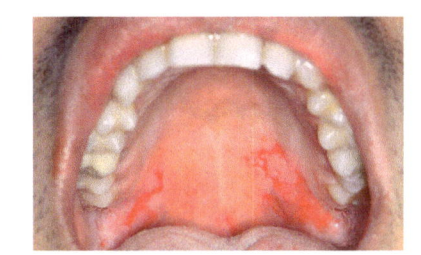

Figura 4.2.9 – Ulceração em palato se estendendo em direção à orofaringe em paciente diagnosticado com PV.

Os achados clínicos se constituem de bolhas e/ou vesículas que aparecem na pele e/ou mucosas **(FIGS. 4.2.8 / 4.2.9)**. Em cerca de 60% dos casos, os pacientes com PV apresentam os primeiros sinais da doença na mucosa oral (lesões associadas com a desmogleína 3). Porém, as bolhas mucosas podem ser logo rompidas, transformando-se em erosões e ulcerações superficiais, persistentes e dolorosas, de fundo hemorrágico e bordas irregulares.

Em alguns casos, as ulcerações podem se apresentar cobertas por uma pseudomembrana acinzentada, e as regiões mais comumente acometidas são o palato, a mucosa labial, a face inferior da língua e a gengiva. Uma característica clínica adicional é que pode haver a produção de uma bolha na mucosa ou pele de aparência normal se uma pressão for imposta à sua superfície. Esse achado clínico é chamado de sinal de Nikolsky positivo.

Histopatologicamente, todas as formas de pênfigo apresentam uma fenda intraepitelial com células epiteliais pavimentosas livres dentro da cavidade, que representará uma vesícula ou bolha (acantólise). As referidas células perdem as ligações desmossômicas e apresentam a retração dos tonofilamentos, adquirindo formato mais esférico com aumento e hipercromasia dos núcleos (células de Tzanck) **(FIG. 4.2.10)**. Ainda pode ser encontrado um infiltrado inflamatório crônico de leve a moderada intensidade no tecido conectivo subjacente com número variável de neutrófilos e, às vezes, de eosinófilos.

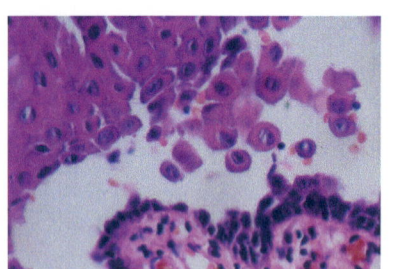

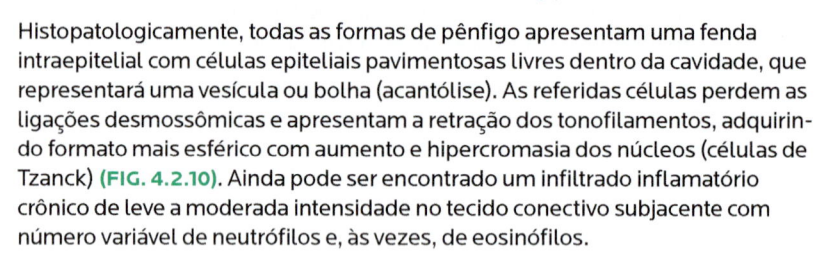

Figura 4.2.10 – Perda de aderência das células dentro do epitélio, formando células de Tzank e camada basal bem preservada.

TRATAMENTO

O tratamento do PV oral envolve ações locais e sistêmicas. As ações terapêuticas locais visam principalmente amenizar os sintomas de dor oral e promover ação anti-inflamatória local por meio de corticosteroides tópicos, como gel à base de hidrocortisona, clobetasol a 0,05% (pomada misturada com orobase 1:1), fluocinonida a 0,05% e elixir de dexametasona a 0,1 mg/mL. O tratamento sistêmico do pênfigo é feito com doses elevadas de corticosteroides em longo prazo, especialmente a prednisona, que podem ser combinados com imunossupressores como azatioprina, ciclofosfamida, metotrexato, ciclosporina e, mais recentemente, ao micofenolato de mofetil. Desde o advento da corticoterapia, a mortalidade associada ao pênfigo tem diminuído consideravelmente, e esse tipo de medicação é essencial para o controle da doença na fase aguda.

A dosagem ideal é variável; alguns doentes respondem rápida e completamente com o tratamento com doses moderadas de prednisona oral (1 mg/kg/dia), enquanto outros são bastante resistentes e requerem doses mais elevadas. Anti-inflamatórios como dapsona, cloroquina e combinações de nicotinamida e tetraciclina também podem ser utilizados. A pentoxifilina também pode ser utilizada, por se tratar de um antiagregante plaquetário, que possui como uma de suas propriedades a inibição da produção do TNF-α, o que implica atenuação da vasculite e da intensidade dos infiltrados inflamatórios tissulares que se produzem em algumas dermopatias autoimunes como o PV. Estas são terapias adjuvantes, que visam diminuir os efeitos colaterais muitas vezes devastadores da corticoterapia.

Os efeitos adversos precoces dos corticoides sistêmicos incluem aumento de apetite e retenção de sal, levando ao ganho de peso e aumento da pressão arterial, além de distúrbios neuropsiquiátricos como insônia, irritabilidade, ansiedade, depressão, euforia, hiperatividade e episódios maníacos. Efeitos do uso crônico que dependem da dose cumulativa incluem aparecimento da síndrome de Cushing, supressão hipotálamo-hipófise-suprarrenal, distúrbios menstruais, dislipidemias, aterosclerose, eventos cardiovasculares, aumento do fígado, catarata, retardo do crescimento, osteoporose, osteonecrose, miopatia, cãibras musculares e fraqueza. Em pacientes tratados com altas doses de corticosteroides sistêmicos, se faz importante o uso de algum protetor gástrico como a ranitidina e algum antifúngico como a solução de nistatina ou fluconazol, para evitar ou tratar infecções secundárias.

5

Proliferações não neoplásicas e neoplasias benignas

5.1 Proliferações não neoplásicas

MARTINHO CAMPOLINA REBELLO HORTA
PAULO EDUARDO ALENCAR DE SOUZA

A mucosa bucal pode ser acometida por lesões hiperplásicas reacionais, também denominadas proliferações não neoplásicas. Essas lesões bucais são geralmente causadas por agentes irritantes locais de baixa intensidade e longa duração, como acúmulo de biofilme e cálculo dentário e, principalmente, traumatismo decorrente de próteses mal-adaptadas e do hábito de morder a mucosa. Esses agentes agressores desencadeiam um processo inflamatório na mucosa bucal, gerando a produção local de diversos mediadores químicos, entre eles citocinas e fatores de crescimento, que estimulam a proliferação e diferenciação celular e, consequentemente, a formação das lesões hiperplásicas reacionais. Essas lesões são muito prevalentes e se apresentam clinicamente como pápulas ou nódulos, geralmente tratados por meio de excisão cirúrgica conservadora. O diagnóstico definitivo está condicionado à realização do exame anatomopatológico.

OBJETIVO DE APRENDIZAGEM

- Compreender como se faz o diagnóstico e o tratamento de hiperplasia fibrosa, granuloma piogênico, fibroma ossificante periférico e lesão periférica de células gigantes

HIPERPLASIAS

São processos patológicos caracterizados pelo aumento do número de células em um tecido. Diferem-se das neoplasias por apresentarem proliferação celular reacional e não autônoma, geralmente em resposta a um estímulo hormonal ou inflamatório.

HIPERPLASIA FIBROSA

Trata-se da lesão mais comum da mucosa bucal, podendo acometer pacientes em ampla faixa etária, sem predileção por gênero. Sua etiologia envolve principalmente o trauma decorrente da ação de próteses dentárias removíveis mal adaptadas, do hábito de morder a mucosa e, menos comumente, do acúmulo de biofilme dental (para as lesões localizadas na gengiva inserida). Esses agentes irritativos locais geram um processo inflamatório crônico na mucosa bucal, com consequente liberação de mediadores químicos que induzem a proliferação de fibroblastos da lâmina própria e a deposição de matriz extracelular (MEC) rica em fibras colágenas.

As lesões associadas a próteses removíveis apresentam-se clinicamente como nódulos, geralmente bilobulados, localizadas no fundo de saco de vestíbulo, exibindo uma fissura central em contato direto com a borda da prótese (FIGS. 5.1.1 / 5.1.2). Apesar de apresentarem crescimento limitado, essas lesões podem atingir grandes dimensões (FIG. 5.1.3). Quando em contato com a área chapeável da prótese, as lesões exibem formato achatado, sendo denominadas pólipos fibroepiteliais (FIG. 5.1.4). As lesões não associadas à prótese localizam-se principalmente na mucosa jugal, na linha de mordida (FIG. 5.1.5), e menos

HIPERPLASIA FIBROSA

É uma lesão hiperplásica reacional caracterizada pela proliferação de fibroblastos com deposição de matriz extracelular.

comumente na gengiva inserida vestibular, embora possam estar localizadas em qualquer região da mucosa bucal submetida a trauma (FIGS. 5.1.6 / 5.1.7). As lesões são geralmente assintomáticas, de crescimento lento, consistência firme e recobertas por mucosa íntegra e de coloração normal. Quando presentes ulcerações secundárias, a dor pode ser um sintoma importante (FIG. 5.1.5). A principal hipótese de diagnóstico para lesões nodulares em contato com borda de próteses mal-adaptadas é hiperplasia fibrosa, embora o exame anatomopatológico seja imprescindível para o diagnóstico. Lesões localizadas na gengiva inserida apresentam como principais diagnósticos diferenciais granuloma piogênico (GP), fibroma ossificante periférico (FOP), lesão periférica de células gigantes (LPCG) e neoplasias mesenquimais benignas. Quando localizadas em outras áreas da mucosa bucal, o diagnóstico diferencial deve considerar principalmente as neoplasias mesenquimais e glandulares.

A conduta para estabelecimento do diagnóstico e tratamento envolve não apenas a realização de biópsia, mas também a remoção dos fatores irritativos causais, por meio da substituição ou ajuste da prótese, orientação quanto ao abandono do hábito de morder a mucosa ou controle do biofilme e de cálculos dentais. Na maioria das vezes, está indicada biópsia excisional. Entretanto, em caso de lesões extensas ou quando há suspeita de neoplasia maligna, uma biópsia incisional pode ser indicada.

O exame anatomopatológico da hiperplasia fibrosa mostra fragmento de mucosa bucal, revestida por epitélio estratificado pavimentoso que pode exibir hiperplasia, acantose, exocitose leucocitária, atrofia e ulceração. Na lâmina própria, observa-se tecido conectivo fibroso denso celularizado com intensidade variada de infiltrado inflamatório predominantemente mononuclear (FIG. 5.1.8). A hiperplasia do tecido conectivo fibroso é a responsável pelo volume da lesão.

Após remoção completa da lesão, recorrências podem ser observadas, principalmente nos casos onde os fatores irritativos causais permaneçam.

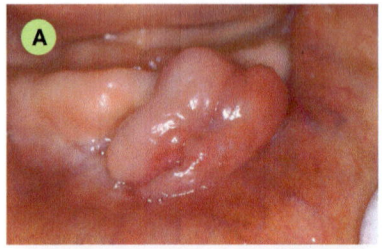

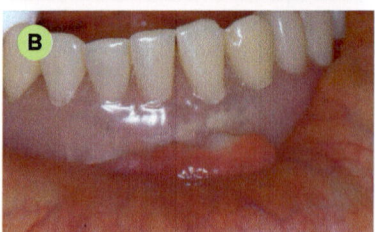

Figura 5.1.1 – (A-B) Hiperplasia fibrosa no fórnice mandibular anterior causada pelo uso de prótese total removível mal adaptada. Nota-se que o nódulo bilobulado envolve a borda da prótese. (Cortesia do Departamento de Odontologia PUC Minas [DO/PUC Minas])

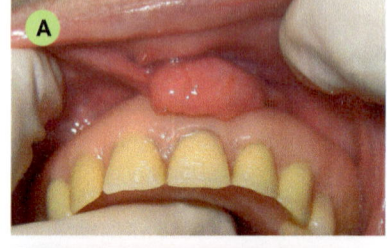

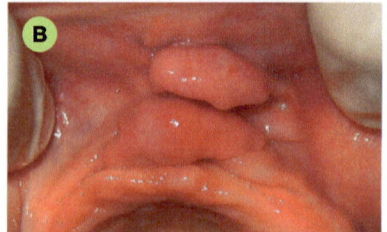

Figura 5.1.2 – (A-B) Hiperplasia fibrosa associada à prótese total removível superior. Aspecto clínico nodular lobulado da hiperplasia fibrosa. (Cortesia do DO/PUC Minas)

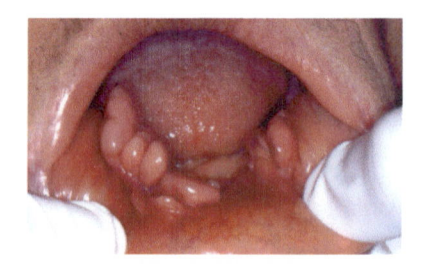

Figura 5.1.3 – Extensa hiperplasia fibrosa na mucosa do rebordo alveolar inferior edêntulo de paciente idosa, causada pelo uso contínuo de prótese total removível mal adaptada. (Cortesia do DO/PUC Minas)

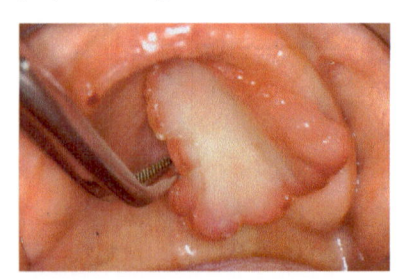

Figura 5.1.4 – Pólipo fibroepitelial pediculado, recobrindo grande parte do palato duro, sob prótese total removível superior mal adaptada. (Cortesia do DO/PUC Minas)

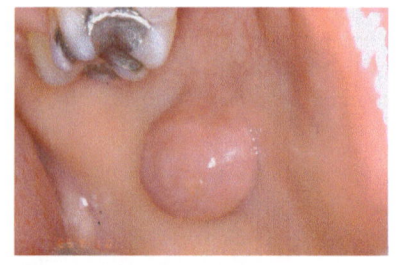

Figura 5.1.5 – Hiperplasia fibrosa na mucosa jugal, apresentando-se como nódulo séssil. Nota-se pequena ulceração decorrente de trauma por mordida, a qual gerava sintomatologia dolorosa. (Cortesia do DO/PUC Minas)

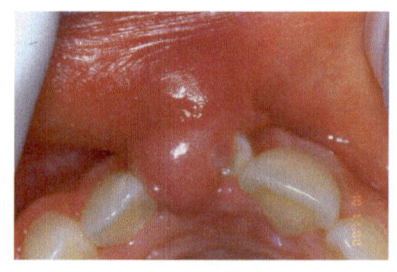

Figura 5.1.6 – Hiperplasia fibrosa em mucosa labial superior de criança causada pelo hábito de sucção em região de dente com coroa fraturada. (Cortesia do DO/PUC Minas)

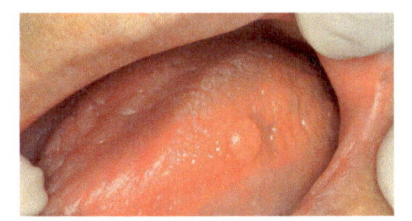

Figura 5.1.7 – Nódulo séssil de coloração semelhante à mucosa normal em borda lateral de língua, causado pelo hábito de mordida, diagnosticado histopatologicamente como hiperplasia fibrosa. (Cortesia do DO/PUC Minas)

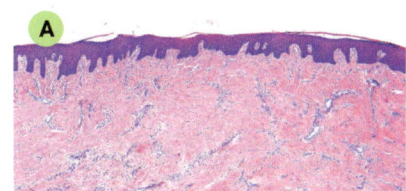

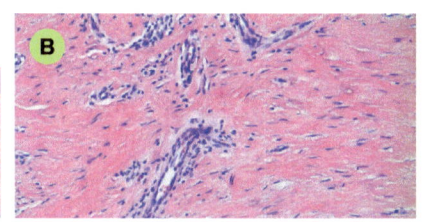

Figura 5.1.8 – (A-B) Aspecto histopatológico da hiperplasia fibrosa mostrando fragmento de mucosa bucal, revestida por epitélio estratificado pavimentoso paraceratinizado, exibindo hiperplasia e acantose. Na lâmina própria observa-se tecido conectivo fibroso celularizado, densamente colagenizado, com escasso infiltrado inflamatório mononuclear. (HE, 40X e 200X) (Cortesia do DO/PUC Minas)

GRANULOMA PIOGÊNICO

A localização preferencial do granuloma piogênico (GP) na mucosa bucal é a gengiva inserida, embora lesões possam ocorrer em outras áreas da boca, como dorso de língua, mucosa jugal e labial. O GP acomete indivíduos de várias idades, com predileção por adultos jovens do sexo feminino. Sua etiologia envolve geralmente acúmulo de biofilme bacteriano ou cálculo dental, para lesões em gengiva, ou traumatismo, para aquelas em outros sítios. A inflamação desencadeada por esses agentes gera produção de mediadores químicos que estimulam a angiogênese.

Clinicamente, as lesões apresentam-se como pápulas ou nódulos sésseis ou pediculados, de consistência firme e coloração geralmente avermelhada, podendo exibir sangramento ao toque e áreas de ulceração, bem como sintomatologia dolorosa **(FIGS. 5.1.9 / 5.1.10)**. Frequentemente, as lesões gengivais surgem a partir da papila interdental vestibular, podendo se estender para a face lingual ou palatina **(FIG. 5.1.11)**. Algumas lesões exibem crescimento rápido, podendo ser confundidas com neoplasias malignas. Em gestantes, as alterações hormonais interferem no processo de angiogênese, predispondo à ocorrência do GP na mucosa bucal **(FIG. 5.1.12)**.

Para diagnóstico e tratamento, deve-se realizar biópsia, geralmente excisional, além da remoção dos fatores irritativos causais, como biofilme e cálculos dentais, para as lesões gengivais. Nas demais localizações, deve-se remover o traumatismo associado. Quando há suspeita de lesão vascular benigna, manobras como diascopia devem ser consideradas antes da realização de biópsia.

Ao exame anatomopatológico, o GP mostra fragmento de mucosa bucal, revestida por epitélio estratificado pavimentoso, que pode exibir hiperplasia, acantose, atrofia, exocitose leucocitária e ulceração. Na lâmina própria, observa-se tecido conectivo fibroso celularizado e numerosas células endoteliais, por vezes dispostas em padrão lobular, formando espaços vasculares de tamanho e formato variados. Infiltrado inflamatório mononuclear de intensidade variável encontra-se frequentemente permeando células endoteliais **(FIG. 5.1.13)**. Células inflamatórias polimorfonucleares também podem ser observadas, geralmente associadas às áreas de ulceração.

Recorrências são frequentemente observadas, principalmente nos casos onde os fatores irritativos associados não são adequadamente eliminados.

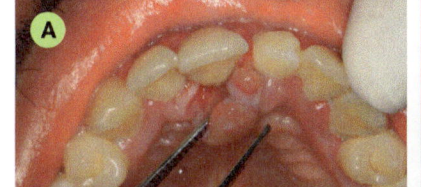

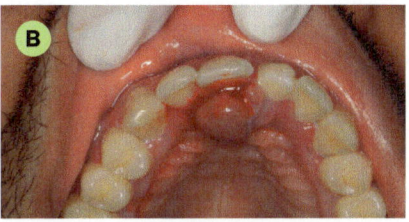

GRANULOMA PIOGÊNICO

É uma lesão hiperplásica reacional, caracterizada pela proliferação de células endoteliais e pela formação de vasos sanguíneos.

LEMBRETE

Os principais diagnósticos diferenciais do GP em gengiva são LPCG, hiperplasia fibrosa, FOP e neoplasias mesenquimais benignas. Lesões vasculares benignas e neoplasias malignas também devem ser consideradas.

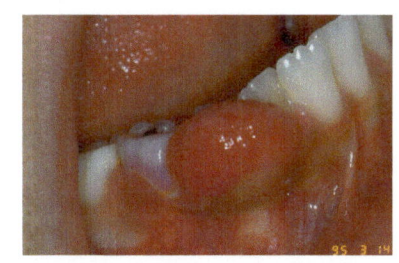

Figura 5.1.9 – Granuloma piogênico em criança com dentição mista, mostrando-se como nódulo séssil de cor avermelhada na gengiva vestibular anterior inferior, com extensa área de ulceração. (Cortesia do DO/PUC Minas)

Figura 5.1.10 – (A-B) GP na gengiva palatina dos incisivos, apresentando-se como nódulo pediculado com superfície ulcerada. Observa-se sangramento ao toque. (Cortesia do DO/PUC Minas)

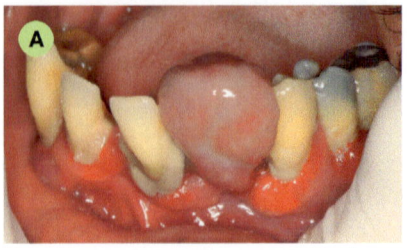

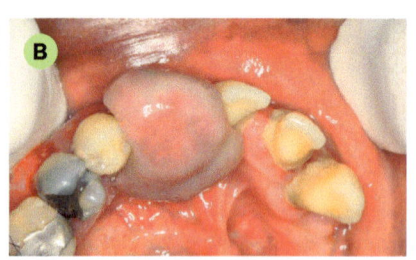

Figura 5.1.11 – (A-B) GP em paciente com higienização dentária deficiente e grande acúmulo de biofilme e cálculo dental. Observe que a lesão nodular estende-se da gengiva vestibular à gengiva lingual dos incisivos, recobrindo coroas dentais. (Cortesia do DO/PUC Minas)

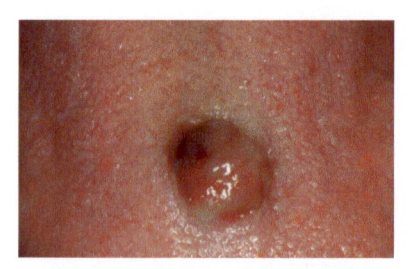

Figura 5.1.12 – GP em dorso de língua em gestante, exibindo ulceração e área de hemorragia. (Cortesia do DO/PUC Minas)

Figura 5.1.13 – (A-B) Aspecto histopatológico do GP mostrando lesão nodular revestida por epitélio estratificado pavimentoso paraceratinizado, exibindo hiperplasia e acantose. (A) Observa-se tecido conectivo fibroso celularizado contendo numerosos vasos sanguíneos. (B) Observam-se numerosas células endoteliais formando espaços vasculares associados a células inflamatórias mononucleares. (HE, 40X e 400X) (Cortesia do DO/PUC Minas)

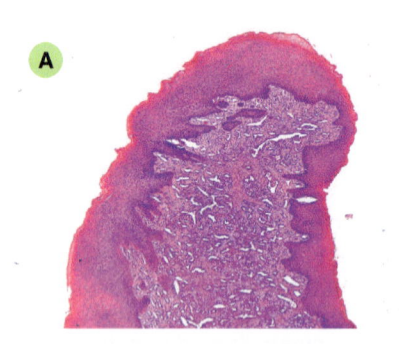

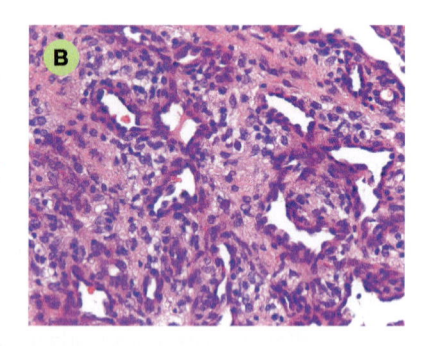

FIBROMA OSSIFICANTE PERIFÉRICO

FIBROMA OSSIFICANTE PERIFÉRICO

Anteriormente denominado fibroma cemento-ossificante periférico, é uma lesão hiperplásica reacional, caracterizada pela proliferação de células mesenquimais com capacidade de deposição de colágeno, matriz óssea e estruturas mineralizadas semelhantes ao cemento.

O fibroma ossificante periférico (FOP) é caracterizado pela proliferação de células mesenquimais com capacidade de deposição de colágeno, matriz óssea e estruturas mineralizadas semelhantes ao cemento. Acredita-se que essas células são originadas a partir de células indiferenciadas do periósteo ou do ligamento periodontal, ocorrendo dessa forma exclusivamente na gengiva. Embora apresente nomenclatura semelhante, essa lesão não representa a contraparte periférica do fibroma ossificante central, uma lesão fibro-óssea benigna de natureza neoplásica. A etiopatogênese do FOP ainda é incerta, embora provavelmente estejam envolvidos fatores irritativos locais, como acúmulo de biofilme e cálculo dental. A lesão acomete principalmente adolescentes e adultos jovens, com predileção pelo sexo feminino.

Clinicamente, as lesões apresentam-se como pápulas ou nódulos sésseis ou pediculados, de consistência firme, coloração geralmente semelhante à da mucosa normal e crescimento lento, por vezes exibindo áreas de ulceração com sintomatologia dolorosa **(FIGS. 5.1.14 / 5.1.15)**. Entre os diagnósticos diferenciais, podem-se incluir GP, hiperplasia fibrosa, LPCG e neoplasias mesenquimais benignas.

Radiografias periapicais podem mostrar estruturas radiopacas no interior da lesão, contribuindo para estruturação das hipóteses diagnósticas. Para determinação do diagnóstico é essencial a realização de exame anatomopatológico.

Microscopicamente, o FOP mostra fragmento de mucosa bucal, revestido por epitélio estratificado pavimentoso, que pode exibir hiperplasia, acantose, atrofia, exocitose leucocitária e ulceração. Na lâmina própria, observa-se tecido conectivo fibroso apresentando numerosas células mesenquimais fusiformes ou ovoides, permeadas por trabéculas de osso (imaturo ou lamelar) e material mineralizado ovoide e basofílico semelhante à cemento **(FIGS. 5.1.16 - 5.1.18)**.

O tratamento consiste na excisão cirúrgica conservadora, acompanhada da remoção dos possíveis fatores irritativos locais, principalmente por meio de raspagem dos dentes adjacentes. As recidivas são pouco frequentes.

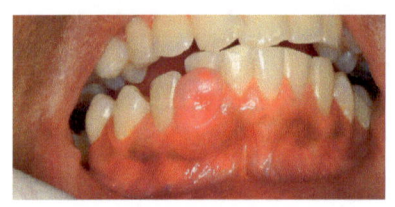

Figura 5.1.14 – FOP representado por nódulo em gengiva vestibular exibindo áreas de ulceração. (Cortesia do DO/PUC Minas)

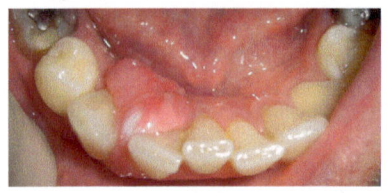

Figura 5.1.15 – FOP estendendo-se da gengiva inserida lingual à vestibular, entre incisivo lateral e canino inferiores. (Cortesia do DO/PUC Minas)

Figura 5.1.16 – (A-B) Aspecto histopatológico do FOP mostrando fragmento de mucosa bucal, revestido por epitélio estratificado pavimentoso paraceratinizado exibindo hiperplasia. Na lâmina própria, observa-se tecido conectivo fibroso densamente celularizado contendo estruturas mineralizadas. (HE, 40X e 200X)

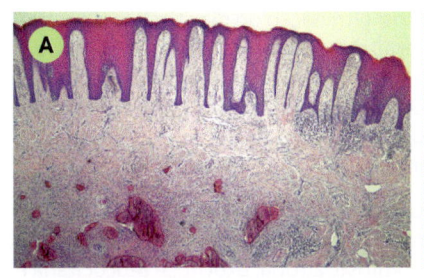

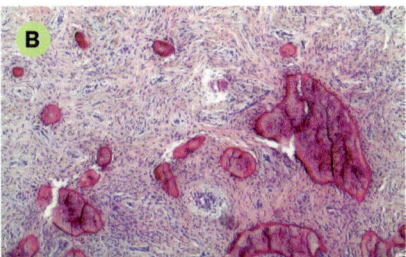

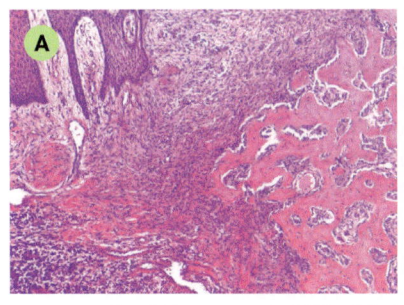

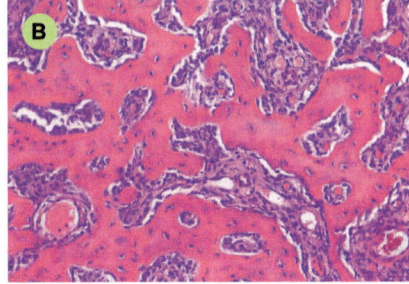

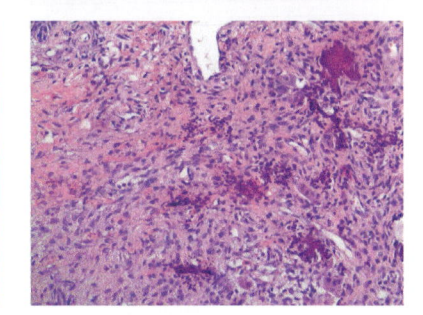

Fig. 5.1.17 – (A-B) Fragmento de FOP exibindo trabéculas ósseas irregulares em meio à proliferação de células mesenquimais. (HE, 40X e 200X) (Cortesia do DO/PUC Minas)

Figura 5.1.18 – Aspecto histopatológico do FOP mostrando células mesenquimais fusiformes e ovoides permeadas por depósitos de material mineralizado basofílico cementoide de formato arredondado ou irregular. (HE, 200X) (Cortesia do DO/PUC Minas)

LESÃO PERIFÉRICA DE CÉLULAS GIGANTES

A lesão periférica de células gigantes (LPCG) é caracterizada pela presença de numerosas células gigantes multinucleadas em meio a células mononucleares. As células gigantes exibem características de osteoclastos e, entre as células mononucleares, podem-se encontrar células osteoblásticas e precursoras de osteoclastos. As lesões ocorrem exclusivamente na gengiva ou mucosa do rebordo alveolar edêntulo e acometem indivíduos em ampla faixa etária, com discreta predileção pelo sexo feminino.

As características fenotípicas de suas células e os aspectos histológicos da LPCG são idênticos aos da lesão central de células gigantes, que ocorre no interior dos ossos maxilares. Por isso, acredita-se que a lesão periférica seja a contrapartida, em tecidos moles, da lesão central de células gigantes. Embora sua etiologia ainda não seja bem conhecida, acredita-se que fatores irritativos locais possam estar associados. Estudos imunoistoquímicos têm mostrado que algumas células mononucleares da lesão produzem mediadores envolvidos na angiogênese e na osteoclastogênese e que parte das células mononucleares exibe fenótipo de precursores de osteoclastos. Dessa forma, a patogênese da LPCG parece envolver a estimulação da angiogênese e a formação de células semelhantes a osteoclastos a partir de células mononucleares.

A LPCG apresenta-se clinicamente como pápula ou nódulo, séssil ou pediculado, de consistência firme, exibindo coloração geralmente azul-arroxeada, podendo mostrar áreas de ulceração **(FIGS. 5.1.19 / 5.1.20A)**. As lesões geralmente apresentam crescimento lento e, em alguns casos, o exame radiográfico pode mostrar reabsorção do osso alveolar subjacente, geralmente em forma de taça **(FIG. 5.1.20B)**.

Os principais diagnósticos diferenciais são GP, hiperplasia fibrosa, FOP e neoplasias mesenquimais benignas. Da mesma forma que para o GP, lesões vasculares benignas e neoplasias malignas também devem ser consideradas no diagnóstico diferencial.

LESÃO PERIFÉRICA DE CÉLULAS GIGANTES

Também denominada granuloma periférico de células gigantes, é uma lesão hiperplásica reacional, caracterizada pela presença de numerosas células gigantes multinucleadas em meio a células mononucleares.

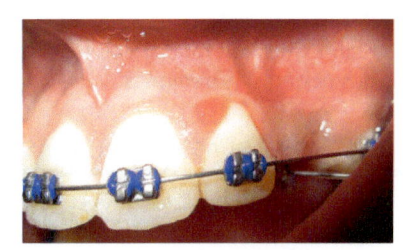

Figura 5.1.19 – Aspecto papular de LPCG na gengiva inserida vestibular, em fase inicial de desenvolvimento. (Cortesia do DO/PUC Minas)

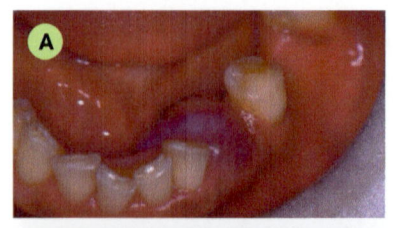

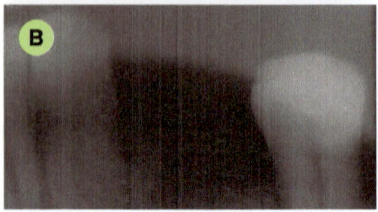

Figura 5.1.20 – (A) LPCG mostrando-se como nódulo séssil de cor arroxeada, com área de ulceração, localizado na mucosa do rebordo alveolar inferior, em área edêntula. (B) Radiografia periapical da região mostra reabsorção óssea superficial no rebordo alveolar subjacente à lesão. (Cortesia do DO/PUC Minas)

Figura 5.1.21 – (A-B) Características histopatológicas da LPCG, mostrando fragmento de mucosa revestida por epitélio estratificado pavimentoso paraceratinizado, exibindo acantose e hiperplasia. Na lâmina própria, observa-se delgada faixa de tecido conectivo fibroso celularizado, localizada entre o revestimento epitelial e a lesão. Nota-se a presença de áreas de hemorragia e de deposição do pigmento de cor castanha hemossiderina. (HE, 40X e 200X) (Cortesia do DO/PUC Minas)

A determinação do diagnóstico e o tratamento envolvem realização de biópsia e remoção dos possíveis fatores irritativos causais. Lesões menores podem ser submetidas à biópsia excisional com curetagem do osso subjacente. Em lesões de tamanho maior, principalmente quando neoplasias malignas são consideradas no diagnóstico diferencial, pode-se optar pela realização de biópsia incisional para confirmação do diagnóstico previamente à excisão cirúrgica total.

O exame anatomopatológico da LPCG mostra fragmento de mucosa bucal revestida por epitélio estratificado pavimentoso que pode exibir hiperplasia, acantose, atrofia, exocitose leucocitária e ulceração. Na lâmina própria superficial observa-se delgada faixa de tecido conectivo fibroso celularizado, podendo conter infiltrado inflamatório mononuclear de intensidade variada. Em plano mais profundo, observam-se numerosas células gigantes multinucleadas, de tamanhos e formatos variados, permeadas por células mononucleares de morfologia ovoide ou fusiforme, além de vasos sanguíneos **(FIG. 5.1.21)**. Frequentemente são observadas áreas de hemorragia e depósitos de hemossiderina, além de células inflamatórias mononucleares. Ocasionalmente, podem ser detectadas áreas de formação óssea.

As recorrências são pouco frequentes após tratamento cirúrgico para LPCG. Nesses casos, deve ser realizada nova excisão cirúrgica com remoção dos possíveis fatores irritativos locais associados.

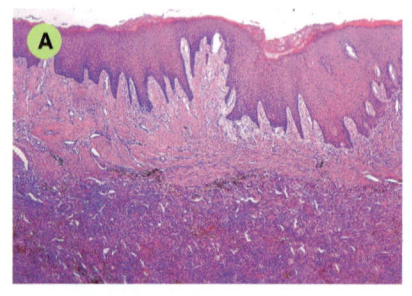

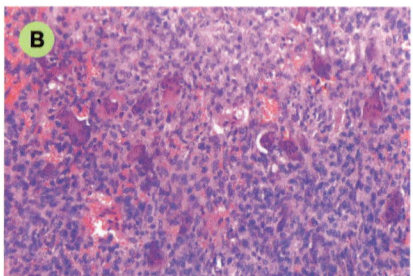

5.2 Neoplasias benignas

MANOELA DOMINGUES MARTINS
VINICIUS COELHO CARRARD

OBJETIVOS DE APRENDIZAGEM

- Estudar as neoplasias benignas e como elas se apresentam clinicamente na região da boca
- Conhecer o tratamento, o diagnóstico diferencial e os locais das neoplasias benignas

NEOPLASIAS BENIGNAS

Lesões cujo crescimento excede o dos tecidos normais e não está coordenado com eles, persistindo da mesma maneira excessiva após o término do estímulo que evocou o seu aparecimento.

As neoplasias benignas diferem-se das lesões reacionais abordadas anteriormente, que cessam seu crescimento quando o fator desencadeador é removido.

Em boca, as neoplasias benignas constituem um grupo variado de lesões de significativa importância clínica, tendo em vista que algumas lesões podem exibir elevada prevalência. Clinicamente, apresentam-se como nódulos de localização superficial ou profunda, com crescimento lento e expansivo. São indolores, mostram limites bem definidos devido à presença de cápsula fibrosa e não são associados à linfadenopatia. Do ponto de vista microscópico, mostram células bem diferenciadas, que lembram o tecido de origem tanto morfológica como funcionalmente, além de apresentarem baixo índice mitótico. A principal forma de tratamento dessas lesões é a enucleação total.

Geralmente, a denominação das neoplasias benignas é definida a partir de um prefixo que se refere à célula que deu a origem ao tumor combinado ao sufixo "oma". Por exemplo: origem fibroblástica (fibroma), células musculares esqueléticas (rabdomioma), adipócitos (lipoma). Neste capítulo, abordaremos as principais neoplasias benignas que acometem a cavidade oral.

FIBROMA

Comumente, esse tumor é confundido com crescimentos teciduais de natureza inflamatória/reacional. Em função disso, com alguma frequência, termos como "fibroma traumático", "fibroma de irritação" e "pólipo fibroepitelial" são mal-empregados para se referir a essa lesão. Embora não haja consenso, alguns autores recomendam que o termo "fibroma" seja utilizado apenas para casos em que a participação de agente irritativo/traumático esteja descartada, pois fibroma verdadeiro seria uma lesão de causa desconhecida. Devido à controvérsia com relação aos critérios diagnósticos, a real frequência das lesões é desconhecida.

O fibroma mostra predileção por mulheres, sendo o pico de ocorrência a sexta década de vida. As localizações preferenciais são língua, mucosa jugal e mucosa labial. Clinicamente, mostra-se como nódulos indolores solitários bem delimitados, móveis, de base séssil ou pediculada, consistência firme e formato geralmente arredondado (FIGS. 5.2.1 / 5.2.2). Do ponto de vista microscópico, exibe fibroblastos jovens de núcleos volumosos entremeados por fibras colágenas grosseiras dispostas em várias direções, sendo difícil a distinção da hiperplasia fibrosa inflamatória. O tratamento indicado para essas lesões é a excisão cirúrgica simples. Recorrências são raras, e o prognóstico é excelente.

Outro tipo de fibroma que vem sendo descrito na literatura é o **fibroma de células gigantes**, cuja natureza é incerta. A média dos pacientes afetados costuma variar entre 30 e 40 anos. Os sítios bucais preferenciais são gengiva e língua. A lesão se apresenta como nódulo pediculado ou séssil assintomático, de consistência firme, coloração semelhante à da mucosa clinicamente normal e superfície que pode ser lobulada. Os fibromas de células gigantes microscopicamente se caracterizam pela presença de estroma de fibras colágenas por vezes imaturas, presença de células gigantes estreladas com um ou dois núcleos que se misturam com fibroblastos jovens e ausência de inflamação. Células gigantes multinucleadas podem ser vistas ocasionalmente. Em alguns casos, o epitélio de revestimento apresenta hiperplasia. As lesões são tratadas por meio de excisão cirúrgica, e não se observa recidiva (FIG. 5.2.3).

FIBROMA
É uma neoplasia de origem fibroblástica controversa e de causa desconhecida.

ATENÇÃO
Comumente, o fibroma é confundido com crescimentos teciduais de natureza inflamatória/reacional.

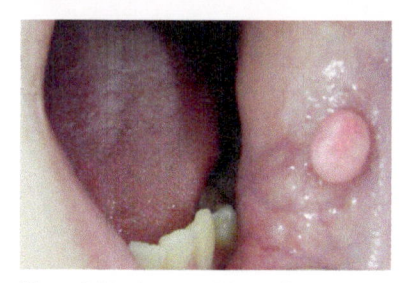

Figura 5.2.1 – Aspecto clínico do fibroma. Nota-se lesão papular de base pediculada e coloração rósea localizada na mucosa jugal. (Cortesia da Faculdade de Odontologia da Universidade Federal do Rio Grande do Sul – FO/UFRGS)

Figura 5.2.2 – Fibroma. Em pequeno aumento, observa-se fragmento de mucosa oral com deposição de tecido conectivo fibroso revestido por epitélio estratificado pavimentoso paraceratinizado hiperplásico. (HE, 40X)

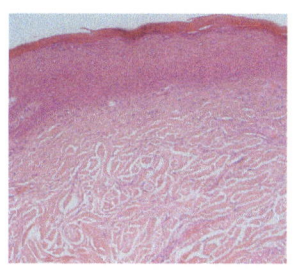

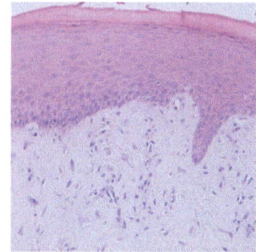

Figura 5.2.3 – Fibroma. Em maior aumento, mostrando fibras colágenas grosseiras e bem coradas dispostas em diferentes direções entremeadas por fibroblastos jovens. (HE, 100X)

LIPOMA

Lipomas são lesões comuns, com 15 a 20% dos casos envolvendo a região da cabeça e do pescoço e somando de 1 a 5% de todos os tumores benignos observados na boca. Embora não haja consenso, alguns autores afirmam haver predileção por indivíduos do sexo masculino. Os sítios orais mais afetados incluem a mucosa jugal, lábio, assoalho e língua. A média dos pacientes afetados é 51,9 anos, mas uma ampla faixa da população é acometida (9 a 92 anos).

Os lipomas costumam ser assintomáticos, com crescimento lento e duração que varia de alguns meses a 30 anos. Clinicamente, apresentam-se como nódulos circunscritos, móveis, de limites bem definidos e consistência borrachoide (FIG. 5.2.4). O tamanho das lesões varia de alguns milímetros até 10 cm, mas a maior parte dos casos oscila em torno dos 2 cm. A coloração das lesões é

LIPOMA
Tumor benigno, de tecido adiposo maduro, com etiologia desconhecida.

semelhante à da mucosa normal adjacente, mas as lesões mais superficiais podem apresentar coloração amarelada devido à visualização do tecido adiposo por transparência. Entre os principais diagnósticos diferenciais, estão incluídas outras neoplasias mesenquimais benignas, como fibroma, leiomioma e lesões benignas de origem neural. Dependendo da localização, neoplasias de glândulas salivares, cisto dermoide, cisto epidermoide e cisto linfoepitelial oral também podem ser considerados.

Em alguns casos, a consistência e a coloração das lesões são sugestivas, mas o diagnóstico definitivo só pode ser estabelecido a partir da biópsia excisional seguida do exame histopatológico. Microscopicamente, a lesão caracteriza-se pela presença de lóbulos de adipócitos maduros de tamanhos variáveis, separados por septos delgados de tecido conectivo fibroso (FIGS. 5.2.5 / 5.2.6). Algumas variantes microscópicas podem apresentar um componente fibroso (fibrolipoma) ou vascular (angiolipoma) mais exuberante. Outra possibilidade é a presença de áreas de metaplasia condroide (lipoma condroide). O comportamento das lesões não parece sofrer influência dessas variações microscópicas. O tratamento de escolha é a excisão cirúrgica, sendo o prognóstico excelente e as recorrências raras.

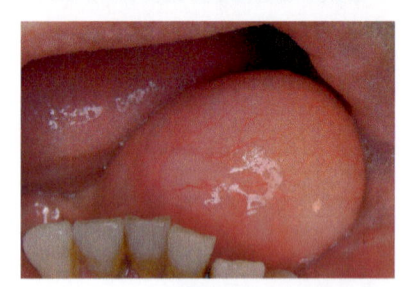

Figura 5.2.4 – Lipoma. Nódulo pediculado, localizado em assoalho com superfície íntegra e coloração discretamente amarelada. Vasos sanguíneos são evidenciados na superfície da lesão devido ao crescimento compressivo. (Cortesia da Dra. Maria Cristina Munerato)

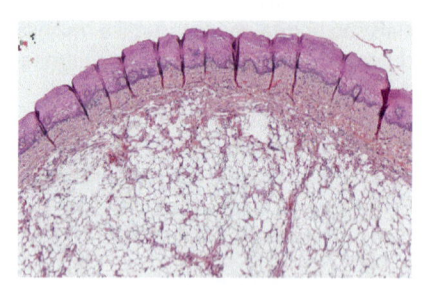

Figura 5.2.5 – Os cortes histológicos em pequeno aumento revelam lóbulos de adipócitos separados por delicados septos conectivos circundados por cápsula fibrosa. O epitélio de superfície é do tipo estratificado pavimentoso e não apresenta alterações significativas. (HE, 40X)

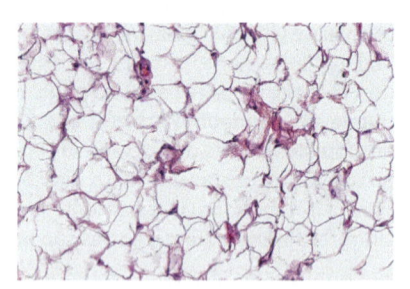

Figura 5.2.6 – Em maior aumento, podem ser observados adipócitos bem diferenciados de volume variável e discretos capilares. (HE, 200X)

SCHWANOMA

SCHWANOMA

Também conhecido como neurilenoma, neurinoma ou fibroma perineural, o schwanoma é um tumor benigno neural, originado das células de Schwann da bainha de nervos periféricos, cranianos ou autônomos.

LEMBRETE

O schwanoma pode ocorrer em qualquer idade, sem predileção por sexo. O sítio intraoral mais frequente é a língua.

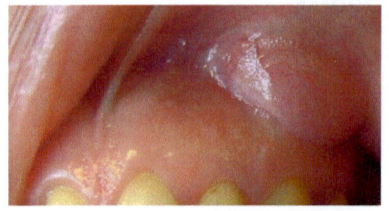

Figura 5.2.7 – Aspecto clínico do schwanoma. Nota-se nódulo submucoso recoberto por mucosa íntegra em fundo de vestíbulo na maxila, lado esquerdo.
Fonte: Martins e colaboradores.[1]

A etiologia do schwanoma é desconhecida, mas tais tumores surgem geralmente em associação com um tronco nervoso nas camadas mais profundas dos tecidos moles. Essa neoplasia tem predileção por cabeça e pescoço, onde um terço dos casos é relatado, porém as lesões intraorais são mais raras. Pode ocorrer em qualquer idade, sem predileção por sexo. O sítio intraoral mais frequente é a língua. Casos de schwanoma intraósseos foram descritos e podem estar associados a parestesia e dor.

Clinicamente, em geral o schwanoma manifesta-se como nódulo solitário, assintomático, de crescimento lento, bem delimitado, de coloração semelhante à da mucosa adjacente (FIG. 5.2.7). Dor e parestesia são relatados eventualmente. Considerando esses aspectos clínicos e dependendo do local da lesão, o diagnóstico diferencial deve incluir lesões reacionais ou outras lesões tumorais benignas, como hiperplasia fibrosa inflamatória, fibroma, lipoma, neurofibroma ou neoplasias de glândulas salivares. Exames de imagem geralmente não se fazem necessários. Nas lesões muito extensas e profundas, pode ser realizada tomografia computadorizada com janela para tecidos moles, ultrassonografia ou ressonância magnética, para observar a real extensão do tumor e a relação com estruturas adjacentes. O diagnóstico definitivo requer a realização de biópsia, geralmente excisional, e análise microscópica do espécime cirúrgico.

Os aspectos microscópicos do schwanoma mostram uma proliferação benigna de células fusiformes geralmente circunscrita por cápsula fibrosa (FIG. 5.2.8). As células tumorais podem estar dispostas em dois padrões: áreas hipercelulares denominadas de padrão tipo Antoni-A e áreas hipocelulares denominadas de padrão tipo Antoni-B (FIG. 5.2.9). No tipo Antoni-A, as células fusiformes podem ter uma aparência em paliçada, dispostas em torno de áreas eosinofílicas, formando os chamados corpos Verocay. No tipo Antoni-B, as células e fibras estão dispostas de forma desordenada. O diagnóstico diferencial microscópico deve ser feito com outras lesões compostas por células fusiformes, como neurofibroma, miofibroma e leiomioma. Em adição à análise morfológica, o diagnóstico pode ser confirmado por imuno-histoquímica pela marcação intensa para a proteína S-100 (FIG. 5.2.10).

O tratamento envolve a excisão cirúrgica conservadora, sem necessidade de uma margem de segurança. A recorrência é rara, e o prognóstico, favorável.

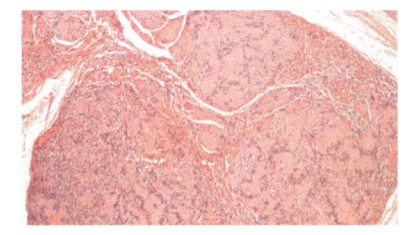

Figura 5.2.8 – Aspecto microscópico do schwanoma. Observa-se proliferação de células fusiformes bem delimitada por delgada cápsula fibrosa. (HE, 40X)

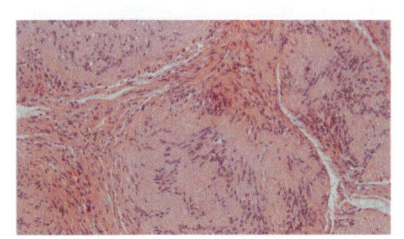

Figura 5.2.9 – Em maior aumento as células tumorais do schwanoma mostram aspecto fusiforme e encontram-se arranjadas em paliçada contornando áreas eosinofílicas que caracterizam os corpos Verocay - padrão tipo Antoni–A. (HE, 100X)

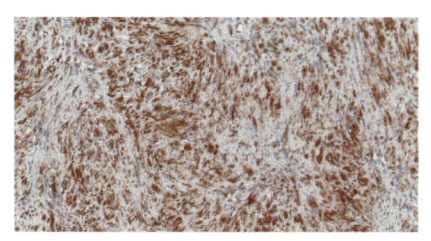

Figura 5.2.10 – Células tumorais demonstrando imunomarcação pela proteína S-100, indicando diferenciação neural do tumor. (LSAB, 100X)

NEUROFIBROMA

Acredita-se que o neurofibroma seja constituído por células de Schwann, células perineurais e quantidades variadas de colágeno maduro.

Clinicamente, pode ocorrer de forma isolada (solitário), quando não associado a nenhuma síndrome, ou múltipla, quando associado à Doença de von Recklinghausen, mais conhecida como neurofibromatose tipo 1 (NF-1), ou à neoplasia endócrina múltipla tipo III.

O neurofibroma solitário em boca não associado a síndromes possui uma baixa incidência. Clinicamente, manifesta-se como lesão nodular, séssil, móvel, de crescimento lento e geralmente indolor (FIG. 5.2.11). Eventualmente, apresenta dor ou parestesia devido à compressão nervosa. Os principais sítios intraorais são língua, mucosa jugal e lábios. Ampla faixa etária pode ser observada nos casos de neurofibroma solitário. Os casos associados à NF-1 afetam principalmente indivíduos entre 20 e 40 anos, podendo ser múltiplos, profundos e viscerais. O exame complementar mais indicado para o estabelecimento do diagnóstico é a biópsia seguida de exame histopatológico, mas, eventualmente, algumas lesões necessitam de exames de imagem para determinar sua extensão.

Do ponto de vista microscópico, os neurofibromas solitários ou associados a síndromes são bastante semelhantes. Caracterizam-se como lesões heterogêneas com células fusiformes alongadas, núcleo ondulado ou em forma de vírgula dentro de uma matriz mixoide constituída por fibras de colágeno dispersas e delicadas, além de número variável de mastócitos (FIGS. 5.2.12 / 5.2.13). A imuno-histoquímica pode auxiliar na distinção de outros tumores, principalmente os de aspecto fusiforme, tais como leiomioma, fibroma, miofibroma e schwanoma. A reação negativa para desmina e HHF-35 (actina músculo-específica) exclui lesões musculares, enquanto a positividade para proteína S-100 indica lesão neural (schwanoma ou neurofibroma). Normalmente, a marcação para S-100 é mais heterogênea nos neurofibromas quando comparada aos schwanomas, visto que os neurofibromas mostram uma mistura de células neurais (positivas para S-100) e fibroblastos (negativos para S-100).

A excisão cirúrgica simples é o método de tratamento de eleição para os neurofibromas solitários. Recidivas e malignização são incomuns. Entretanto, visto que

NEUROFIBROMA

É o tumor benigno de origem neural mais frequente na região de cabeça e pescoço.

LEMBRETE

Os principais diagnósticos diferencias clínicos dos neurofibromas solitários são hiperplasia fibrosa inflamatória, fibroma, lipoma e schwanoma.

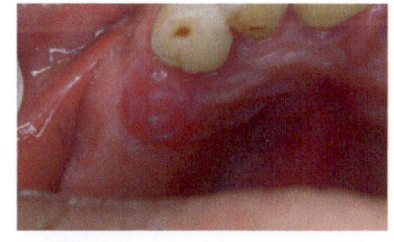

Figura 5.2.11 – Aspecto clínico de neurofibroma. Lesão nodular vegetante, de base séssil situada em rebordo alveolar em maxila do lado direito. (Cortesia da Dra. Maria Cristina Munerato)

neurofibromas isolados em cavidade oral são raros, torna-se importante a realização de uma avaliação clínica minuciosa para investigar a possível associação com a NF-1. Normalmente, os portadores de NF-1 mostram neurofibromas solitários em boca, mas múltiplos tumores podem ocorrer na pele, principalmente na face, tronco e extremidades. O diagnóstico clínico presuntivo de NF-1 é feito com base em critérios clínicos. As três principais manifestações são neurofibromas, manchas café com leite em pele e nódulos de Lisch (hamartomas pigmentados e elevados na superfície da íris), que ocorrem em mais de 90% dos casos.

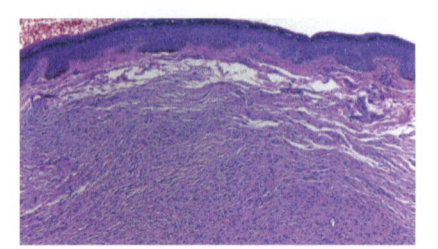

Figura 5.2.12 – O aspecto microscópico do neurofibroma mostra proliferação de células fusiformes alongadas sem cápsula fibrosa delimitando a lesão. (HE, 100X) (Cortesia do Dr. Fábio Ramoa Pires)

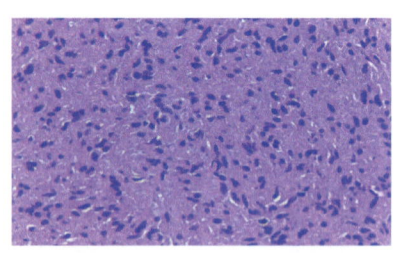

Figura 5.2.13 – Em maior aumento, observa-se células com núcleo ondulado entremeadas por matriz de colágeno delicada. (HE, 400X) (Cortesia do Dr. Fábio Ramoa Pires)

TUMOR DE CÉLULAS GRANULARES

TUMOR DE CÉLULAS GRANULARES

É uma neoplasia benigna incomum de origem neural que pode ocorrer em qualquer parte do corpo.

Inicialmente, o tumor de células granulares (TCG) foi chamado de mioblastoma de células granulares, pois acreditava-se que tivesse origem em células musculares. Porém, com o advento da imuno-histoquímica, pode-se observar positividade para a proteína S-100 e determinar a histogênese a partir de tecido neural.

A região de cabeça e pescoço está envolvida em aproximadamente 45 a 65% dos pacientes, dentre os quais 70% acometem a cavidade oral. O TCG ocorre mais frequentemente no sexo feminino, entre a quarta e a sexta década de vida. Clinicamente, manifesta-se como lesão nodular única, assintomática, de crescimento lento e coloração semelhante à da mucosa adjacente (**FIG. 5.2.14**). Frequentemente, essa lesão é bem delimitada, situada principalmente em língua ou mucosa jugal. Os principais diagnósticos diferenciais clínicos envolvem outros tumores benignos, como fibroma, lipoma, schwanoma, neurofibroma e leiomioma. Para a obtenção do diagnóstico definitivo é necessário realizar biópsia que, pelas características clínicas da lesão, em geral é excisional, seguida de análise microscópica.

Histologicamente, o tumor de células granulares caracteriza-se por uma proliferação de células que variam de aspecto poligonal, ovoide ou arrendondado, de citoplasma amplo, núcleo pequeno, redondo e hipercromático. O citoplasma contém uma substância granular eosinofílica abundante. Essas células podem

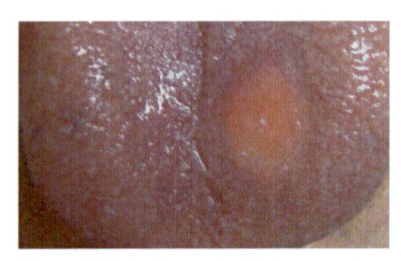

Figura 5.2.14 – Tumor de células granulares. Nódulo em dorso de língua.
Fonte: Curra e colaboradores.[2]

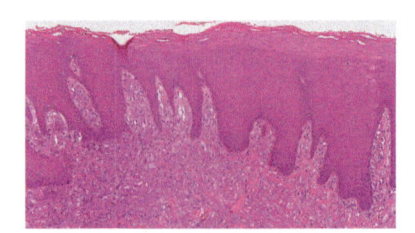

Figura 5.2.15 – TCG. Do ponto de vista microscópico, observa-se epitélio hiperplásico e células tumorais dispersas na lâmina própria. (HE, 100X)

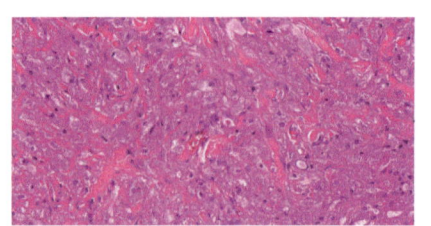

Figura 5.2.16 – O aspecto microscópico em maior aumento mostra células neoplásicas de citoplasma volumoso, eosinofílico e núcleo pequeno entremeadas por fibras colágenas. (HE, 400X)

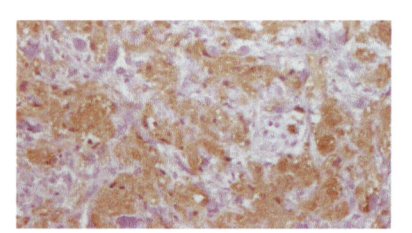

Figura 5.2.17 – As células tumorais demonstram imunomarcação intensa para proteína S-100. (LSAB, 400X)
Fonte: Curra e colaboradores.[2]

arranjar-se em ninhos, cordões ou lençol. Com frequência esses tumores não são encapsulados e parecem se infiltrar no tecido conectivo adjacente, mas possuem baixo índice mitótico (FIGS. 5.2.15 – 5.2.17). Por ser uma lesão neural, esse tumor mostra positividade para a proteína S-100 (FIG. 17). O epitélio de revestimento da mucosa na região da lesão pode exibir hiperplasia pseudoepiteliomatosa.

O tratamento do TCG é por meio da remoção cirúrgica, sendo as recidivas muito raras e causadas por remoção incompleta da lesão.

HEMANGIOMA

As lesões vasculares são muito comuns na região da cabeça e pescoço e compreendem um grupo de lesões benignas de vasos sanguíneos, como hemangioma, malformação vascular e varizes. Na literatura, muitas vezes observa-se o emprego do termo "hemangioma" como um termo clínico que designa tanto uma neoplasia benigna como uma malformação ou hamartoma de origem endotelial. Neste capítulo, hemangiomas e malformações vasculares são descritos como entidades distintas.

Os aspectos clínicos de hemangiomas, malformações vasculares e varizes na cavidade oral são semelhantes, aparecendo como máculas, pápulas ou nódulos com cor que varia do vermelho ao roxo, dependendo principalmente da profundidade da lesão (FIG. 5.2.18). A superfície dessas lesões pode se mostrar lisa ou lobulada. Variações significativas na sua extensão são observadas. Algumas vezes as lesões são pequenas e bem delimitadas e, em outros casos, mostram-se extensas e com limites imprecisos. Em geral, são assintomáticas, mas podem resultar em desconforto estético e/ou funcional. Outras vezes, os pacientes relatam hemorragia espontânea ou ao mínimo trauma. O momento do aparecimento dessas lesões (ao nascimento, na infância ou na idade adulta) e o seu padrão de crescimento (rápido ou lento) são muito importantes para sua classificação. Para diferenciar as lesões vasculares de outras lesões escuras (azuladas ou enegrecidas), pode-se utilizar a diascopia (vitropressão), manobra que confirma a origem vascular quando a lesão se torna pálida/isquêmica.

Mucosa jugal, ventre de língua e lábio inferior são os principais sítios de hemangiomas intraorais. Uma das principais características clínicas dos hemangiomas é seu rápido crescimento, seguido de involução parcial ou total. Assim, os hemangiomas são caracterizados por três fases:

- **Proliferação:** período de rápido crescimento, entre o nascimento e 1 ano;
- **Involução:** período de regressão, que ocorre entre 1 e 7 anos de idade;
- **Involuído:** regressão completa.

A análise histopatológica do hemangioma revela proliferação de células endoteliais e dilatação do lúmen vascular, podendo ser classificado da seguinte maneira:

- **Hemangioma capilar:** composto por uma proliferação de pequenos capilares em meio a um estroma de tecido conectivo denso (FIGS. 5.2.19 / 5.2.20);
- **Hemangioma cavernoso:** proliferação de vasos com diâmetros mais amplos, com paredes finas em estroma de tecido conectivo;
- **Hemangioma misto:** combinação dos dois padrões descritos acima.

As malformações vasculares ocorrem como resultado de desenvolvimento embrionário anormal e são consideradas uma anomalia estrutural, ocorrendo com alta frequência na cavidade oral. Os principais sítios afetados são lábios e mucosa jugal. As características principais são presença ao nascimento, crescimento lento e expansão proporcional ao crescimento da criança, sem resolução espontânea. As malformações vasculares são subdivididas em lesões de baixo fluxo (capilares, linfáticas e venosas) e de alto fluxo (aneuris-

HEMANGIOMA

Tumor vascular benigno comumente encontrado na infância, sendo que um terço dos casos está presente ao nascimento e dois terços aparecem logo no primeiro ano de vida.

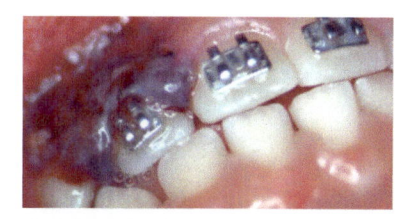

Figura 5.2.18 – Hemangioma. Lesão nodular de coloração arroxeada, superfície lobulada e limites bem definidos em gengiva se estendendo para o fundo de sulco.

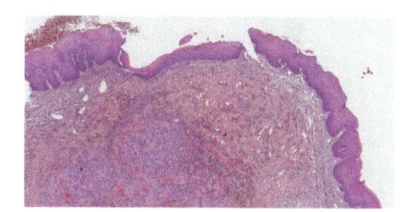

Figura 5.2.19 – Hemangioma. Em pequeno aumento, nota-se área hipercelularizada com formação de inúmeros vasos dilatados na região de submucosa. O epitélio de superfície apresenta áreas hiperplásicas. (HE, 40X)

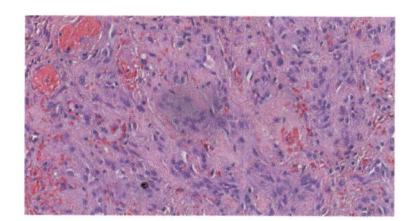

Figura 5.2.20 – Hemangioma. Proliferação de células endoteliais volumosas formando pequenos capilares com lúmens dilatados em meio a escasso estroma de tecido conectivo fibroso. (HE, 400X)

VARIZES

São lesões benignas adquiridas e assintomáticas.

SAIBA MAIS

Os hemangiomas podem raramente ser intraósseos, e a imagem radiográfica mostra radiolucidez uni ou multilocular. Nesses casos, a punção aspirativa pode contribuir no processo diagnóstico.

mas arteriais e malformações arteriovenosas). A análise microscópica revela vasos sanguíneos formados por um endotélio maduro.

As varizes ocorrem com frequência em pacientes com mais de 60 anos, predominantemente na borda da língua, como nódulos únicos ou múltiplos, de coloração roxo-azulada. Lábios e mucosa jugal também podem ser afetados. A análise histopatológica revela uma veia normal extensa e tortuosa, revestida por um endotélio composto de músculo liso e tecido elástico.

Os tratamentos propostos para o manejo de lesões vasculares benignas da boca incluem principalmente cirurgia, escleroterapia e crioterapia. A escolha do tratamento deve basear-se na idade do paciente e na localização e dimensão da lesão. Entretanto, a escleroterapia, principalmente com oleato de monoetanolamina, tem sido a terapia mais empregada e mostra-se eficaz para obliterar a rede vascular anormal. As lesões tendem a não apresentar recidivas. Geralmente as varizes não exigem tratamento; porém, nos casos de comprometimento estético, pode-se realizar cirurgia ou esclerose.

LINFANGIOMA

LINFANGIOMAS

São malformações hamartomatosas benignas que crescem a partir de sequestrações de tecido linfático.

Os linfangiomas apresentam predileção pela região de cabeça e pescoço. Aproximadamente metade dos casos está presente ao nascimento, e em torno de 90% desenvolvem-se antes dos 2 anos. As lesões intraorais têm distribuição semelhante entre os sexos.

Os linfangiomas se manifestam clinicamente como múltiplas pápulas ou vesículas translúcidas com aspecto que lembra ovos de rã. A coloração pode ser igual à da mucosa adjacente ou avermelhada devido à hemorragia tecidual. As lesões mais superficiais comumente apresentam sangramento. As lesões mais profundas aparecem como nódulos ou massas difusas sem mudanças significativas na superfície, textura ou coloração.

Do ponto de vista clínico, os linfangiomas podem ser classificados com base no tamanho dos espaços vasculares em capilar (simples), cavernoso e higroma cístico. A classificação baseia-se na avaliação microscópica, não havendo correlação com o aspecto clínico. A língua é o principal sítio intraoral, em especial os dois terços anteriores (FIG. 5.2.21). Contudo, outras localizações, como mucosa jugal, mucosa labial e rebordo alveolar, também podem ser afetadas.

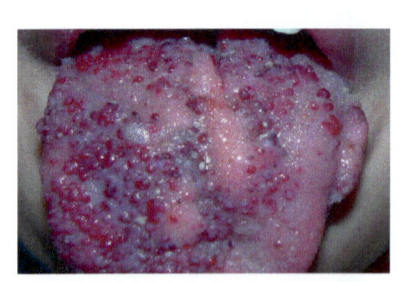

Figura 5.2.21 – Linfangioma. Múltiplas pápulas superficiais, avermelhadas com aspecto que lembra ovos de rã gerando macroglossia. (Cortesia do Dr. Marcos Martins Curi)

O tamanho das lesões varia de alguns milímetros a mais de 15 cm, quando pode ser relatada dificuldade na alimentação ou obstrução das vias aéreas. Os higromas císticos tendem a ser lesões maiores, as quais envolvem os tecidos moles do pescoço, podendo estender-se até a região das axilas ou mediastino inferiormente, e a região jugal, quando se estendem superiormente.

Histopatologicamente, essas lesões caracterizam-se pela presença de canais linfáticos que se interconectam, situados na lâmina própria subjacente ao tecido epitelial de revestimento. Esses canais mostram endotélio delgado e conteúdo hialino sugerindo linfa. Entre esses vasos observam-se tecido conectivo frouxo e presença de hemácias extravasadas (FIGS. 5.2.22 / 5.2.23).

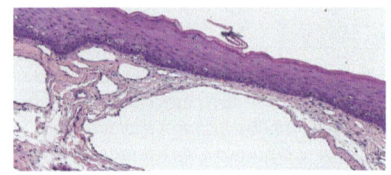

Figura 5.2.22 – Na lâmina própria podem ser observados inúmeros canais linfáticos de diferentes calibres que se interconectam. (HE, 100X)

O tratamento de escolha é a remoção cirúrgica, o que nem sempre é possível devido ao tamanho das lesões. Como algumas lesões têm caráter infiltrativo, as recidivas são relativamente comuns. Nos casos em que a cirurgia não pode ser realizada, recomenda-se a escleroterapia com OK-432. Em geral o prognóstico é bom. Os higromas císticos podem levar ao óbito devido à obstrução das vias aéreas, e principalmente quando ocorre infecção secundária.

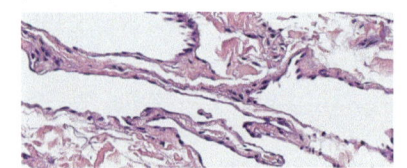

Figura 5.2.23 – Linfangioma. Canais vasculares revestidos por delgado endotélio contornados por fibras colágenas delicadas. (HE, 200X)

6

Lesões potencialmente malignas

6.1 Leucoplasia

MÁRCIO AJUDARTE LOPES

Em 2002, foi recomendado fazer uma distinção entre diagnóstico clínico provisório de leucoplasia oral e diagnóstico definitivo. **Diagnóstico provisório** é feito quando a lesão não pode ser claramente diagnosticada no exame clínico como nenhuma outra doença da mucosa oral com aparência branca. **Diagnóstico definitivo** de leucoplasia oral é quando a lesão persiste após a identificação e eliminação do fator etiológico suspeito e posterior exame histopatológico.

É importante salientar que a biópsia e a análise histopatológica de uma leucoplasia diagnosticada clinicamente têm dois objetivos:

- Excluir qualquer outra lesão definida, por exemplo, líquen plano;
- Estabelecer o grau de displasia epitelial, se presente.

Caso seja identificado na análise histopatológica um carcinoma *in situ* ou um carcinoma invasivo, o diagnóstico clínico de leucoplasia é substituído pelo diagnóstico observado histologicamente. Da mesma forma, é recomendado o mesmo conceito para outros achados microscópicos, particularmente com relação à presença ou ausência de displasia epitelial. Sendo assim, leucoplasia permanece somente como um termo clínico.

Leucoplasia é a lesão pré-maligna mais comum. Estima-se que a prevalência global da leucoplasia varie de 0,5 a 3,46%. O país de maior prevalência é a Índia, onde o hábito de fumar e mascar tabaco é maior que em qualquer parte do mundo. Um estudo prospectivo de 10 anos realizado em várias regiões geográficas da Índia mostrou uma incidência anual de 1,1 a 2,4 em homens e 0,2 a 1,3 em mulheres a cada mil pessoas. A prevalência neste mesmo estudo foi de 0,2 a 4,9%. Em outro estudo realizado na população adulta sueca, a prevalência foi de 3,6%.

O tabaco tem sido relatado como possível fator etiológico. Tem sido reportado que de 70 a 90% das leucoplasias estão relacionadas ao tabaco, e há uma relação direta da frequência e duração do hábito com a prevalência das leucoplasias. Por outro lado, o uso de bebidas alcoólicas como fator etiológico independente para o desenvolvimento de leucoplasia tem sido questionado, assim como a participação de outros fatores, como a infecção por Candida *albicans* é ainda incerta. A participação de agentes virais na patogênese da leucoplasia oral também tem sido discutida, particularmente em relação às leucoplasias verrucosas e exofíticas e ao HPV. Deficiência vitamínica também tem sido questionada, visto que níveis séricos baixos de vitamina A, B_{12}, C e betacaroteno foram observados em pacientes com leucoplasia. Por outro lado,

OBJETIVO DE APRENDIZAGEM

- Conhecer a epidemiologia, a etiologia, as características clínicas e microscópicas, as formas de diagnóstico e o tratamento da leucoplasia

LEUCOPLASIA

As definições para leucoplasia têm sido modificadas ao longo dos anos. A mais recente é de 2005 e foi estabelecida pela OMS que definiu leucoplasia como placa branca de questionável risco, tendo sido excluídas outras conhecidas lesões ou distúrbios que não têm risco aumentado para câncer.

SAIBA MAIS

Os dados relacionados à epidemiologia da leucoplasia oral são inconsistentes, visto que há várias diferenças entre os estudos, (idade dos pacientes, sexo, etnia, hábitos tabagistas), e nos critérios de diagnóstico, tempo de seguimento e tratamento.

níveis de vitamina E foram semelhantes em pacientes com leucoplasia oral e pacientes controle. Consumo rotineiro de frutas frescas e vegetais pode ter um efeito protetor na prevenção primária de leucoplasia. Com relação a possíveis fatores genéticos, de modo geral pouco ainda é conhecido sobre a influência no desenvolvimento de leucoplasia oral.

CARACTERÍSTICAS CLÍNICAS

LEUCOPLASIA HOMOGÊNEA

Lesão predominantemente branca com superfície plana e uniforme, aparência delgada e consistência normal.

O aparecimento da leucoplasia geralmente ocorre em pacientes com idade superior a 30 anos, e o pico de incidência é acima dos 50 anos. As leucoplasias são mais comuns em homens. No entanto, mais recentemente, está sendo observado um aumento da incidência em mulheres. Clinicamente, as leucoplasias podem ser isoladas e localizadas ou difusas e múltiplas. Apesar de os locais de ocorrência serem muito variáveis e parcialmente relacionados a sexo e hábito do tabaco, as leucoplasias são mais comuns na mucosa jugal, lábios e gengiva. Entretanto, apesar de as lesões em assoalho bucal e língua serem menos comuns, elas têm maior possibilidade de apresentar displasia epitelial e transformação para CEC.

De modo geral, os tipos homogêneo e não homogêneo são as duas variantes clínicas reconhecidas de leucoplasia. A expressão "não homogêneo" é aplicada tanto para a cor (mistura de branco e vermelho) quanto para a textura (exofítica, papilar ou verrucosa). O tipo homogêneo é comumente assintomático, enquanto o tipo não homogêneo (branco e vermelho) é mais frequentemente associado a queixa de leve desconforto ou dor (FIGS. 6.1.1 - 6.1.7).

LEUCOPLASIA NÃO HOMOGÊNEA

Lesão predominantemente branca, com superfície irregular, nodular ou exofítica.

É importante salientar que outro subtipo de leucoplasia foi descrito em 1985 por Hansen e colaboradores.[1] Nesse subtipo, as lesões começam como leucoplasias convencionais (homogêneas ou não homogêneas) e com o passar do tempo tornam-se multifocais e com aspecto verrucoso. Este tipo de leucoplasia é chamado de leucoplasia verrucosa proliferativa (LVP). Não há critérios clínicos para distinguir leucoplasia não homogênea de uma lesão inicial de leucoplasia verrucosa proliferativa (FIG. 6.1.8).

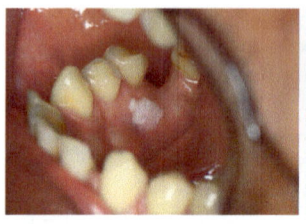

Figura 6.1.1 – Pequena leucoplasia homogênea localizada na face lingual da gengiva inserida na região de pré-molar inferior em paciente do sexo masculino.

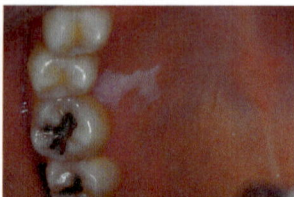

Figura 6.1.2 – Leucoplasia homogênea no palato duro adjacente ao pré-molar superior de um paciente do sexo masculino.

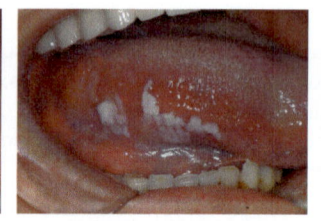

Figura 6.1.3 – Extensa leucoplasia não homogênea na borda lateral direita de língua de uma mulher não fumante.

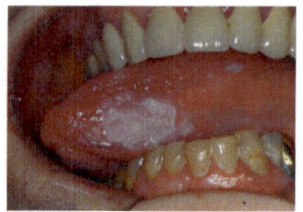

Figura 6.1.4 – Leucoplasia não homogênea em borda lateral esquerda de língua de uma mulher com 60 anos.

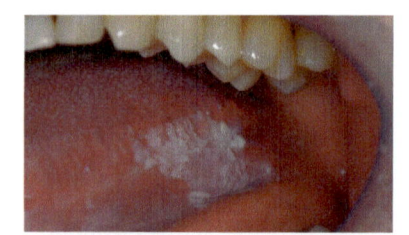

Figura 6.1.5 – Leucoplasia não homogênea com superfície verrucosa localizada na região posterior da borda lateral esquerda de língua estendendo-se para o assoalho bucal.

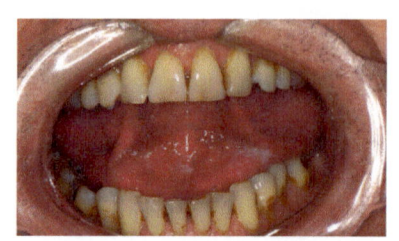

Figura 6.1.6 – Leucoeritroplasia em assoalho bucal de paciente com 55 anos, fumante e consumidor de bebida alcoólica.

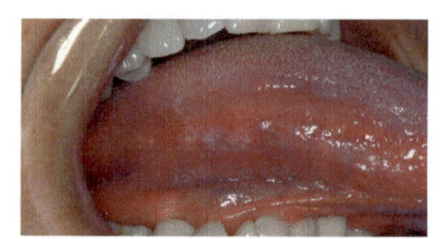

Figura 6.1.7 – Pequena lesão branca em borda lateral direita de língua, de uma mulher com 55 anos, não fumante e não consumidora de bebida alcoólica, que após a biópsia teve o diagnóstico microscópico de CEC.

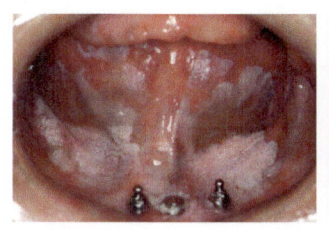

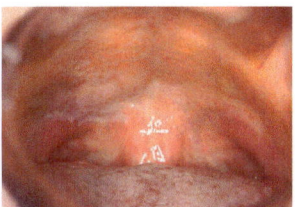

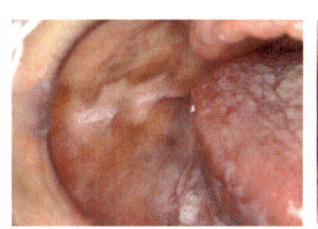

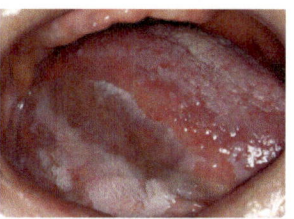

Figura 6.1.8 – Múltiplas lesões brancas com superfície verrucosa em borda lateral de língua, assoalho bucal, ventre de língua, palato duro e palato mole e mucosas jugais, diagnosticadas como LVP.

CONDUTA PARA O DIAGNÓSTICO

O primeiro procedimento que o cirurgião-dentista deve adotar diante de uma lesão branca de mucosa oral é tentar excluir outras possíveis lesões com aspecto branco antes de estabelecer o diagnóstico de leucoplasia. Para tal, é fundamental raspar a lesão para verificar se é removível ou não à raspagem. Caso seja removível, o provável diagnóstico clínico é candidose pseudomembranosa.

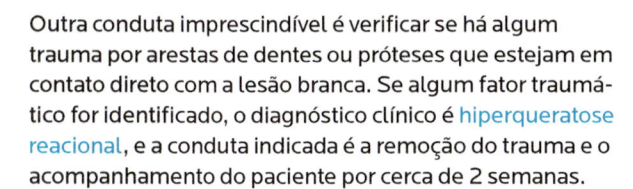

Outra conduta imprescindível é verificar se há algum trauma por arestas de dentes ou próteses que estejam em contato direto com a lesão branca. Se algum fator traumático for identificado, o diagnóstico clínico é hiperqueratose reacional, e a conduta indicada é a remoção do trauma e o acompanhamento do paciente por cerca de 2 semanas.

Biópsia incisional deve ser realizada em lesões brancas que não forem removíveis com a raspagem, lesões que persistiram após a eliminação do trauma e lesões brancas sem causa aparente. Em lesões brancas diagnosticadas clinicamente como leucoplasias homogêneas, não há grandes preocupações com relação ao local para realização da biópsia, visto que a lesão tem o mesmo aspecto em toda a extensão. Entretanto, quando se trata de uma leucoplasia não homogênea, a realização da biópsia deve envolver áreas dos diferentes aspectos clínicos, principalmente áreas vermelhas e verrucosas, visto que são os locais mais propensos para apresentar alterações microscópicas. Caso a leucoplasia não homogênea apresente sintoma de dor, a biópsia preferencialmente deve envolver o local sintomático. Além disso, a biópsia precisa ser suficientemente profunda para incluir o tecido conectivo subjacente, particularmente em lesões papilares e verrucosas. O espécime removido deve ter o excesso de sangue suavemente removido com gaze e colocado em frasco com formol a 10% tamponado. Juntamente com o espécime, o clínico deve enviar ao laboratório um formulário com os seus dados para contato, informações referentes ao paciente e descrição da lesão, principalmente com relação aos aspectos clínicos, tamanho e localização. Caso a lesão seja adjacente ao osso, é recomendado o envio dos exames de imagem. Sempre que possível, é aconselhável enviar também imagem clínica da lesão. Uso de métodos que orientem o clínico para o melhor local da biópsia tem sido descrito há muito tempo. O mais conhecido é o azul de toluidina, e mais recentemente sistemas de detecção baseados em luz também têm sido usados. No entanto, os resultados são controversos, e os benefícios dessas ferramentas são questionáveis.

CARACTERÍSTICAS MICROSCÓPICAS

As leucoplasias não homogêneas geralmente são as que têm maior possibilidade de apresentar alterações microscópicas, como displasia epitelial ou até mesmo CEC. A prevalência de displasia epitelial varia de 5 a 25%. Entretanto, nem sempre há uma correlação clinicopatológica e, eventualmente, leucoplasias homogêneas podem apresentar im portantes alterações microscópicas. Sendo assim, biópsias devem ser sempre realizadas em todos os tipos clínicos de leucoplasia. Os achados histopatológicos das leucoplasias variam; porém, de modo geral, apresentam acantose e hiperparaqueratose com ou sem displasia epitelial. Em algumas situações pode ter carcinoma *in situ*, ou até mesmo carcinoma invasivo. Quando presente, displasia epitelial pode ser leve, moderada ou intensa. Embora existam aspectos que são usados para a classificação do grau de displasia, a interpretação desses achados é subjetiva. Vários sistemas têm sido desenvolvidos para a classificação das displasias, mas nenhum deles apresenta resultados consistentes e reprodutíveis. Além disso, há geralmente discrepâncias entre patologistas com relação à presença e ao grau de displasia epitelial, e seu valor prático é questionado.

Tem sido descrito que leucoplasias com displasia moderada ou intensa têm maior predisposição para transformação maligna que leucoplasias sem displasia ou com displasia epitelial leve. Por outro lado, há relatos de transformação maligna em leucoplasias sem displasia. Apesar desses fatos, vários autores recomendam que, no laudo histopatológico, seja incluída a informação de ausência ou presença de displasia e sua intensidade. Estudos recentes têm analisado potenciais marcadores para avaliar o potencial biológico de transformação maligna dessas lesões (**FIGS. 6.1.9 - 6.1.14**).

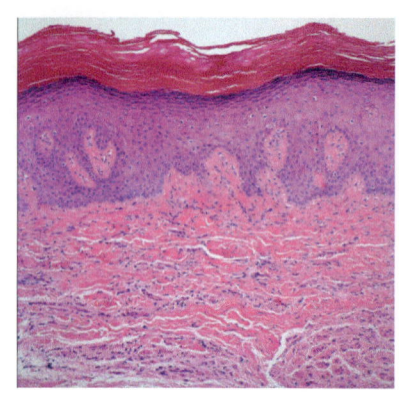

Figura 6.1.9 – Hiperqueratose e acantose. (HE, 10X)

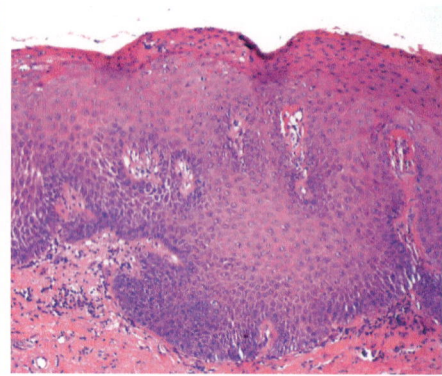

Figura 6.1.10 – Hiperqueratose, acantose e displasia epitelial leve. (HE, 10X)

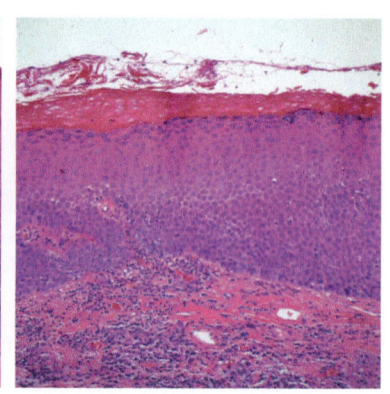

Figura 6.1.11 – Hiperqueratose, acantose e displasia epitelial moderada. (HE, 10X)

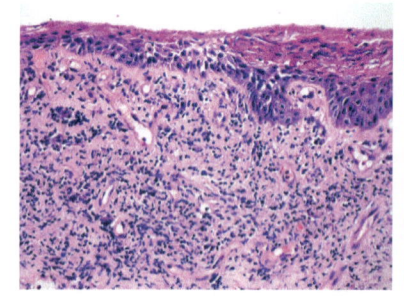

Figura 6.1.12 – Hiperqueratose, epitélio atrófico e com displasia epitelial intensa. (HE, 10X)

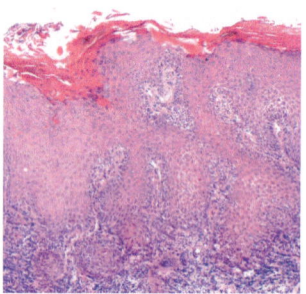

Figura 6.1.13 – Hiperqueratose na superfície do corte e áreas de carcinoma microinvasivo na parte inferior. (HE, 10X)

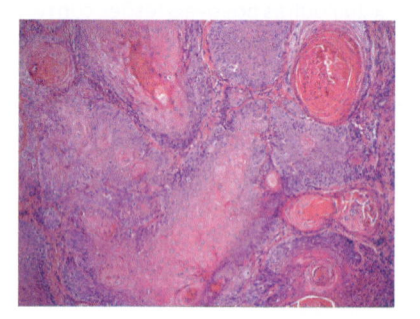

Figura 6.1.14 – Ilhas de células epiteliais com pérolas de queratina, caracterizando CEC invasivo bem diferenciado. (HE, 10X)

RISCO DE TRANSFORMAÇÃO MALIGNA

Leucoplasia tem sido descrita como lesão pré-maligna, pré-cancerígena ou potencialmente maligna. Apesar de muito usada, essa nomenclatura poderia significar que todas as lesões evoluiriam para câncer em algum momento. Como isso não ocorre na maioria das leucoplasias, mais recentemente essa lesão tem sido classificada como distúrbio com potencial de malignização. O risco de transformação maligna da leucoplasia é variável, e essa variação em diversos estudos pode ser atribuída a vários fatores, como tempo do período de observação, tipo da população estudada e modalidade terapêutica empregada. No entanto, de modo geral, o risco é relativamente baixo, visto que aproximadamente 12% das leucoplasias transformam-se em câncer.

Algumas características têm sido relatadas como associadas ao risco aumentado de transformação maligna, entre as quais: leucoplasias em mulheres, longo tempo de duração da lesão, leucoplasia em não fumantes, localização em assoalho bucal e língua, leucoplasia não homogênea, presença de displasia epitelial. Entre esses fatores, parece que a presença de displasia epitelial associada ao tipo clínico não homogêneo é o mais importante indicador de potencial de malignização. É geralmente aceito que lesões displásicas têm o risco cinco vezes maior que lesões não displásicas. Por outro lado, um estudo realizado na Índia em um período de observação de 7 anos mostrou que 60% das lesões displásicas permaneceram clinicamente estáveis ou até mesmo apresentaram completa regressão, e somente 7% progrediram para câncer. Outros estudos têm relatado resultados semelhantes. Até o momento não há um fator clinicopatológico ou molecular confiável que possa ser usado para prever a transformação maligna da leucoplasia.

PARA PENSAR

Provavelmente o maior desafio no manejo de pacientes com leucoplasia é a dificuldade de tentar prever quais lesões progredirão para CEC.

TRATAMENTO E SEGUIMENTO

O tratamento da leucoplasia deve ser planejado após a realização da biópsia, a qual definirá o grau de displasia epitelial, se presente, ou até mesmo se já existe um carcinoma *in situ* ou carcinoma invasivo. Sempre que possível, as leucoplasias devem ser removidas. No entanto, em lesões sem displasia ou com displasia leve, a decisão sobre realizar ou não o tratamento pode ser influenciada principalmente pelo local de ocorrência e tamanho da lesão. Por outro lado, em displasias moderadas ou intensas, o tratamento geralmente deve ser instituído. Alguns autores têm recomendado tratamento das leucoplasias independentemente do grau de displasia ou do local de ocorrência. Entretanto, existem situações em que o tratamento da leucoplasia pode ser difícil, como em lesões muito extensas e quando o paciente está debilitado, o que é mais comumente observado em idosos.

Várias modalidades de tratamento têm sido empregadas para as leucoplasias, como excisão cirúrgica, crioterapia, laser cirúrgico de CO_2, terapia fotodinâmica e tratamento farmacológico com retinoides e outros medicamentos. De modo geral, cirurgia é o tratamento mais recomendado para as leucoplasias. Independentemente do tipo de tratamento realizado, a taxa de recorrência varia de 20 a 35% e ocorre mais comumente nas adjacências da lesão previamente removida.

Para lesões grandes ou múltiplas, nas quais a cirurgia provocará alterações importantes ou não poderá ser realizada, outras modalidades de tratamento podem ser indicadas. A criocirurgia foi utilizada no passado em leucoplasias, e os resultados variaram bastante. Apesar de ser uma técnica de fácil aplicação, tem algumas limitações, como a dificuldade para controlar a extensão e a profundidade do tratamento e a falta do tecido para exame histopatológico adicional. Laser cirúrgico de CO_2 pode ser usado para tratar leucoplasia removendo toda a lesão e parte do tecido conectivo subjacente ou vaporizando superficialmente. No caso de vaporização, não há tecido para posterior análise microscópica como no caso da criocirurgia. Comparado à remoção cirúrgica convencional, o laser de CO_2 pode ser vantajoso, principalmente quando a lesão é extensa.

Com relação à terapia medicamentosa, leucoplasias têm sido tratadas com vitamina A, retinoides, betacaroteno, vitamina E, bleomicina e alfatocoferol. Apesar de alguns estudos terem mostrado bons resultados com o uso de vitamina A, a principal desvantagem é a toxicidade, tornando necessária a redução da dose ou a interrupção do tratamento. Reações adversas incluem queilites, eritema facial, secura e descamação da pele, conjuntivite, fotofobia e hipertrigliceremia. Betacaroteno e vitamina E são considerados menos tóxicos que o ácido retinoico. Os resultados de vários estudos onde os agentes antioxidantes foram usados são semelhantes, demonstrando resposta parcial e completa em 40 a 60% dos casos. Aplicação tópica de bleomicina também tem sido relatada. A principal questão com relação a esses agentes é a recorrência das lesões quando o tratamento é descontinuado. Estudo recente reportou que vitamina C e betacaroteno não foram efetivos para remissão clínica e não foram eficazes na proteção contra o desenvolvimento do câncer.

Tem sido reportado que o risco de transformação maligna não é completamente eliminado, independentemente do tratamento, visto que o desenvolvimento do câncer ocorreu mesmo em lesões que foram removidas cirurgicamente ou por outra modalidade terapêutica. Por outro lado, não se sabe quantas transformações malignas foram evitadas em leucoplasias que foram tratadas. Algumas leucoplasias verrucosas têm forte tendência para recorrência após excisão cirúrgica conservadora. Entretanto, algumas podem regredir ou desaparecer sem tratamento específico e sem modificação nos hábitos. Não há um protocolo específico com relação ao tempo necessário de seguimento e frequência de exames clínicos.

Em geral, tempo de seguimento longo em intervalos de 6 a 12 meses é recomendado. Pacientes que foram tratados e permaneceram sem lesão por 3 anos talvez não necessitem serem mais acompanhados.

6.2 Eritroplasias bucais

ALAN ROGER DOS SANTOS SILVA

No contexto do câncer de boca, o estágio clínico do tumor no momento do diagnóstico é o principal fator determinante do prognóstico. Portanto, o diagnóstico precoce é essencial, especialmente quando realizado no estágio das lesões bucais potencialmente malignas,[1] problemática na qual as eritroplasias assumem papel relevante.

De acordo com a OMS, as eritroplasias são manchas vermelhas da mucosa que não podem ser caracterizadas clinicamente ou patologicamente como nenhuma outra condição patológica conhecida. A designação eritroplasia é

OBJETIVOS DE APRENDIZAGEM

- Conhecer a epidemiologia, a etiologia e as características clínicopatológicas das eritroplasias
- Estudar como diagnosticar e tratar a eritroplasia bucal

análoga à leucoplasia, termo usado para descrever placas brancas da mucosa oral. Juntas, a eritroplasia e a leucoplasia representam as duas lesões potencialmente malignas mais comuns da mucosa bucal e, eventualmente, podem apresentar características clínicas mistas, sendo então descritas como leucoeritroplasias ou eritroleucoplasias.[2,3]

Embora as eritroplasias sejam raras (com prevalência global estimada entre 0,02 e 0,83%) e muito menos frequentes que as leucoplasias, é oportuno enfatizar que as eritroplasias possuem alto risco de malignização, carregando um risco muito maior de conter, do ponto de vista microscópico, displasia intensa, carcinoma *in situ* ou até mesmo carcinoma microinvasivo.[2,3]

ERITROPLASIA

Eritoplasia é um termo clínico para descrever áreas vermelhas (eritro), que geralmente se apresentam como manchas ou placas de superfície brilhante ou aveludada e possuem alto risco de malignização.

As eritroplasias bucais são diagnosticadas predominantemente em pacientes do gênero masculino, após os 60 anos, com predileção anatômica para o assoalho bucal, a orofaringe, o palato mole, a borda lateral de língua e a mucosa jugal, existindo uma forte associação com os hábitos de tabagismo e de etilismo.[4]

Do ponto de vista histopatológico, sabe-se que a maioria das eritroplasias bucais representam carcinomas espinocelulares invasivos incipientes ou carcinomas *in situ*. Contudo, uma pequena parcela destes casos pode conter apenas displasias epiteliais intensas. Este cenário transforma a eritroplasia na lesão com maior taxa de malignização entre todas as lesões potencialmente malignas da mucosa bucal.[5]

DIAGNÓSTICO E TRATAMENTO

Do ponto de vista clínico, o primeiro passo para a confirmação diagnóstica de uma eritroplasia é excluir a possibilidade de se tratar de outra lesão bucal de cor vermelha, como ulcerações traumáticas, candidose eritematosa e líquen plano, entre outras. Nos casos em que a hipótese diagnóstica clínica de eritroplasia impera, a etapa seguinte é a realização de biópsia incisional e envio do material para análise histopatológica.

A maioria das eritroplasias é assintomática (fato que torna o diagnóstico precoce desafiador) e, conforme já colocado, embora sua etiologia esteja relacionada com hábitos de tabagismo e etilismo, sabe-se que estas lesões também podem surgir de modo idiopático. A progressão maligna das eritroplasias bucais é um evento previsível – aproximadamente 100% dos casos –, portanto, considera-se como objetivo central do tratamento destas lesões a prevenção da transformação maligna.[4]

Neste cenário de eritroplasias bucais, o mais valioso fator preditivo de risco de malignização é o grau de displasia encontrado no epitélio lesional. Em outras palavras, as lesões displásicas classificadas histopatologicamente como grau moderado e intenso estão associadas com o aumento do risco de transformação maligna (alto-risco), quando comparadas às lesões com displasia leve (baixo-risco) que são incomuns nas eritroplasias. Assim, o padrão-ouro para o diagnóstico e para o tratamento das eritroplasias bucais é a correlação clinico-patológica baseada na associação das características clínicas à evidência histopatológica de células epiteliais displásicas (evento identificado exclusivamente por meio da biópsia do tecido lesional).[5]

Além dos aspectos microscópicos mencionados (graus variados de displasia epitelial, carcinomas *in situ* e carcinomas microinvasivos), outras características

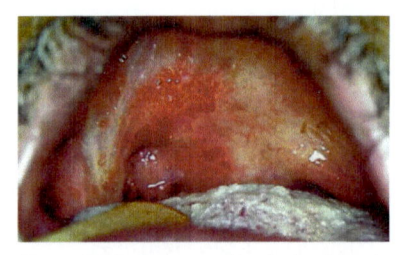

Figura 6.2.1 – Extensa eritroplasia afetando mucosa do palato duro, do palato mole e da úvula. Após biópsia incisional e análise histopatológica da lesão, foi realizado o diagnóstico de carcinoma microinvasivo.

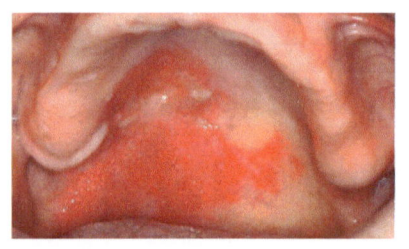

Figura 6.2.2 – Eritroplasia afetando mucosa do palato duro com extensão para orofaringe. Após biópsia incisional e análise histopatológica desta lesão, foi realizado o diagnóstico de carcinoma francamente invasivo.

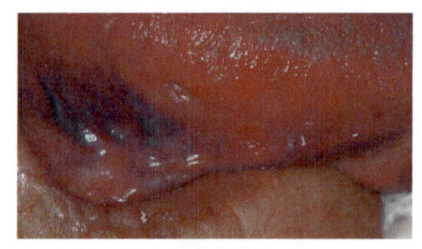

Figura 6.2.3 – Eritroplasia afetando borda lateral de língua, com pequena área de ulceração associada. Com a biópsia incisional e a análise histopatológica desta área, foi realizado o diagnóstico de carcinoma in situ.

histopatológicas frequentemente encontradas nas eritroplasias são a atrofia epitelial, a acantose epitelial e a ulceração.

Até o momento, não há nenhuma evidência de um tratamento universalmente eficaz para evitar a transformação maligna da eritroplasia bucal. Todavia, o tratamento de primeira escolha para as eritroplasias é a ressecção cirúrgica seguida de avaliação histopatológica e, quando é identificada a presença microscópica de carcinoma espinocelular microinvasivo ou francamente invasivo, o paciente deve ser tratado por um cirurgião de cabeça e pescoço.

O acompanhamento clínico pós-operatório de pacientes diagnosticados com eritroplasias deve ser rigoroso, recomendando-se avaliação trimestral em casos associados a displasias moderada e intensa. As taxas de recorrência pós-tratamento das eritroplasias são elevadas, contudo, existe uma evidente carência de estudos clínicos bem desenhados e controlados que permitam conhecimento mais apurado acerca da incidência, do comportamento biológico e do tratamento adequado das eritroplasias bucais.[5]

As Figuras 6.2.1 a 6.2.4 mostram imagens clínicas e microscópicas de eritroplasias.

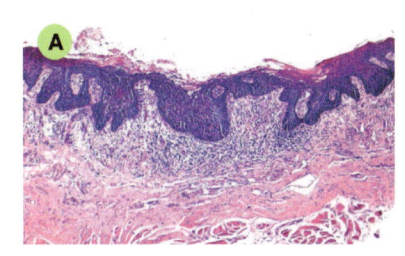

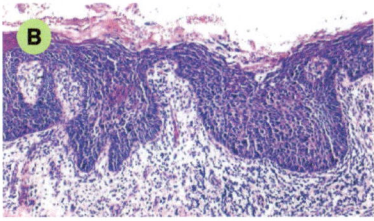

Figura 6.2.4 – (A) Imagem microscópica demonstrando carcinoma in situ diagnosticado a partir da biópsia de lesão clinicamente compatível com eritroplasia em borda lateral de língua. (B) Maior aumento do mesmo caso. (HE, 50X e 100X).

6.3 Queilite actínica

ALAN ROGER DOS SANTOS SILVA

O câncer de boca representa um grande desafio para os gestores em saúde pública do Brasil. Neste contexto, o estágio clínico do tumor no momento do diagnóstico é o principal fator determinante do prognóstico, e, de um modo geral, o diagnóstico precoce, sobretudo quando realizado no estágio das lesões potencialmente malignas, é a ferramenta mais eficiente em termos de redução nas taxas de mortalidade. O conhecimento da queilite actínica (QA) assume participação importante por se tratar de uma das lesões potencialmente malignas mais comuns da boca.

Muitos especialistas consideram a QA como a contraparte em vermelhão labial da queratose actínica da pele, sendo uma doença com potencial de malignização. Embora considerado baixo (aproximadamente 15% dos casos), existe o risco permanente de desenvolvimento de um CEC nos casos de QA que não forem diagnosticados e tratados adequadamente. Os casos de CEC labial originados de QAs geralmente possuem melhor prognóstico do que os CECs que afetam a mucosa intrabucal.

A QA é observada especialmente em homens com aproximadamente 50 anos, pele branca, geralmente descendentes de europeus que vivem em áreas tropicais e cuja ocupação comumente está associada à exposição solar crônica. Altas prevalências de QA já foram descritas em diversas populações brasileiras consideradas vulneráveis ao desenvolvimento desta doença, como trabalhadores rurais (40%), fazendeiros (17%) e trabalhadores em áreas de praia (15%). Na maioria absoluta das vezes, a QA afeta o lábio inferior devido à sua anatomia, que se projeta mais anteriormente do que o lábio superior e, consequentemente, se expõe mais à radiação ultravioleta do sol. Embora seja incomum, a QA também pode afetar o lábio superior.

A **exposição solar crônica** é o agente etiológico basilar da QA, em que o potencial oncogênico da radiação ultravioleta atua no desenvolvimento e na progressão da doença. O dano tecidual que a radiação ultravioleta causa à semimucosa labial age de modo dependente do tempo e da intensidade da exposição à luz solar.

OBJETIVOS DE APRENDIZAGEM

- Conhecer a epidemiologia, a etiologia e as características clínicas e histopatológicas da queilite actínica
- Estudar como diagnosticar e tratar a queilite actínica

QUEILITE ACTÍNICA

É uma lesão potencialmente maligna do lábio inferior resultante da exposição crônica à radiação ultravioleta da luz solar.

SAIBA MAIS

Do ponto de vista etimológico, o termo "queilite actínica" deriva da língua grega, em que "choilos" significa lábio e "actinic" se refere à luz solar.

CARACTERÍSTICAS CLÍNICAS E HISTOPATOLÓGICAS

Clinicamente, a QA se caracteriza por um aspecto de espessamento da semimucosa labial que geralmente é acompanhado por uma coloração mais pálida ou esbranquiçada do vermelhão labial. Outro sinal clínico comumente observado é a perda de definição da linha – geralmente muito bem definida – que separa a pele e a semimucosa labial. O lábio afetado pela QA também pode apresentar descamação, fissuras transversais, ressecamento, edema, placas brancas, eritemas, erosões, hiperpigmentação, hipopigmentação, crostas, sangramento, endurecimentos, nódulos e úlceras, à medida que progride para um CEC. As QAs costumam ser persistentes e afetar o lábio inferior de modo generalizado. Um desafio adicional para o diagnóstico precoce da QA é o fato de as lesões serem predominantemente assintomáticas e geralmente demandarem muitos anos para malignizar (**FIGS. 6.3.1 - 6.3.10**).

LEMBRETE

A presença de displasia epitelial é o principal parâmetro para avaliar o risco de malignização da QA.

No panorama microscópico, a QA apresenta uma miríade de manifestações, variando de hiperqueratose, acantose epitelial, exocitose, atrofia epitelial, ulcerações e elastose (proliferação de fibras elásticas no tecido conectivo, que nos casos mais intensos pode apresentar aspecto basofílico distinto em cortes corados por meio da HE. As fibras elásticas podem ser identificadas por meio da técnica histoquímica Verhoeff) até CECs, que geralmente são bem diferenciados.
Além dos aspectos microscópicos mencionados, graus variados de displasia epitelial, carcinomas *in situ* e carcinomas microinvasivos também são frequentemente identificados em QAs.

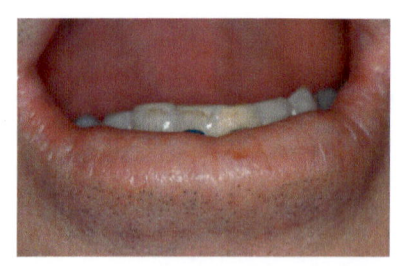

Figura 6.3.1 – Imagem clínica do aspecto de espessamento e da coloração mais pálida ou esbranquiçada do vermelhão labial de um paciente diagnosticado com QA.

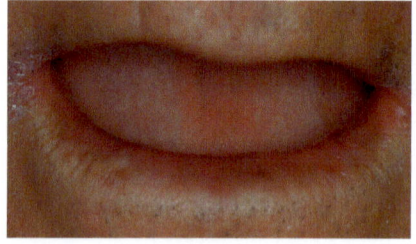

Figura 6.3.2 – Imagem clínica de QA com evidente perda de definição da linha que separa a pele da semimucosa (vermelhão) labial. Observam-se também ressecamento labial, múltiplas áreas eritematosas e de hiperpigmentação.

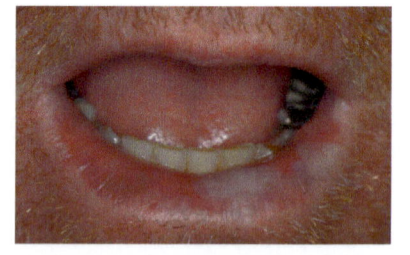

Figura 6.3.3 – Caso de QA difusa em lábio inferior exibindo perda de definição da linha que separa a pele da semimucosa labial, onde predominam placas brancas espessas em associação a discretos eritemas.

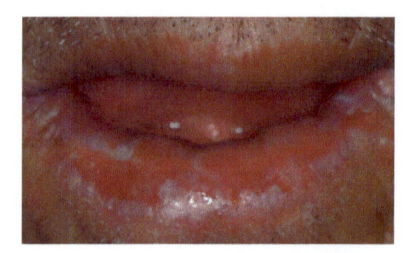

Figura 6.3.4 – Imagem clínica de paciente diagnosticado com extensa QA em lábio inferior com predomínio de áreas atróficas (eritemas) associadas a múltiplas placas brancas difusas.

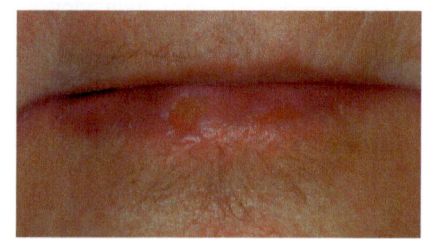

Figura 6.3.5 – Imagem clínica de um paciente diagnosticado com um CEC incipiente (T1N0M0) de lábio inferior oriundo de QA não tratada. Nota-se na região paramediana direita uma discreta lesão ulcerada, endurecida à palpação, com bordas evertidas e crosta na área central da úlcera, onde foi realizada biópsia incisional e confirmação microscópica. Também é possível observar uma extensa QA caracterizada por múltiplas áreas eritematosas, hiperpigmentações e placas brancas.

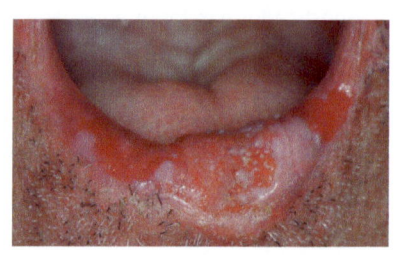

Figura 6.3.6 – Imagem clínica de lábio inferior evidenciando uma extensa lesão ulcerada central, de superfície irregular e borda elevada, diagnosticada como CEC por meio de biópsia incisional. Também é possível identificar uma extensa QA adjacente ao carcinoma (bilateralmente), caracterizada por múltiplas áreas eritematosas e placas brancas espessas.

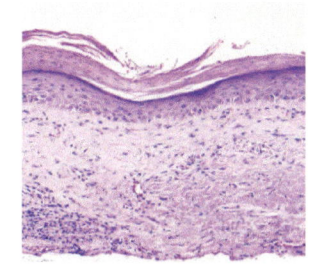

Figura 6.3.7 – Imagem microscópica de um fragmento de tecido mole oriundo de biópsia incisional realizada em paciente com diagnóstico de QA. Nota-se a presença de hiperqueratose, discreta atrofia epitelial e ausência de displasia epitelial. O tecido conectivo subjacente apresenta discreta elastose e presença de infiltrado inflamatório crônico leve. (HE, 50X)

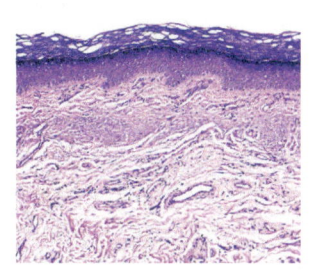

Figura 6.3.8 – Aspecto microscópico de um caso de QA, exibindo hiperqueratose e ausência de displasia epitelial. O tecido conectivo subjacente apresenta elastose. (HE, 50X)

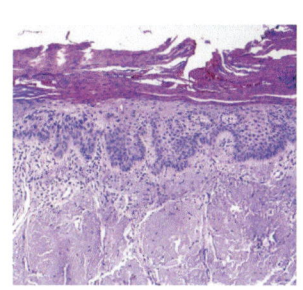

Figura 6.3.9 – Fotomicrografia exibindo aspectos histopatológicos da QA, onde se observa a presença de intensa hiperqueratose, áreas focais de atrofia epitelial e presença de displasia epitelial. O tecido conectivo subjacente apresenta intensa proliferação de fibras elásticas que exibem aspecto basofílico, caracterizando a elastose solar. (HE, 100X)

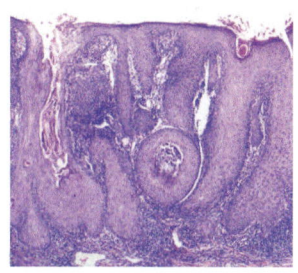

Figura 6.3.10 – Fotomicrografia exibindo aspectos histopatológicos de um CEC bem diferenciado que se desenvolveu em um paciente com QA. Observa-se a presença de acantose, displasia epitelial e diversas projeções epiteliais em direção ao tecido conectivo com áreas de queratinização e invasão do tecido conectivo. (HE, 100X)

De modo semelhante às outras lesões potencialmente malignas da boca, a presença de displasia epitelial – que ocorre em aproximadamente 60% dos casos – é o principal parâmetro para avaliar o risco de malignização das QAs. Embora a taxa de malignização da QA seja imprecisa, acredita-se que apenas uma parcela pequena dos casos (aproximadamente 15%) progredirá para um CEC.

É oportuno enfatizar que a maior parte dos CECs oriundos de QAs é bem diferenciada e comumente apresenta comportamento clínico menos agressivo do que CECs intraorais. Entretanto, especialistas sugerem que CECs oriundos de QAs apresentam mais potencial metastático do que CECs da pele; assim, é sempre necessário zelar pelo diagnóstico precoce e tratamento adequado.

CONDUTA PARA DIAGNÓSTICO E TRATAMENTO

O diagnóstico da QA é realizado por meio da correlação clinicopatológica dos dados demográficos do paciente, das características clínicas e dos aspectos microscópicos da lesão. Não obstante, os aspectos clínicos de alguns casos podem ser discretos e não corresponder à gravidade das alterações histopatológicas, tornado, assim, a biópsia incisional uma etapa fundamental para o diagnóstico definitivo. Lesões recorrentes, áreas brancas espessas ou eritematosas sangrantes, bem como crostas, atrofias e endurecimentos são características clínicas que podem indicar maior risco da existência microscópica de displasia epitelial ou até mesmo áreas de malignização em QAs.

Uma estratégia central na prevenção da QA e no tratamento dos casos incipientes é a orientação dos pacientes quanto à necessidade da proteção solar crônica. A maioria dos casos de QA está associada à exposição ocupacional à radiação ultravioleta da luz solar. Portanto, a prescrição do uso sistemático de protetor solar labial (FPS 30) e de chapéu (ou boné) como forma de proteção mecânica à luz solar é fundamental.

A principal modalidade de tratamento para as QAs é a excisão cirúrgica; entretanto, essa doença costuma afetar o lábio de modo generalizado e apresentar características microscópicas heterogêneas em uma mesma lesão, fato que torna um desafio a eleição da área para biópsia e tratamento cirúrgico. Este cenário acaba por justificar múltiplas biópsias e o acompanhamento clínico sistemático e permanente dos pacientes com QA.

As excisões cirúrgicas conservadoras ou até mesmo a excisão cirúrgica ampla, conhecida como vermelhectomia, podem ser realizadas por cirurgiões-dentistas e são indicadas para os casos de QAs que apresentam displasia epitelial comprovada por meio de biópsia prévia.

Todavia, os casos nos quais exista a evidência histopatológica de carcinoma *in situ*, carcinoma microinvasivo ou carcinomas convencionais devem ser encaminhados para tratamento médico, preferencialmente por cirurgiões de cabeça e pescoço.

7

Carcinoma espinocelular

LUIZ PAULO KOWALSKI
FÁBIO ABREU ALVES

OBJETIVOS DE APRENDIZAGEM

- Estudar a etiologia, a patogênese, as características clínicas, o tratamento e o prognóstico do câncer de boca
- Refletir sobre a participação do cirurgião-dentista na equipe que cuida do paciente com câncer de boca

ATENÇÃO

O carcinoma espinocelular é o tumor maligno mais comum da boca, representando mais de 90% dos casos.

SAIBA MAIS

Um paradoxo observado no câncer bucal é que, apesar da suposta facilidade e acessibilidade ao exame clínico, as manifestações da maior parte dos doentes são identificadas em estadiamento avançado, quando o tratamento, o prognóstico e a sobrevida ficam comprometidos.

O câncer de boca tem prevalência relativamente alta, principalmente nos países em desenvolvimento. Em geral, nestes países, o diagnóstico é realizado de forma tardia, fato que afeta consideravelmente o prognóstico. Falta de informação dos pacientes (condição socioeconômica e cultural) e falta de capacitação de profissionais da saúde, especialmente dentistas e médicos, são os principais fatores responsáveis pelo atraso no diagnóstico do câncer de boca.

A boca é dividida em regiões: lábios e sua mucosa, mucosa jugal, área retromolar, gengivas ou rebordo alveolar (se não há dentes), língua (parte oral ou parte móvel) e palato duro. Contudo, os tumores localizados no palato mole são classificados como de orofaringe. A localização do tumor também é um fator importante para o prognóstico. Tumores no lábio apresentam melhor prognóstico do que os localizados em assoalho e língua. Aproximadamente 70% dos casos de câncer de boca ocorrem em regiões da boca de fácil visualização (borda de língua, assoalho e lábio inferior). No entanto, a maioria destes casos, 90% em países em desenvolvimento e 50% em países desenvolvidos, é diagnosticada já em estádio clínico avançado III e IV.

O carcinoma espinocelular (CEC) é uma neoplasia que se desenvolve devido a alterações genéticas do epitélio de revestimento bucal. Entretanto, outros tumores também podem afetar a boca, como os de glândulas salivares menores, sarcomas, linfomas, leucemias e melanomas.

O câncer de boca é um problema de saúde pública mundial. Estimativa para 2012 do Globocan[1] mostra que ocorrem aproximadamente 300 mil casos de câncer de boca por ano em todo o mundo. Aqui no Brasil, de acordo com dados do Inca (Instituto Nacional do Câncer)[2] para o biênio 2014/2015, estimou-se

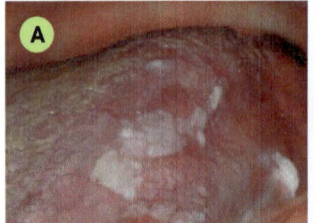

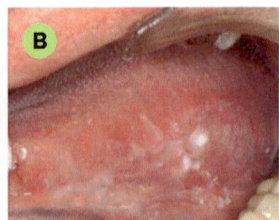

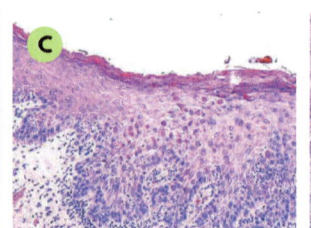

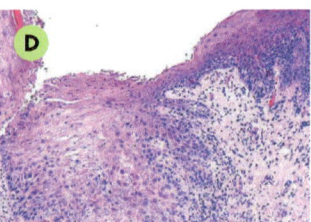

Figura 7.1 – CECs iniciais (A-B) Paciente do sexo feminino, 50 anos, apresenta placa branca irregular em borda esquerda de língua. A lesão apresenta superfície com áreas queratóticas (colocação branca) e atróficas (avermelhadas). Múltiplas biópsias devem ser realizadas. Aspecto histopatológico mostra o tumor ainda restrito ao epitélio, sem invasão evidente do tecido conectivo. (C-D) Paciente masculino, 40 anos, com tumor microinvasivo em borda de língua. (HE)

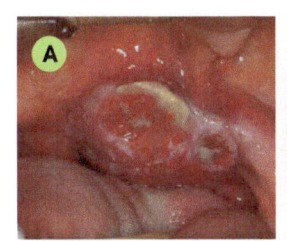

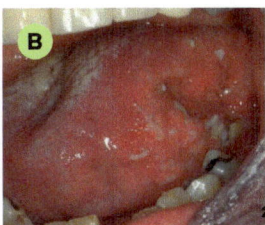

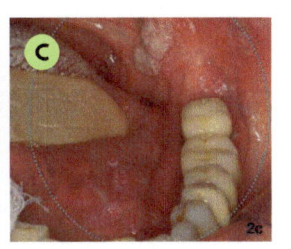

Figura 7.2 – CECs em estádio clínico avançado. (A) Tumor em região de orofaringe, infiltrativo e exofítico. (B) Extenso tumor invadindo profundamente a borda esquerda da língua. (C) Tumor apresenta extenso envolvimento dos tecidos bucais. Borda de língua, assoalho de bucal, pilar amigdaliano, área retromolar, gengiva e mucosa bucal estão acometidos.

mais de 15 mil casos por ano (mais de 11 mil em homens), sendo que aproximadamente 50% destes pacientes morrem em decorrência do câncer.

O câncer da boca poderia ser evitado na maior parte dos casos. A prevenção primária deve ser realizada com a cessação do consumo de tabaco e álcool. No caso das lesões labiais, a prevenção primária depende do controle da exposição solar, seja esta de natureza ocupacional ou não. Na prevenção secundária, o objetivo é identificar lesões com potencial de malignização ou lesões malignas em estágio inicial (FIG. 7.1).

O cirurgião-dentista tem uma contribuição muito relevante pelo seu conhecimento e técnica do exame intrabucal. O exame clínico preventivo para o câncer de boca deve ser incorporado como investigação de rotina em toda consulta odontológica (FIG. 7.2).

Alguns hábitos nocivos que são conhecidos há muito tempo, como fumar e consumir bebidas alcoólicas (em níveis elevados), são fatores de risco para o desenvolvimento do câncer de boca. Em décadas passadas, era comum fazer o diagnóstico do câncer de boca em homens fumantes com mais de 50 anos. Contudo, recentemente, o número de mulheres fumantes aumentou, diminuindo sensivelmente a proporção entre homens e mulheres. Também tem ocorrido aumento da prevalência deste tipo de câncer em pacientes jovens, mas não é bem estabelecida a participação do tabaco e do álcool como fatores de risco, considerando o menor tempo de exposição a tais hábitos neste grupo de pacientes (FIG. 7.3).

Alguns estudos têm mostrado alta incidência de HPV de alto risco (principalmente os subtipos 16 e 18) em pacientes jovens quando comparados com pacientes adultos com câncer de boca. O HPV pode chegar à cavidade oral por vias de transmissão como orogenital (relacionada à prática sexual), transmissão vertical (mãe ao filho) e interna (sangue e sistema linfático). Para tumores da região de orofaringe, a simples análise imuno-histoquímica contra p16 é eficiente e importante para avaliação do HPV. Porém, para tumores da cavidade oral, ainda não está bem estabelecida a participação deste vírus. Considerando que já existe a vacina contra alguns HPVs de alto risco, o câncer bucal relacionado a este vírus poderia ser prevenido; contudo, mais estudos são necessários para confirmação.

O tabaco nas suas diversas formas (cigarro industrial, fumo de rolo e outros) tem muitas substâncias tóxicas, e várias delas são cancerígenas. Contudo, a maioria dos carcinógenos químicos não é capaz de produzir um efeito biológico isoladamente. Eles requerem ativação por enzimas do hospedeiro. A susceptibilidade genética relacionada ao câncer de boca está na eficiência de metabolizar carcinógenos. Alguns polimorfismos envolvidos na ativação e eliminação de carcinógenos alteram a expressão e a função das proteínas e, desta forma, modificam a susceptibilidade genética. Carcinógenos oriundos do tabaco são convertidos em metabólitos reativos de DNA pela enzima relacionada da citocromo P450. Estes metabólitos se ligam ao DNA de células-alvos causando mutações.

O consumo de álcool aumenta o risco do câncer de boca; quando associado ao tabaco, o risco é ainda maior. O mecanismo pelo qual o álcool causa o câncer de boca está relacionado com o metabolismo do etanol. O acetaldeído é o principal metabólito do álcool relacionado com o desenvolvimento do câncer. Mutações em ponto, aberrações cromossômicas e ligação às proteínas de reparo são alterações relacionadas com este metabólito. Vários estudos sugerem predisposição genética

> **ATENÇÃO**
>
> Agentes mutagênicos são mais capazes de induzir câncer em pacientes com história familiar de câncer.

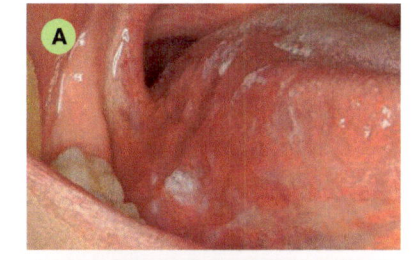

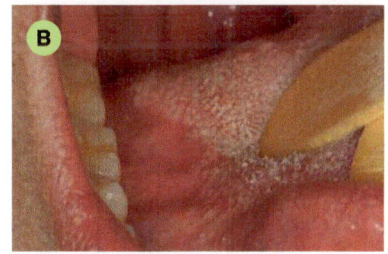

Figura 7.3 – Paciente de 30 anos com CEC. (A) Extensa área avermelhada irregular em borda direita da língua. Foram realizadas três biópsias e em todas elas havia áreas de malignidade. (B) Um ano após tratamento cirúrgico que consistiu de glossectomia parcial.

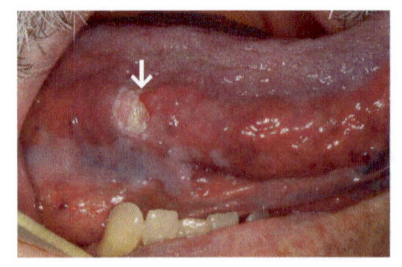

Figura 7.4 – Paciente masculino com 65 anos apresenta leucoplasia em borda de língua direita e assoalho de boca e também CEC (pequena área ulcerada). Provável desenvolvimento de um carcinoma em área de leucoplasia.

para o câncer bucal, não somente relacionados à anemia de Fanconi e Síndrome de Li-Fraumeni.

CARACTERÍSTICAS CLÍNICAS

A avaliação de um paciente com lesão de boca consiste em anamnese e exame físico intra e extraoral detalhado. Os sinais e sintomas de tumores malignos da boca em estádio clínico avançado são fáceis de serem reconhecidos. Contudo, manifestações iniciais quase sempre são assintomáticas, e o profissional necessita de atenção para perceber discretas alterações da mucosa bucal, como áreas avermelhadas, úlceras indolores e que não cicatrizam e áreas com placas brancas entremeadas por partes vermelhas (eritroleucoplasias). Em muitos casos, a leucoplasia e a eritroplasia podem preceder o câncer bucal (FIG. 7.4).

Carcinomas avançados normalmente causam dor e se apresentam como úlceras infiltrativas, causando endurecimento da região; além disso, as bordas da lesão normalmente se encontram elevadas. Alguns casos podem apresentar caráter exofítico, mas também causar infiltração do órgão. Nestes casos mais avançados, a dor é o principal sintoma. Mobilidade dos dentes, sangramentos, trismo, mau odor e linfodenopatia cervical são os principais sinais dos tumores avançados. Geralmente, nesta fase, os pacientes apresentam perda de peso importante (FIGS. 7.5 / 7.6).

Diferentemente dos fatores etiológicos dos tumores intraorais, a radiação actínica é o principal fator de risco para o desenvolvimento do câncer de lábio. Pessoas com longo tempo de exposição solar, como trabalhadores rurais, pescadores, entre outros, são os mais acometidos por esta neoplasia. Em geral, o prognóstico é melhor quando comparado com tumores intraorais. O tumor quase sempre acomete o lábio inferior por ação direta dos raios solares. A QA é uma lesão precursora (abordada mais profundamente no Capítulo 6), que acomete o lábio de pacientes com história de longa exposição ao sol. A evolução desta lesão causa ulceração do lábio que não cicatriza (FIG. 7.7).

> **ATENÇÃO**
> Tumores mais indiferenciados são mais agressivos e estão relacionados com pior prognóstico.

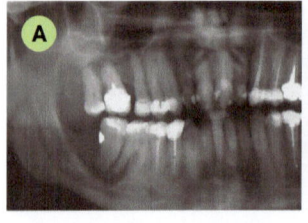

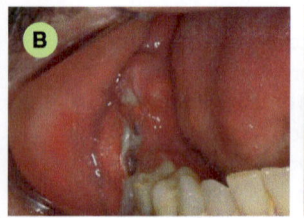

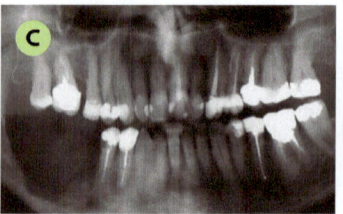

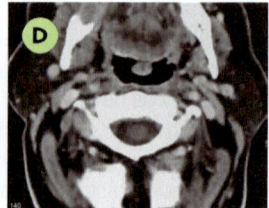

Figura 7.5 – CEC em gengiva com invasão mandibular. (A) Radiografia panorâmica mostra envolvimento dos dentes 46 e 47. No entanto, o dentista diagnosticou periodontite e extraiu estes dentes. (B-D) Foto clínica, radiografia panorâmica e tomografia 4 meses após a exodontia dos dentes 46 e 47. Atraso no diagnóstico.

Figura 7.6 – Extenso CEC. (A) Aspecto clínico mostra envolvimento da gengiva vestibular e lingual dos dentes inferiores esquerdos. (B) Metástase regional em linfonodo submandibular. (C) Radiografia panorâmica mostra dentes em péssimas condições.

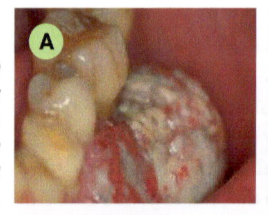

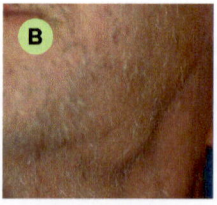

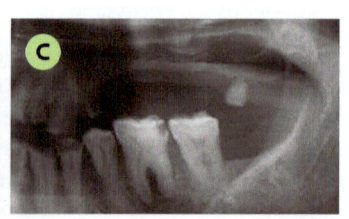

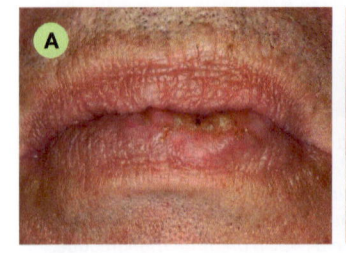

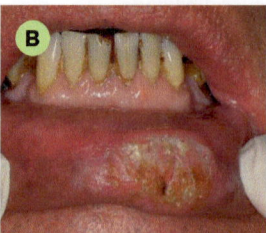

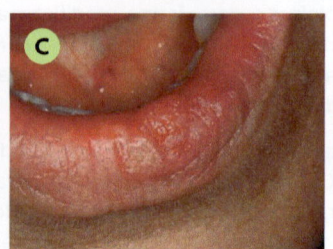

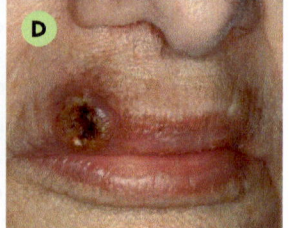

Figura 7.7 – Diferentes apresentações de CECes em lábio. (A-B) Paciente masculino, 68 anos, com história de longa exposição ao sol. (C) Câncer de lábio em fase mais inicial. (D) Rara apresentação de um CEC em lábio superior.

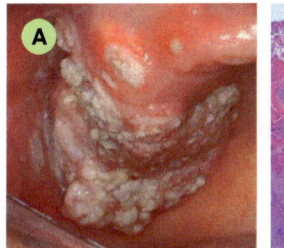

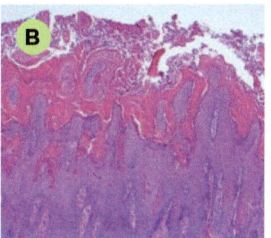

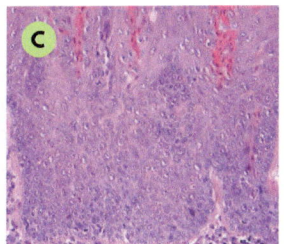

Figura 7.8 – Carcinoma verrucoso. (A) Mulher de 75 anos com carcinoma verrucoso em rebordo alveolar superior. Tumor apresenta superfície irregular com projeções esbranquiçadas. (B) Tumor bem diferenciado, com projeções papilares com superfície formada por queratina (hiperqueratose). (C) Células apresentam displasia moderada e não há invasão do tecido conectivo evidente. (B-C, HE)

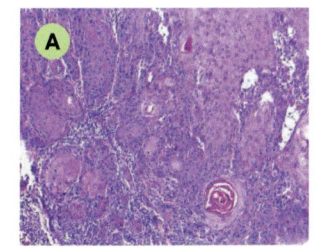

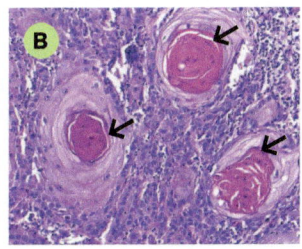

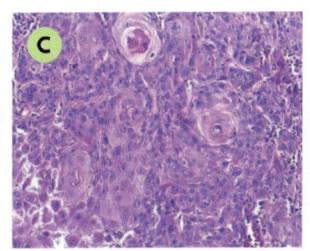

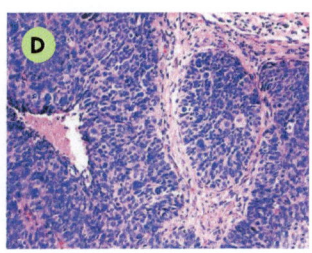

Figura 7.9 – Aspectos histopatológicos do CEC (A-C) Tumor bem diferenciado, células tumorais apresentam atipia, mas ainda mantém padrão epitelial (adesão celular e queratinização das células). Nota-se a formação de pérolas de queratina (setas). (D) CEC pouco diferenciado. Nota-se pleomorfismo celular intenso, células hipercromáticas e atipia intensa. (HE)

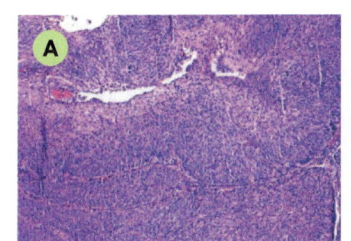

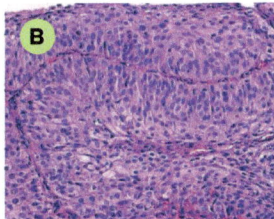

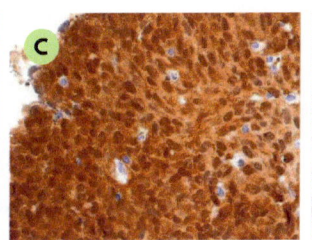

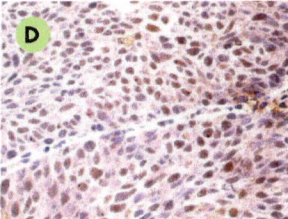

Figura 7.10 – CEC associado a HPV. (A-B) Aspecto histopatológico. (C) Imuno-histoquímica positiva para a proteína p16. (D) Imuno-histoquímica confirmando a presença do vírus HPV 16 nas células tumorais.

O CEC de lábio apresenta bom prognóstico: praticamente 100% de cura, se tratado na fase inicial, e com pequenas morbidades para o paciente. Estes tumores apresentam menores taxas de metástases regionais quando comparados com tumores intraorais, e metástases a distância são improváveis. Contudo, pequenas lesões, se não tratadas, evoluem acometendo todo o lábio, tornando-se endurecidas à palpação e causando problemas estéticos importantes. O tratamento cirúrgico dos tumores avançados do lábio pode causar deformidades faciais.

O carcinoma verrucoso é uma variante menos agressiva do CEC oral, sendo mais comum em pacientes idosos e caracterizado por lesões verrucosas (hiperqueratóticas) com crescimento exofítico. A superfície é irregular e apresenta coloração branco-acinzentada, podendo, ainda, apresentar áreas avermelhadas. Em geral, não apresenta metástases regionais ou a distância, e o prognóstico é bom se tratado adequadamente. Alguns tumores não tratados podem evoluir e desenvolver áreas de CEC convencional, ou seja, podem apresentar crescimento infiltrativo e agressivo, comprometendo, desta forma, o prognóstico **(FIG. 7.8)**.

CARACTERÍSTICAS HISTOPATOLÓGICAS

O CEC da boca é uma neoplasia epitelial que pode exibir variados graus de diferenciação celular. Tumores bem diferenciados apresentam ilhas de células epiteliais que invadem o tecido conectivo. Suas células são semelhantes às do epitélio de revestimento da boca, mas com pleomorfismo celular e graus variados de queratinização. No centro das ilhas tumorais, podem-se formar estruturas conhecidas como pérolas de queratina. Pode haver também algumas figuras de mitoses atípicas. Tumores mais indiferenciados apresentam invasão dos tecidos adjacentes de forma distinta. Pequenos blocos ou células isoladas são observados na periferia do tumor invadindo e destruindo os tecidos circunvizinhos (fronte de invasão). As células tumorais apresentam acentuado pleomorfismo, e figuras de mitoses atípicas são comuns. Também não é comum observar pérolas de queratina. É importante ressaltar que tumores mais indiferenciados são mais agressivos e estão relacionados com pior prognóstico **(FIGS. 7.9 / 7.10)**.

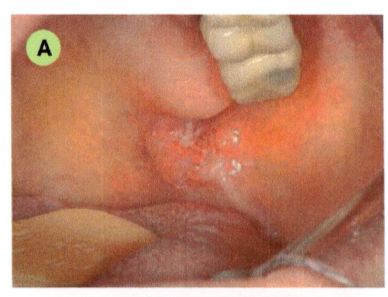

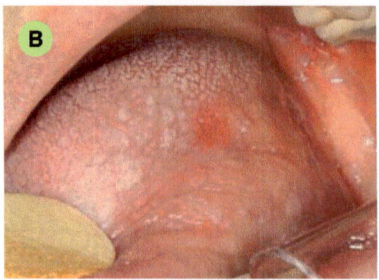

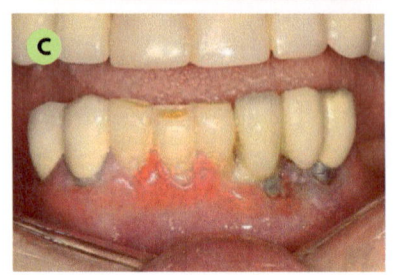

Figura 7.11 – Mulher com 65 anos com três carcinomas sincrônicos. (A) Tumor envolvendo palato mole à esquerda. (B) Área avermelhada em borda de língua. (C) Gengiva vestibular dos dentes inferiores.

TRATAMENTO E PROGNÓSTICO

O tratamento do câncer de boca requer uma avaliação multidisciplinar que envolve o cirurgião de cabeça e pescoço, o cirurgião plástico, o radioterapeuta, o oncologista clínico, o patologista e as equipes de suporte compostas por cirurgião-dentista, nutricionista, fonoaudiólogo e psiquiatra/psicólogo. Após esta avaliação clinicopatológica, um planejamento individualizado será proposto para o paciente. Tumores iniciais (estádio clínico I e II) tratados por cirurgia ou radioterapia apresentam índices semelhantes de cura. Contudo, a cirurgia deve ser o tratamento de escolha para estes tumores por apresentar menor morbidade do que a radioterapia (efeitos colaterais, como mucosite, xerostomia, osteorradionecrose e cáries de irradiação). O tratamento cirúrgico para tumores iniciais consiste em ressecção ampla com margens cirúrgicas adequadas. Nenhum procedimento adicional é necessário, e o risco de complicações é baixo. Outra vantagem de realizar a cirurgia nesta fase é que a radioterapia ainda pode ser realizada em casos de recidivas tumorais ou novos tumores (segundo tumor primário) na região. Para tumores avançados (estádio clínico III e IV), o tratamento deve associar cirurgia e radioterapia (pós-cirurgia) e ainda indicar ou não a quimioterapia (FIGS. 7.9 / 7.10). Muitas novas tecnologias, como técnicas videoassistidas, laser e cirurgia robótica, encontram-se em franco desenvolvimento. O conhecimento da história natural e da biologia dos tumores tem trazido informações preciosas para uma nova postura de tratamento: medicina personalizada. Ainda há muito a ser desenvolvido para ampliar ainda mais a qualidade dos resultados obtidos.

PARTICIPAÇÃO DO CIRURGIÃO-DENTISTA NO CONTROLE DOS EFEITOS COLATERAIS DO TRATAMENTO ONCOLÓGICO

O cirurgião-dentista participa praticamente de todas as etapas pelas quais os pacientes com câncer de boca podem passar. Por ser o profissional que examina a cavidade bucal a todo instante, é o profissional mais indicado para o diagnóstico deste tipo de câncer. Em relação ao tratamento do câncer, ele não participa diretamente da parte cirúrgica, mas pode auxiliar o cirurgião de cabeça e pescoço na fixação de placas (quando necessárias) para melhor posicionamento da mandíbula e posterior reabilitação. Nos pacientes para os quais são indicadas a radioterapia e/ou a quimioterapia, sua participação é fundamental para controle e manejo dos efeitos colaterais, que podem comprometer de forma importante o tratamento e a qualidade de vida dos pacientes.

A mucosite oral pode estar associada à quimioterapia e à radioterapia. Muitas vezes, o tratamento pode ser interrompido devido a sua intensidade. Cerca de 90% dos pacientes apresentam algum problema odontológico. Os problemas mais frequentes são doenças da gengiva (gengivite e periodontite), cáries extensas, lesões periapicais (granulomas ou cistos radiculares) e próteses mal-adaptadas, causando algum tipo de irritação da mucosa bucal. A eliminação de focos de infecção na boca é de suma importância, visto que eles podem causar a interrupção do tratamento oncológico ou complicações sérias tardiamente, como a osteorradionecrose (FIGS. 7.11 / 7.12).

Todos os pacientes que são submetidos à radioterapia para tumores em região de cabeça e pescoço e em grande parte aqueles que recebem tratamento quimioterápico podem desenvolver alterações na cavidade bucal. O suporte odontológico antes, durante e após essas modalidades de tratamento para o câncer pode diminuir os efeitos colaterais e amenizar sintomatologias que podem até interromper o tratamento do câncer, como as mucosites intensas (FIG. 7.13).

O atendimento odontológico prévio à radioterapia (região de cabeça e pescoço) deve ser priorizado. Todas as extrações dentárias devem ser realizadas anteriormente ao tratamento radioterápico e não após, devido ao risco de desenvolver

LEMBRETE

A mucosite oral é o efeito mais debilitante durante o tratamento oncológico.

osteorradionecrose, sendo este o pior efeito colateral (FIG. 7.14). Ressalta-se que as exodontias devem ser realizadas pelo menos 15 dias antes do início da radioterapia. Nesta fase, é necessário um atendimento rápido e eficaz para que o paciente possa iniciar a radioterapia.

O controle e a manutenção dos hábitos de higiene bucal devem ser intensificados durante a radioterapia e/ou quimioterapia. Pacientes com boa condição bucal e que mantêm boa higiene durante o tratamento de câncer tendem a ter menos episódios de mucosite do que pacientes com higiene oral precária. Observa-se ainda que pacientes com mesma idade, tendo o mesmo protocolo de tratamento e características de saúde oral semelhantes, não desenvolvem mucosite com a mesma frequência devido à capacidade de cada indivíduo de absorver e excretar drogas.

A xerostomia, sintoma da boca seca, é outro efeito que compromete a qualidade de vida do paciente. Pacientes xerostômicos estão mais suscetíveis a desenvolver cáries e infecções na boca. A diminuição do fluxo salivar é outro fator que deve ser controlado nesta fase. A saliva age na lubrificação e proteção da mucosa, e sua redução também pode tornar a boca um ambiente propício para o desenvolvimento de candidíase. Saliva artificial deve ser prescrita quando o paciente se queixar de boca seca. Contudo, alguns pacientes preferem ingerir constantemente água a usar saliva artificial.

O atendimento odontológico pós-radioterapia prioriza a prevenção de cáries, já que a radioterapia afeta o fluxo salivar, expondo o paciente a um maior número de microrganismos cariogênicos. A cárie por radiação tem peculiaridades específicas: é geralmente localizada na região cervical e incisal do dente e possui desenvolvimento rápido. Outros problemas incluem dificuldade para falar, alteração dos hábitos alimentares (dificuldade de ingerir alimentos sólidos) e desconforto e dores na boca.

A xerostomia se desenvolve agudamente durante o tratamento radioterápico e persiste cronicamente após o tratamento. A manipulação do paciente xerostômico inclui estimular o fluxo salivar com gomas de mascar sem adição de açúcar, reduzir a ingestão de alimentos com açúcar e usar flúor (gel ou solução) na prevenção de cáries e reposição de líquidos. Outra estratégia é a administração de saliva artificial contendo íons de cálcio, fosfato, sódio, magnésio e potássio.

Visitas periódicas ao cirurgião-dentista devem ser estimuladas, pois exodontias devem ser evitadas nesta fase e, caso sejam indicadas, devem ser realizadas com uso de antibiótico e por cirurgiões-dentistas integrados às equipes de tratamento oncológico.

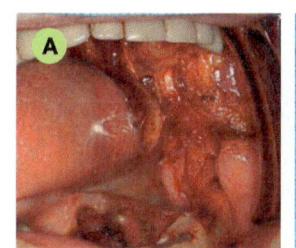

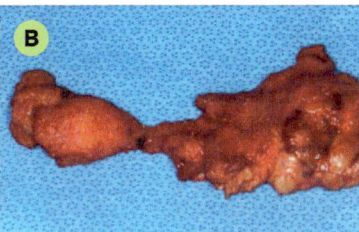

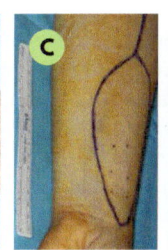

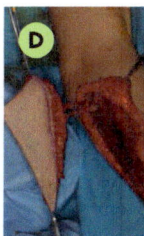

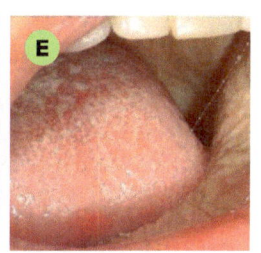

Figura 7.12 – Tratamento cirúrgico da mesma paciente da Fig. 7.11. (A) Aspecto clínico após remoção dos tumores. (B) Peça cirúrgica em bloco. (C) Marcação do retalho microcirúrgico a ser retirado da região de antebraço. (D) Retalho removido. (E) Retalho cobrindo o defeito cirúrgico.

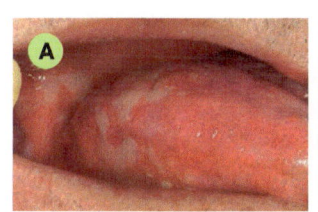

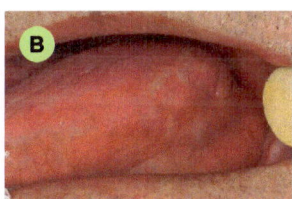

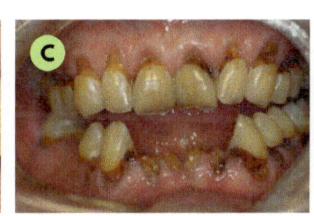

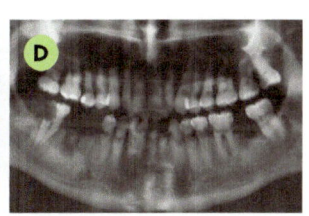

Figura 7.13 – Efeitos colaterais da radioterapia. (A-B) Mucosite em borda de língua e orofaringe. (C-D) Aspecto clínico e radiográfico de cáries de irradiação. Envolvimento cervical de praticamente todos os dentes.

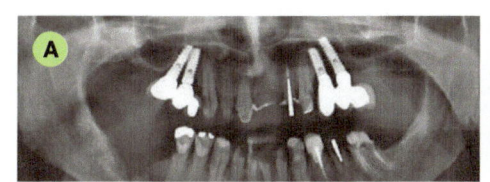

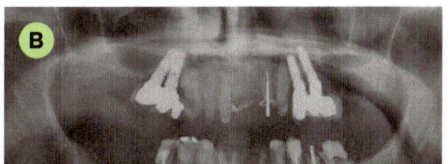

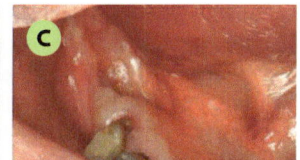

Figura 7.14 – Osteorradionecrose. (A) Radiografia mostra área de rarefação óssea em corpo de mandíbula, lado direito. (B) Aspecto radiográfico 4 meses após imagem anterior. Nítida progressão da osteorradionecrose com fratura patológica. (C) Osso exposto na região lingual da mandíbula.

8

Outras neoplasias malignas

OBJETIVO DE APRENDIZAGEM

- Discutir as características clínicas, radiográficas e histopatológicas das neoplasias malignas mais comumente diagnosticadas na região oral e maxilofacial, como osteossarcoma, melanoma, rabdomiossarcoma, leucemias e linfomas

SAIBA MAIS

Poucos estudos foram desenvolvidos determinar a distribuição geral das lesões que acometem essas estruturas anatômicas. A maioria das investigações é limitada a uma determinada faixa etária, localização ou diagnóstico, não permitindo uma adequada comparação entre os diferentes resultados.

FELIPE PAIVA FONSECA
HÉLDER ANTÔNIO REBELO PONTES
DÉCIO DOS SANTOS PINTO JR.

A análise dos dados disponíveis na literatura demonstra que as neoplasias malignas correspondem, normalmente, a cerca de 1,5 a 5% do total de lesões diagnosticadas, apesar de alguns poucos estudos demonstrarem índices superiores a 20%, possivelmente como consequência das diferentes características dos serviço de patologia oral e das características epidemiológicas de determinadas lesões que apresentam maior incidência em regiões geográficas específicas.

Entre as neoplasias malignas da cavidade oral, o CEC representa a entidade mais prevalente, razão pela qual foi discutido separadamente no capítulo anterior. Entretanto, apesar de menos frequentes, inúmeros tumores malignos originados das mais diversas estruturas presentes na cavidade oral e ossos gnáticos podem ser identificados, e o adequado reconhecimento dessas entidades é de extrema importância, dada a grande variabilidade nos seus comportamentos clínicos e biológicos, que exige o uso de diferentes abordagens terapêuticas, determinando, assim, diferentes prognósticos e taxas de sobrevida para os pacientes afetados.

OSTEOSSARCOMA

OSTEOSSARCOMA

É uma neoplasia maligna mesenquimal, na qual as células tumorais possuem a capacidade de produzir matriz osteoide e quantidades variáveis de cartilagem.

SAIBA MAIS

Alguns autores propõem que indivíduos que possuem lesões ósseas benignas como a displasia fibrosa e a displasia óssea também apresentariam risco aumentado; porém, estas correlações ainda carecem de validação apropriada.

O osteossarcoma representa o tumor maligno primário não hematopoiético mais comum dos ossos. Esta neoplasia possui uma incidência aproximada de 4 a 5 casos a cada milhão de indivíduos, correspondendo a cerca de 40 a 60% dos tumores ósseos malignos primários. O osteossarcoma dos ossos gnáticos representa cerca de 2 a 10% do total de casos diagnosticados, com uma incidência aproximada de 0,7 casos por milhão de indivíduos, representando aproximadamente 23% das neoplasias malignas de cabeça e pescoço.

A etiologia exata do osteossarcoma permanece desconhecida; entretanto, diferentes aberrações cromossômicas clonais têm sido descritas na literatura. Pacientes submetidos à terapia por radiação prévia ou com histórico de doença de Paget do osso parecem exibir um maior risco de desenvolver osteossarcoma.

ASPECTOS CLÍNICOS, RADIOGRÁFICOS E HISTOPATOLÓGICOS

Apesar de exibir uma ampla variação etária, os pacientes acometidos por osteossarcomas dos ossos gnáticos apresentam-se mais frequentemente na terceira e quarta décadas de vida, o que representa 10 a 20 anos a mais do que o observado para pacientes afetados por osteossarcomas de ossos longos, nos quais as metáfises femurais e tíbias proximais representam os locais mais afetados. Uma discreta predileção pelo sexo masculino tem sido relatada e, apesar de a região posterior de mandíbula representar o sítio mais comumente acometido, todos os demais ossos do complexo maxilofacial podem ser afetados. Na maxila, o osso alveolar e o seio maxilar são as regiões mais acometidas.

Os sinais e sintomas causados pelo osteossarcoma dos ossos gnáticos podem ser em grande parte inespecíficos e variados, incluindo desde uma tumefação de crescimento rápido e assintomática, até um grande crescimento tumoral de rápida evolução com destruição das tábuas corticais, mobilidade dentária, ulceração da superfície mucosa e sintomas neurossensoriais de dor e parestesia local, culminando com a ocorrência de fraturas patológicas nos estágios mais avançados da lesão.

Os aspectos radiográficos dos osteossarcomas também podem apresentar-se amplamente inespecíficos, variando desde uma imagem totalmente radiolúcida com bordas irregulares e mal definidas até uma imagem de aspecto misto com quantidades variáveis de áreas radiopacas, devido à maior deposição de matriz osteoide no interior da lesão. Alguns achados radiográficos de grande utilidade diagnóstica, mas não patognomônicos dos osteossarcomas, incluem o espessamento simétrico dos espaços periodontais devido à infiltração neoplásica desta região e a presença de uma reação periosteal que dá origem ao aspecto de raios de sol, especialmente evidente em radiografias oclusais.

Os dentes presentes na região acometida pelo osteossarcoma normalmente não apresentam reabsorção radicular e por vezes originam um aspecto de dentes flutuantes, suspensos apenas em tecidos moles.

Microscopicamente, o osteossarcoma é composto por células mesenquimais ovoides a fusiformes, que mostram graus variados de pleomorfismo celular, exibindo figuras de mitoses e células atípicas com morfologia aberrante, com citoplasma amplo ou escasso e de limites indistintos, evidenciando núcleos hipercromáticos e consequente perda da relação núcleo/citoplasma apropriada. Estas células tumorais são responsáveis por produzir a matriz osteoide, cuja quantidade é depositada de forma extremamente variável de caso para caso, sendo bastante evidente em alguns tumores e muito escassa em outros, exigindo uma cuidadosa investigação microscópica, a fim de que se possa identificar apropriadamente este material.

Especialmente em osteossarcomas gnáticos, é possível observar a produção de matriz cartilaginosa no interior da neoplasia, ocasião em que se utiliza o termo osteossarcoma condroblástico. Em casos onde há uma acentuada deposição de matriz osteoide, o termo osteossarcoma osteoide é preferível, enquanto casos com menor quantidade de matriz e grande proporção de fibras colágenas recebem a designação de osteossarcoma fibroblástico. Nenhuma correlação prognóstica tem sido observada com esta classificação histológica (FIG. 8.1).

TRATAMENTO E PROGNÓSTICO

O tratamento dos osteossarcomas de ossos longos atualmente inclui o uso combinado de quimioterapia pré-operatória, remoção cirúrgica radical com margens de segurança, quimioterapia pós-cirúrgica e radioterapia. Entretanto, a combinação destes esquemas não parece demonstrar os mesmo resultados satisfatórios para os osteossarcomas gnáticos e, assim, a remoção cirúrgica

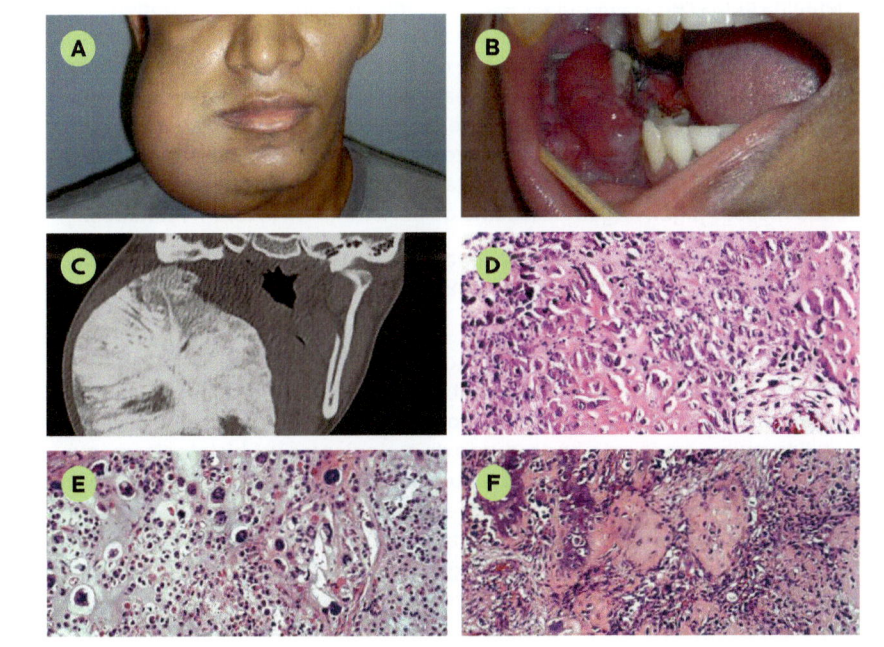

Figura 8.1 – Osteossarcoma. (A) Apresentação clínica extraoral de um grande osteossarcoma em mandíbula causando significativa assimetria facial. (B) Aspecto intraoral revelando uma extensa tumefação em corpo de mandíbula com superfície irregular eritematosa e áreas de necrose tecidual amareladas. (C) Imagem de tomografia computadorizada (TC) revelando a presença de áreas hiperdensas contendo regiões de hipodensidade. (D) Osteócitos neoplásicos atípicos exibindo acentuado pleomorfismo celular com nucléolos evidentes, hipercromatismo nuclear e presença de material osteoide irregular. (E) Extensas áreas de material condroide podem ser encontradas em osteossarcomas. Nota-se o intenso pleomorfismo celular. (F) Áreas de material osteoide em meio a uma região hipercelularizada, confirmando o diagnóstico de osteossarcoma condroblástico. (HE, D, E, F 200X)

radical da neoplasia seguida de radioterapia representa a abordagem terapêutica mais utilizada.

Os osteossarcomas de ossos gnáticos e da região de cabeça e pescoço parecem estar associados a uma menor taxa de metástases do que os osteossarcomas de ossos longos, exibindo também uma taxa de sobrevida superior de 5 anos. Entretanto, o osteossarcoma gnático ainda representa uma neoplasia altamente agressiva com sobrevida variando de 27 a 80% após 5 anos. Quando há presença de metástases, o pulmão representa o local mais frequentemente acometido.

MELANOMA

MELANOMA

É uma neoplasia maligna derivada de melanócitos, células de origem da crista neural com capacidade de produzir pigmentos de melanina.

Apesar de mais de 90% dos casos de melanoma originarem-se na pele, outras regiões anatômicas para onde as células da crista neural podem migrar, incluindo as mucosas, também podem dar origem a este tumor. As neoplasias melanocíticas malignas primárias da cavidade oral são bastante raras e correspondem a somente 0,4 a 1,8% de todos os casos de melanomas diagnosticados, e a cerca de 0,5% de todas as neoplasias malignas da cavidade oral, com uma incidência aproximada de 1,2 caso para cada 10 milhões de indivíduos ao ano.

A etiologia dos melanomas orais permanece desconhecida e parece distinguir-se da observada para os melanomas cutâneos, haja vista a falta de relação com fatores de risco, como radiação actínica, história familiar e associação com nevos atípicos, condições que favorecem o surgimento do melanoma de pele.

ASPECTOS CLÍNICOS, RADIOGRÁFICOS E HISTOPATOLÓGICOS

LEMBRETE

Na cavidade oral, a maioria dos casos de melanoma parece ser diagnosticada em estágios avançados da lesão.

Clinicamente, os pacientes afetados pelo melanoma oral encontram-se mais comumente na quinta ou sexta décadas de vida, com uma média aproximada de 61 anos no momento do diagnóstico. Não parece haver uma predileção significativa por sexo, com uma distribuição semelhante entre homens e mulheres.

Os indivíduos acometidos por melanoma oral mais frequentemente exibem uma extensa lesão mucosa irregular que se apresenta com áreas em forma de placa ou mancha e com áreas de crescimentos nodulares, exibindo uma coloração enegrecida decorrente da intensa deposição de pigmentos de melanina pelas células neoplásicas. Entretanto, melanomas orais podem exibir diferentes nuances de cor em uma mesma lesão, mostrando algumas áreas com coloração mais enegrecida e outras com coloração menos enegrecida e mais acastanhada, assim como áreas avermelhadas, provavelmente amelanóticas ou com pouca quantidade de melanina quando avaliadas microscopicamente. O palato duro e o rebordo alveolar superior são as localizações mais acometidas pelo melanoma oral; entretanto, casos envolvendo mucosa jugal, língua e assoalho de boca também já foram relatados.

SAIBA MAIS

Diferentemente do melanoma cutâneo, a classificação microscópica que utiliza os níveis de invasão propostos por Breslow e Clark não pode ser utilizada para a neoplasia oral devido a diferenças estruturais existentes entre a pele e a mucosa, por isso uma classificação histopatológica com relevância prognóstica não está disponível para melanomas orais. De forma semelhante, as classificações microscópicas dos melanomas cutâneos quanto ao perfil de infiltração da interface derme/epiderme não é de grande valia para os tumores da cavidade oral, haja vista a maioria das neoplasia orais já estarem na fase de infiltração vertical no momento do diagnóstico inicial.

Microscopicamente, o melanoma é conhecido por sua distinta capacidade de mimetizar uma série de neoplasias, consequência de sua apresentação histopatológica bastante heterogênea.

O melanoma pode apresentar-se histologicamente como uma neoplasia indiferenciada, na qual suas células exibem um formato arredondado de tamanho pequeno, com núcleo hipercromático e escasso citoplasma eosinofílico. Em muitos casos, não há produção de melanina visível histologicamente (melanoma amelanótico) e, nestas circunstâncias, o diagnóstico de melanoma pode tornar-se um desafio. Entretanto, é possível observar uma neoplasia com grande produção de pigmentos de melanina intra e extracelular, com graus variados de pleomorfismo citológico e grande quantidade de mitoses atípicas. Caracteristicamente, as células malignas do melanoma exibem um proeminente nucléolo central, único e anfofílico. As células neoplásicas podem apresentar-se

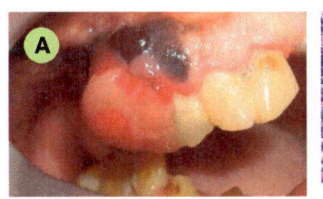

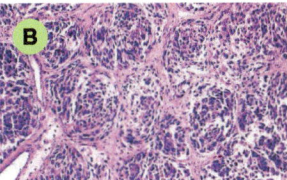

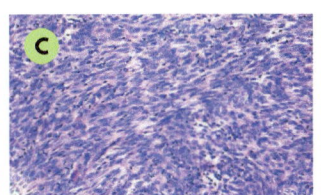

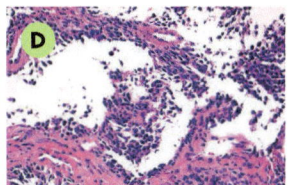

Figura 8.2 – Melanoma. (A) Apresentação clínica acometendo rebordo alveolar, palato duro e mucosa jugal de um paciente masculino de 74 anos exibindo áreas enegrecidas planas e nodulares, e algumas regiões avermelhadas. (B) Células neoplásicas organizadas em um padrão organoide. (C) Células fusiformes dando origem ao padrão fasciculado. (D) Em algumas áreas, as células neoplásicas apresentam-se dispostas mais distantes umas das outras com uma camada periférica em contato com o estroma adjacente, exibindo maior proximidade celular, originando o padrão alveolar. (HE, B e D 100X; C 200X)

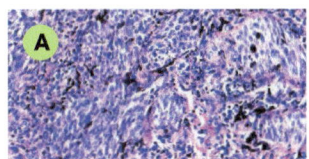

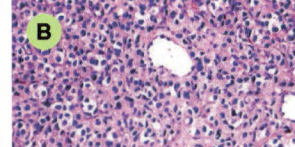

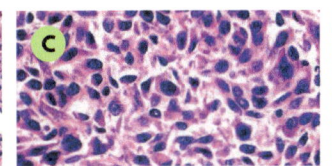

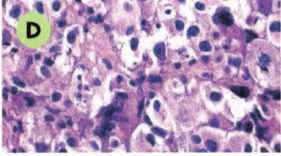

Figura 8.3 – Melanoma. (A) Extensas áreas exibindo deposição de pigmento melânico. (B) Células exibindo um citoplasma claro. (C) Células plasmocitoides que exibem seu núcleo deslocado para a periferia do citoplasma. (D) Células pleomórficas, com mitoses atípicas e presença de nucléolos centrais bastante evidentes, este último sendo um achado histológico sugestivo de melanoma. (HE, A e B 100X; C e D 200X)

como células epitelioides, com abundante citoplasma eosinofílico; como células plasmocitoides, com o núcleo deslocado perifericamente no citoplasma; como células claras, contendo glicogênio no seu interior; e como células fusiformes. As células desta neoplasia arranjam-se em diferentes padrões arquiteturais, como crescimentos sólidos, em fascículos de disposição aleatória que se intercruzam, como crescimentos organoides, alveolares e pagetoides, ou como uma mistura destes padrões. Áreas de necrose tecidual e invasões perineurais e perivasculares podem ser identificadas em vários casos. Em casos de difícil diagnóstico histológico, reações imuno-histoquímicas positivas para S100, HMB45 e Melan-A são de grande ajuda (FIGS. 8.2 / 8.3).

TRATAMENTO E PROGNÓSTICO

Os melanomas da cavidade oral são neoplasias altamente agressivas, de difícil manejo terapêutico, e a abordagem clínica dos pacientes é geralmente determinada pela apresentação da lesão considerando-se as possibilidades cirúrgicas e a qualidade de vida dos pacientes. O tratamento do melanoma oral inclui cirurgia radical, crioterapia, quimioterapia e radioterapia, usadas de forma individual ou combinadas.

De modo geral, o prognóstico dos pacientes afetados por melanoma oral é bastante desfavorável, com índices de sobrevida inferiores àqueles descritos para pacientes portadores de melanoma cutâneo. Entretanto, as causas para esta diferença de comportamento entre ambas as apresentações permanecem desconhecidas, e fatores como a apresentação histopatológica, o atraso diagnóstico ou a complexidade anatômica que impede uma adequada ressecção cirúrgica podem estar relacionados. Recidivas locais são relatadas em mais de 50% dos casos, enquanto a sobrevida em 5 anos para pacientes afetados por melanomas orais é tão baixa quanto 15%.

RABDOMIOSSARCOMA

Os casos de rabdomiossarcoma correspondem a cerca de 5 a 10% de todos os cânceres pediátricos e a mais de 50% dos sarcomas pediátricos de tecido mole, representando o sarcoma de tecido mole mais comum em crianças e adolescentes, com uma incidência estimada em cerca de 4,4 casos por milhão de indivíduos nos Estados Unidos. Aproximadamente 35% dos casos de rabdomiossarcoma são diagnosticados na região de cabeça e pescoço.

Acredita-se que os rabdomiossarcomas originem-se da transformação maligna de células mesenquimais primitivas indiferenciadas que exibem um comprometimento quanto à diferenciação rabdomioblástica, justificando o desenvolvimento desta neoplasia em locais anatômicos destituídos de músculo esquelético. Não há fatores etiológicos claramente relacionados com o desenvolvimento do rabdomiossarcoma; entretanto, a descoberta recente de anormalidades genéticas pode ajudar a melhor compreender a etiopatogênese desta lesão, como a frequente translocação cromossômica t(2;13)(q35;q14), envolvendo os genes *PAX3* e *FKHR*, consistentemente identificada em rabdomiossarcomas alveolares.

RABDOMIOSSARCOMAS

São neoplasias malignas de músculo estriado originalmente descritas em 1854 por Weber.[1] Comumente se apresentam como um aumento de volume de crescimento rápido, com diferentes dimensões, podendo ser assintomáticas ou causar dor e parestesia locais.

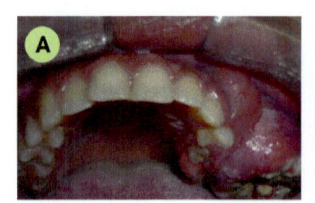

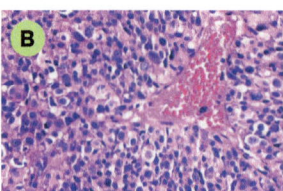

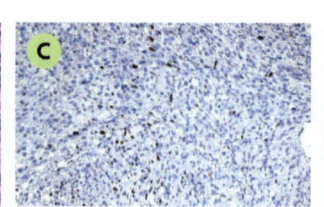

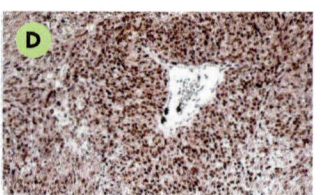

Figura 8.4 – Rabdomiossarcoma. (A) Tumefação de tecido mole acometendo o rebordo alveolar superior de uma paciente de 22 anos com extensa área de necrose tecidual. (B) Células neoplásicas atípicas exibindo pleomorfismo celular, hipercromatismo nuclear, mitoses atípicas e circundando um vaso sanguíneo adjacente (C) Reação imuno-histoquímica positiva para o marcador muscular Myo-D1 (positividade nuclear com coloração acastanhada). (D) Reação imuno-histoquímica positiva para o marcador de diferenciação muscular miogenina (positividade nuclear com coloração acastanhada). (HE, B 200X; DAB, C e D 100X)

ASPECTOS CLÍNICOS, RADIOGRÁFICOS E HISTOPATOLÓGICOS

O rabdomiossarcoma de cabeça e pescoço é comumente classificado em três grandes grupos de acordo com sua localização, como rabdomiossarcomas parameníngeos (nariz, nasofaringe, seios paranasais, ouvido médio, matoide, fossa infratemporal e fossa pterigopalatina); rabdomiossarcomas não parameníngeos (órbita, glândula parótida, cavidade oral, orofaringe e laringe); e rabdomiossarcomas da órbita. Microscopicamente. esta neoplasia possui as variantes embrionária (subtipo botrioide), alveolar, pleomórfica (anaplásico) e indiferenciada.

O **subtipo embrionário** corresponde a mais de 70% dos casos e é particularmente comum nas regiões oral e perioral de crianças. Quando envolve cavidades corpóreas, pode dar origem à chamada variante botrioide. O **subtipo alveolar** tende a acometer pacientes com uma idade média ligeiramente superior, com predileção pelos tecidos moles das extremidades, enquanto o **subtipo pleomórfico** é mais raro e usualmente acomete pacientes acima de 45 anos.

Não parece haver predileção significativa entre sexos, apesar de alguns estudos relatarem discreta predileção por homens. Na cavidade oral, a língua e o palato são as regiões mais acometidas, apesar de casos envolvendo a mucosa jugal, o lábio, o assoalho de boca e os ossos gnáticos já terem sido descritos na literatura. O rabdomiossarcoma oral comumente se apresenta como um aumento de volume de crescimento rápido, com diferentes dimensões, que pode ser assintomático ou causar dor e parestesia locais. Disfagia, trismo, mobilidade dentária e ulceração também podem estar presentes.

Microscopicamente, o subtipo embrionário é composto por células indiferenciadas pequenas, arredondadas ou ovais, assemelhando-se às células musculares embrionárias normais, contendo um citoplasma escasso e finamente granular eosinofílico com poucas células exibindo estriações transversas. No outro extremo, podem-se observar células rabdomioblásticas bem diferenciadas, alongadas ou poligonais, ocasionalmente bi ou multinucleadas, contendo um núcleo mais vesiculado e apresentando graus variáveis de atipia celular, assim como figuras de mitoses. O estroma tumoral normalmente é escasso e exibe fibrilas colágenas arranjadas frouxa ou densamente, podendo criar áreas com aspecto mixoide. O subtipo botrioide da variante embrionária representa um termo descritivo para casos acometendo cavidades corpóreas e que se assemelham macroscopicamente a cachos de uva.

O subtipo alveolar exibe células pequenas e hipercromáticas organizadas em ilhas neoplásicas que revelam uma densa compactação celular periférica com áreas centrais menos compactadas, enquanto o subtipo pleomórfico é caracterizado por grandes agregados de células atípicas e pleomórficas.

Reações imuno-histoquímicas positivas para desmina, miogenina e Myo-D1 são de grande valia no auxílio diagnóstico de casos indiferenciados (**FIG. 8.4**).

TRATAMENTO E PROGNÓSTICO

O tratamento do rabdomiossarcoma compreende a remoção cirúrgica tumoral seguida da quimioterapia multiagentes com ou sem radioterapia adjuvante. Metástases desenvolvem-se em cerca de 20% dos casos, sendo os pulmões, os nódulos linfáticos e a medula óssea os locais mais envolvidos. As taxas de sobrevida em 5 anos tem apresentado uma significativa melhora nas últimas décadas em consequência do desenvolvimento de novas medicações quimioterapêuticas, evoluindo de 10% na década de 1960 para cerca de 65% atualmente, enquanto o rabdomiossarcoma oral pode apresentar taxas de até 85% de sobrevida.

LEUCEMIA

As leucemias correspondem a neoplasias malignas que se originam de precursores celulares hematopoiéticos na medula óssea, os quais dariam origem aos diferentes componentes celulares sanguíneos, como neutrófilos, monócitos, eritrócitos, eosinófilos, basófilos, plaquetas e linfócitos. Esta expansão clonal neoplásica posteriormente pode disseminar-se para outros órgãos através do envolvimento do sangue periférico. A leucemia é a neoplasia maligna mais comum em pacientes pediátricos, correspondendo a cerca de 30% de todos os cânceres diagnosticados em crianças com menos de 15 anos.

A exata etiologia das leucemias permanece desconhecida; porém, nas últimas décadas tem sido demonstrada a presença de inúmeras anormalidades cromossômicas e genéticas consistentemente associadas com o desenvolvimento de subtipos leucêmicos específicos.

ASPECTOS CLÍNICOS, RADIOGRÁFICOS E HISTOPATOLÓGICOS

As manifestações clínicas da leucemia estão fundamentalmente relacionadas à infiltração medular pelas células neoplásicas e à sua disseminação extramedular. Assim, os sintomas mais comuns incluem anemia, neutropenia e trombocitopenia, além de manifestações menos específicas, como fadiga, dispneia, febre, perda de peso e sangramento. Com o acometimento de órgãos sólidos, podem-se observar alterações como hepatoesplenomegalia e linfadenopatia.

Quando a leucemia envolve um sítio extramedular ou tecido mole, apresentando-se como uma tumefação sólida, estas lesões assemelham-se histologicamente a um sarcoma, sendo denominadas sarcomas mieloides. Estas neoplasias estão mais comumente associadas com a leucemia mieloide aguda, estando presente em cerca de 2 a 7% dos casos, podendo eventualmente preceder o desenvolvimento leucêmico.

Linfonodos, pele e periósteo são os locais mais afetados pelo sarcoma mieloide, enquanto, na região de cabeça e pescoço, a órbita, a cavidade nasal e os seios paranasais são os locais mais afetados. A apresentação oral do sarcoma mieloide é bastante rara, sendo a gengiva e o palato os locais mais frequentemente envolvidos. Uma maior prevalência pelo sexo feminino tem sido descrita, com os pacientes apresentando uma ampla faixa etária.

Microscopicamente, o sarcoma mieloide demonstra um infiltrado difuso de células monomórficas imaturas composto de mielócitos exibindo citoplasma eosinofílico moderado, mieloblastos com núcleo grande, cromatina aberta e citoplasma escasso, e promielócitos que apresentam características intermediárias entre os outros dois componentes celulares. Eosinófilos e neutrófilos imaturos também podem ser identificados. Mitoses frequentes são observadas, e variados graus de atipia celular são relatados. Reações imuno-histoquímicas positivas para lisozima, mieloperoxidase, TdT, CD-117 e CD-43, e negativas para marcadores linfoides como CD-3 e CD-20, são úteis para confirmar o diagnóstico de sarcoma mieloide (FIG. 8.5).

TRATAMENTO E PROGNÓSTICO

O tratamento quimioterápico dos pacientes acometidos por leucemias e sarcomas mieloides permanece como principal modalidade terapêutica. O prognóstico dos pacientes que desenvolvem sarcoma mieloide é pobre e estreitamente relacionado com o curso clínico da leucemia mieloide aguda de base.

LEUCEMIAS
São neoplasias malignas que se originam de precursores celulares hematopoiéticos na medula óssea, os quais dariam origem a diferentes componentes celulares do sangue.

ATENÇÃO
As manifestações orais da leucemia incluem crescimento e sangramento gengival, ulcerações e infecções secundárias.

SAIBA MAIS
A classificação atual das leucemias é bastante complexa e baseia-se em características clínicas, imunofenotípicas e moleculares; entretanto, pode-se agrupar as leucemias baseando-se na sua célula de origem, como leucemias mieloides ou leucemias linfocíticas, assim como no seu comportamento clínico, como leucemia aguda ou leucemia crônica.

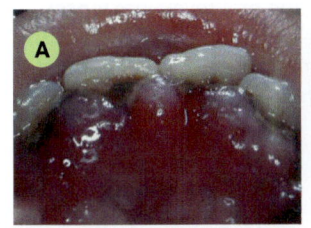

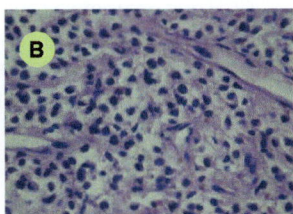

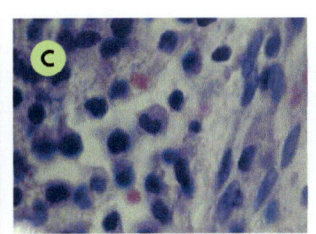

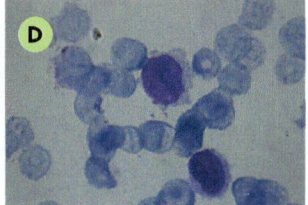

Figura 8.5 – Leucemia. (A) Aumento gengival em paciente feminina de 14 anos. (B) Presença de células pequenas, indiferenciadas, exibindo hipercromatismo nuclear. (C) Algumas células exibiam o citoplasma mais evidente com um núcleo hipercromático irregular (D) Esfregaço sanguíneo evidenciando duas células neoplásicas exibindo núcleo irregular e citoplasma escasso. (HE, B 100X; C 400X)

LINFOMA

LINFOMA

Grupo de neoplasias derivadas de células linfoides que se apresentam clinicamente como massas tumorais sólidas localizadas com mais frequência em órgãos linfoides.

SAIBA MAIS

Os sarcomas mieloides eram anteriormente conhecidos como sarcomas granulocíticos ou como cloromas, devido à coloração esverdeada do tumor, proporcionada pela presença de mieloperoxidase produzida pelas células tumorais.

LEMBRETE

Uma vez que os LHs acometem fundamentalmente os linfonodos, o envolvimento da cavidade oral se dá basicamente pelos LNHs, correspondendo a 3,5% de todas as neoplasias malignas orais.

Muitos casos de linfomas revelam um extenso envolvimento do sangue periférico e da medula óssea ao longo do seu curso clínico, exibindo uma manifestação leucêmica. Tanto os linfócitos B quanto os linfócitos T e NK podem dar origem aos linfomas, com um maior predomínio do tipo B. Desta forma, os linfomas, assim como as leucemias, também apresentam um amplo e complexo sistema de classificação, sendo organizados em dois grandes grupos como **linfomas de Hodgkin (LH)** e **linfomas não Hodgkin (LNH)**.

Dada a enorme heterogeneidade clínica e microscópica do grupo dos linfomas, se detalhará as características clínicopatológicas dos dois subtipos de maior relevância para a patologia oral: o **linfoma difuso de grandes células B** (LDGCB), que corresponde à variante mais comum na cavidade oral, e o **linfoma de Burkitt** (LB), que representa o tipo de linfoma mais diagnosticado na cavidade oral de crianças (FIG. 8.6).

As causas exatas dos linfomas permanecem incertas; porém, fatores de risco como exposição à radiação, quadros de imunossupressão e doenças autoimunes como artrite reumatoide, LES e síndrome de Sjögren parecem predispor o paciente ao desenvolvimento destas neoplasias. Ainda, alguns tipos virais têm sido fortemente correlacionados com o surgimento de subtipos específicos de linfomas, incluindo EBV, HTLV-1, HIV e HHV-8/HVSK. Outros microrganismos também têm sido caracterizados como fatores de risco, como o *helicobacter pylori* e a clamídia. Adicionalmente ao papel desenvolvido por estes fatores de risco, alterações genéticas parecem desempenhar um papel fundamental no desenvolvimento dos linfomas, uma vez que translocações cromossômicas específicas têm sido consistentemente relacionadas com tipos tumorais específicos, como a t(8;14) no LB, a t(14;18) no linfoma folicular e a t(11;22) no linfoma de células do manto.

ASPECTOS CLÍNICOS, RADIOGRÁFICOS E HISTOPATOLÓGICOS

O LDGCB corresponde ao tipo de linfoma mais frequentemente diagnosticado na cavidade oral. Pacientes asiáticos são mais afetados por LDGCB que os ocidentais e há uma maior prevalência de homens do que de mulheres. Na maioria dos casos, os pacientes encontram-se entre a sexta e a sétima década de vida; porém, aqueles que possuem algum quadro de imunossupressão são mais jovens.

Clinicamente, o anel de Waldeyer, que compreende as tonsilas palatinas, o tecido linfoide da nasofaringe, o palato mole e a base da língua, é um sítio anatômico frequentemente acometido pelo LDGCB. Na cavidade oral exclusivamente, o palato e a gengiva parecem ser os locais mais afetados, apesar de relatos envolvendo a mucosa jugal, a língua, o assoalho bucal e os lábios já terem sido descritos. A apresentação clínica do LDGCB é em geral inespecífica, incluindo tumefação local de coloração normal à avermelhada, comumente causando dor e com frequência exibindo ulceração, mimetizando, desta forma, várias outras entidades.

Microscopicamente, o LDGCB que acomete a cavidade oral revela um lençol difuso e sólido de células neoplásicas linfoides predominantemente de grande tamanho, que infiltram as estruturas anatômicas normais adjacentes, como nervos, vasos, músculos e glândulas salivares menores. Essas células

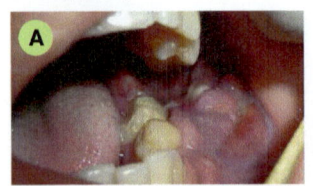

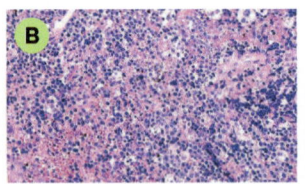

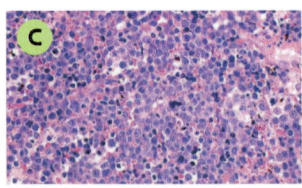

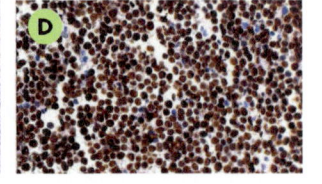

Figura 8.6 – Linforma de Burkitt. (A) Tumefação assintomática em região posterior de mandíbula com áreas de necrose tecidual em paciente masculino de 13 anos. (B) Infiltrado difuso de células neoplásicas contendo macrófagos de corpos tingíveis que originam o padrão histológico de céu estrelado. (C) As células neoplásicas linfoides exibem um padrão relativamente homogêneo, com tamanho moderado, de um a três nucléolos evidentes e escasso citoplasma eosinofílico. (D) Reação imuno-histoquímica para o marcador de proliferação celular Ki67, demonstrando o alto índice de proliferação celular desta neoplasia, chegando próximo a 100% (positividade nuclear com coloração acastanhada). (B e C HE, 100X e 200X; D DAB, 200X)

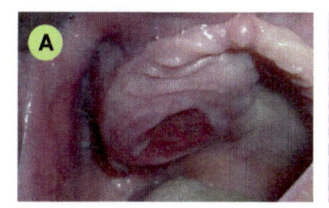

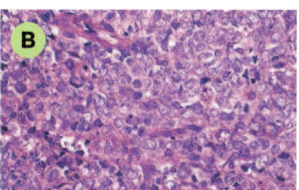

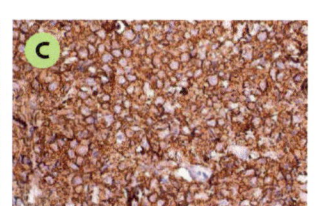

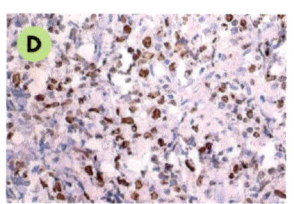

Figura 8.7 – Linforma difuso de grandes células. (A) Lesão tumoral em palato duro e rebordo alveolar com área central ulcerada em paciente masculino de 57 anos. (B) Infiltrado de células linfoides neoplásicas de grande tamanho, exibindo pleomorfismo celular, núcleo contendo cromatina dispersa e por isso uma coloração mais clara e nucléolos pequenos evidentes. (C) Reação imuno-histoquímica positiva para CD-20 confirmando a linhagem linfocitária B da lesão (positividade membranar com coloração acastanhada). (D) Reação imuno-histoquímica para Ki67 demonstrando um alto índice de proliferação celular. (B HE, 200X; C e D DAB, 200X)

neoplásicas grandes exibem um núcleo vesiculado com cromatina dispersa e um ou mais nucléolos evidentes, com citoplasma abundante ou escasso. Células menores com núcleo hipercromático também podem estar presentes em quantidade variável. Abundantes figuras de mitoses estão frequentemente presentes, e o grau de pleomorfismo celular é variado; porém, uma intensa atipia celular é comumente encontrada, assim como áreas de necrose tecidual.

Os aspectos histológicos, apesar de sugestivos em muitos casos, frequentemente exigem a realização de reações laboratoriais de imuno-histoquímica para caracterizar a origem linfoide da neoplasia e para determinar o perfil da população linfoide envolvida. Portanto, reações imuno-histoquímicas positivas para CD-45 (antígeno leucocitário comum – LCA), CD-20, CD-79a e PAX5 são esperadas, assim como um alto índice de proliferação celular mensurado por Ki67. Populações celulares reativas menores de linfócitos T positivas para CD-3 e CD-45RO podem estar presentes em diferentes proporções.

O LB é uma neoplasia de linfócitos B altamente agressiva, tradicionalmente classificada em LB endêmico, esporádico e associado à imunodeficiência. O subtipo endêmico do LB é diagnosticado em crianças da África equatorial e apresenta um maior acometimento dos ossos gnáticos assim como de órgãos abdominais; já o subtipo esporádico é mais comum na América do norte e Europa e revela predominantemente um envolvimento abdominal, com pouco acometimento gnático, quadro semelhante ao observado no subtipo associado à imunodeficiência. Na cavidade oral, os pacientes, em geral crianças ou adultos jovens, exibem um crescimento tumoral de curta duração, avermelhado, ulcerado, dolorido, que causa destruição óssea irregular extensa com os dentes ficando sem suporte ósseo (dentes flutuantes).

Microscopicamente, o LB exibe uma população de células neoplásicas de fenótipo B com tamanho intermediário, que exibem um núcleo com cromatina mais compactada, um ou mais nucléolos ocasionalmente evidentes e citoplasma eosinofílico bastante escasso. Em algumas regiões, as células adquirem um formato ligeiramente poligonal, de modo a se adaptar umas às outras, dando origem ao aspecto de pedras de calçada. Devido ao alto índice proliferativo e apoptótico da neoplasia, macrófagos de corpos tingíveis podem ser identificados fagocitando restos celulares apoptóticos, originando o padrão de céu estrelado. Figuras de mitoses são frequentes, e atipias celulares não são muito proeminentes. Reações imuno-histoquímicas positivas para CD-45 (LCA), CD-20, CD-79a, CD-10 e Bcl6, assim como um índice de proliferação próximo a 100%, são esperados. Positividade variável para o EBV é encontrada dependendo do subtipo analisado, sendo mais comum no tipo endêmico (FIG. 8.7).

TRATAMENTO E PROGNÓSTICO

O comportamento clínico dos linfomas e sua resposta ao tratamento são bastante variáveis e dependem do subtipo analisado. Apesar de ser uma neoplasia bastante agressiva, o LDGCB geralmente responde bem aos protocolos quimio e radioterapêuticos, mostrando-se bastante sensível a estas modalidades, com os pacientes afetados exibindo um bom prognóstico. De forma semelhante, o LB também tem respondido satisfatoriamente aos regimes quimioterápicos atualmente disponíveis. Para ambos os tumores, a terapia-alvo com o uso do rituximabe, que atua diretamente na inibição do CD-20, tem sido de grande valia.

METÁSTASES

Metástases para a região oral e maxilofacial são incomuns, representando aproximadamente 1% de todas as neoplasias malignas diagnosticadas nestas estruturas, afetando tanto os tecidos moles como os ossos gnáticos. O processo de metástase neoplásica é um evento biológico altamente complexo que envolve o destacamento da célula neoplásica maligna do seu tecido de origem, a regulação da motilidade e invasão celular, sobrevida, proliferação e evasão do sistema imunológico. O comportamento metastático de uma célula maligna é regulado por um grande repertório de vias de sinalização molecular.

Evidências apontam para o fato de que metástases a distância não são eventos aleatórios; são processos regulados e sítio-específicos. Assim, acredita-se que inúmeros fatores e receptores modulam a interação entre as células metastáticas e as células dos órgãos-alvo.

LEMBRETE

Apesar de a maioria dos pacientes já possuir o diagnóstico da neoplasia primária, em cerca de um terço dos casos a manifestação oral da doença representa a evidência clínica que conduz ao diagnóstico preciso.

SAIBA MAIS

Uma média de 40 meses tem sido relatada quanto ao tempo decorrente entre o diagnóstico do tumor primário e a identificação do seu depósito metastático na cavidade oral; entretanto, casos diagnosticados até 10 anos após o reconhecimento da neoplasia primária já foram relatados.

De forma semelhante, as vias de disseminação neoplásica também parecem demonstrar certo grau de especificidade, com os carcinomas preferencialmente utilizando os vasos linfáticos, e os sarcomas, os vasos sanguíneos como rotas de disseminação.

ASPECTOS CLÍNICOS, RADIOGRÁFICOS E HISTOPATOLÓGICOS

A maioria dos casos de metástase oral é encontrada em pacientes que estão entre a quinta e a oitava década de vida, sendo a média menor para os casos envolvendo os ossos gnáticos (42 anos) do que para os tecidos moles orais (52 anos). Não parece haver predileção por sexo quanto às metástases ósseas; porém, uma maior frequência de homens exibe envolvimento de tecidos moles (2:1). Os sítios primários mais comuns em homens são pulmão, rins, fígado e próstata, enquanto em mulheres são mama, órgãos genitais, rins e colo/reto. Os ossos gnáticos parecem ser mais acometidos do que os tecidos moles, sendo a região posterior de mandíbula o local mais envolvido, enquanto a gengiva inserida representa a região de tecido mole mais afetada por metástases.

Clinicamente, as metástases orais que envolvem os ossos gnáticos podem apresentar uma tumefação óssea de crescimento rápido associada a dor e parestesia, radiograficamente exibindo áreas de destruição óssea com imagens radiolúcidas irregulares e mal definidas, que ocasionalmente podem apresentar áreas radiopacas no seu interior (p. ex., em casos de metástases de próstata). Quando a gengiva é acometida, uma lesão semelhante a um processo reacional ou hiperplásico está presente, com crescimento tecidual avermelhado, ocasionalmente ulcerado e sangrante ao toque, podendo ou não estar associado a dor e parestesia.

Microscopicamente, os depósitos metastáticos em geral retêm as características histológicas dos seus sítios de origem, o que permite o fácil reconhecimento do tumor primário. Entretanto, alguns casos exibem uma grande perda das características histológicas originais, revelando um maior grau de pleomorfismo e atipia celular, o que exige uma investigação clínica minuciosa para o adequado reconhecimento do sítio primário, assim como reações laboratoriais de imuno-histoquímica para obtenção do diagnóstico apropriado **(FIGS. 8.8 / 8.9)**.

TRATAMENTO E PROGNÓSTICO

O diagnóstico de uma metástase oral invariavelmente implica um prognóstico ruim e baixa sobrevida para o paciente (alguns meses). Sendo assim, os regimes terapêuticos para estes indivíduos objetivam oferecer a melhor qualidade de vida possível; abordagens cirúrgicas, radio e quimioterápicas são empregadas com este propósito.

Figura 8.8 – Metástase. (A) Aspecto extraoral de uma paciente do sexo feminino, 60 anos, apresentando tumefação em região de articulação temporomandibular (ATM) direita como consequência de metástase de adenocarcinoma de cólon. (B) Imagem de TC para janela de tecido mole revelando a presença do foco metastático em ATM direita. (C) O exame tomográfico com janela para tecido duro exibe a destruição óssea da articulação pela neoplasia. (D) Reconstrução 3D ilustrando a destruição óssea causada pela metástase de colo do intestino

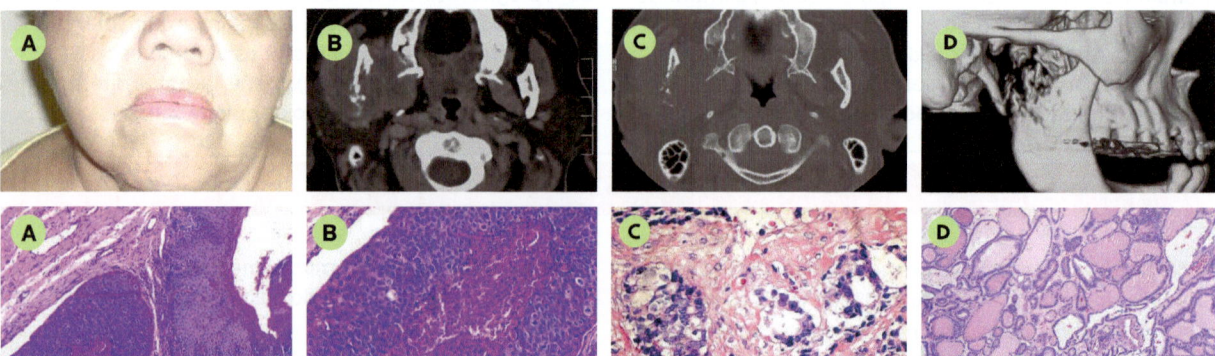

Figura 8.9 – Metástases. (A) Metástase oral de carcinoma de colo uterino. Epitélio oral no canto superior direito e ilha neoplásica com centro necrótico do lado esquerdo. (B) Presença de intenso pleomorfismo celular e várias figuras de mitose, com o centro necrótico evidente. (C) Envolvimento oral de um adenocarcinoma de próstata com as células neoplásicas exibindo nucléolo evidente, hipecromatismo nuclear e formando estruturas ductais (D) Metástase oral de carcinoma folicular de tireoide bem diferenciado com formação de vários folículos tireoidianos. (HE, A e D 100X; B e C 200X)

Cistos odontogênicos e não odontogênicos

9.1 Cistos odontogênicos

RICARDO SANTIAGO GOMEZ

Os cistos odontogênicos representam importante grupo de alterações patológicas que ocorrem na maxila e mandíbula, em especial pela sua frequência e importância no diagnóstico de lesões ósseas na região. Esses cistos são classificados em dois grupos: inflamatórios e de desenvolvimento. Enquanto nos cistos inflamatórios a inflamação representa o estímulo para a proliferação do epitélio odontogênico, os mecanismos de formação dos cistos odontogênicos de desenvolvimento são ainda pouco conhecidos.

OBJETIVO DE APRENDIZAGEM

- Estudar os cistos odontogênicos, diferenciando-os em cistos odontogênicos de desenvolvimento e cistos odontogênicos inflamatórios

CISTOS ODONTOGÊNICOS DE DESENVOLVIMENTO

CISTO DENTÍGERO

O cisto dentígero origina-se a partir do acúmulo de fluido no espaço localizado entre o folículo pericoronário e um dente impactado. A origem deve-se provavelmente a distúrbios hemodinâmicos nos vasos sanguíneos presentes no conectivo de um folículo pericoronário de um dente incluso, levando ao extravasamento de exsudato inflamatório com posterior acúmulo entre o epitélio reduzido do órgão do esmalte e o dente incluso. Em seguida, células inflamatórias presentes na cavidade recém-formada, juntamente com células epiteliais descamadas, levam ao aumento de pressão osmótica, que atrai mais líquido para a cavidade, com crescimento do cisto. Esse mecanismo de desenvolvimento do cisto explica o bom resultado alcançado pelo cirurgião quando são realizados procedimentos conservadores que estabelecem uma comunicação da luz do cisto com a cavidade oral (p. ex., marsupialização ou canulização). O epitélio reduzido do órgão do esmalte sofre gradativamente um processo de estratificação e metaplasia escamosa.

Outro mecanismo possível de formação do cisto dentígero tem como estímulo inicial a presença de processo inflamatório no periápice de dentes decíduos. Isto leva aos mesmos distúrbios hemodinâmicos e inflamatórios descritos anteriormente. Essa origem de cisto dentígero é particularmente importante nos casos de lesões associadas ao pré-molares inferiores com história de dentes molares decíduos com necrose pulpar.

O cisto dentígero ocorre principalmente em pacientes jovens ou adultos jovens, envolvendo o terceiro molar inferior. Os dentes pré-molares e molares superiores são também bastante afetados, sendo raramente observados em dentes decíduos. As lesões podem ser pequenas ou extensas, podendo levar a aumento de volume na área. No exame radiográfico, o cisto dentígero mostra área radiolúcida com limites geralmente bem definidos, associada com a coroa de um dente impactado (FIG. 9.1.1). Deslocamento de dentes e reabsorção radicular dos dentes adjacentes podem também ser observados.

No exame microscópico do cisto dentígero, é observada a presença de uma cápsula conjuntiva revestida por epitélio estratificado pavimentoso, de espessura variável, contendo áreas de hiperplasia (FIG. 9.1.2). Por vezes, em razão da pluripotencialidade do epitélio odontogênico, células mucossecretoras podem ser identificadas. A cápsula mostra infiltrado inflamatório discreto ou denso.

> **ATENÇÃO**
>
> O diagnóstico de cisto dentígero requer necessariamente o exame histopatológico, uma vez que o ameloblastoma e o queratocisto odontogênico podem apresentar aspectos clínicos e imaginológicos semelhantes.

> **SAIBA MAIS**
>
> A presença de uma cavidade no acesso cirúrgico distingue o cisto dentígero pequeno do folículo pericoronário, embora esse exercício, nesse caso, seja pouco relevante para o tratamento ou prognóstico do paciente.

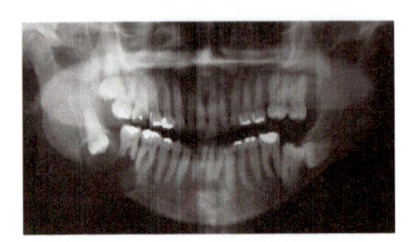

Figura 9.1.1 – Imagem radiográfica mostrando cisto dentígero relacionado a um dente incluso.

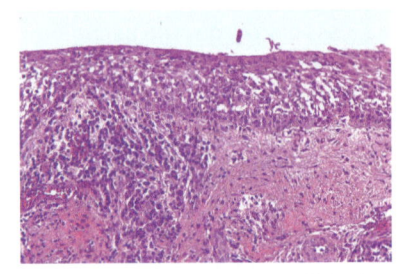

Figura 9.1.2 – No exame histopatológico do cisto dentígero, encontramos epitélio estratificado pavimentoso não queratinizado.

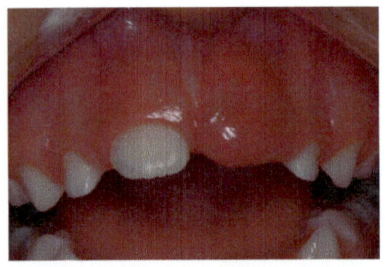

Figura 9.1.3 – Aspecto clínico do cisto de erupção.

Um detalhe interessante no cisto dentígero e folículo pericoronário é a presença de remanescentes de epitélio odontogênico. Esses remanescentes tendem a desaparecer na terceira década de vida. Como o cisto dentígero eventualmente pode estar relacionado com outros tumores odontogênicos, como o ameloblastoma, áreas de espessamento visualizadas macroscopicamente devem ser avaliadas no exame histopatológico.

O tratamento do cisto dentígero depende do tamanho da lesão. Enquanto as lesões pequenas podem ser facilmente enucleadas, as maiores geralmente são submetidas à marsupialização, seguida ou não de enucleação, conforme a evolução. A possibilidade de erupção do dente afetado deve ser levada em conta antes da sua extração.

CISTO DE ERUPÇÃO

O cisto de erupção é uma variante de tecido mole do cisto dentígero. A causa da impossibilidade de rompimento do dente na cavidade bucal, neste caso, seria deposição de fibras no conectivo logo acima do folículo pericoronário. O cisto ocorre principalmente em crianças, e a mucosa pode se apresentar com coloração normal **(FIG. 9.1.3)**. A aparência clínica arroxeada observada em alguns casos deve-se à presença de hemorragia na sua cápsula.

O tratamento do cisto de erupção envolve a remoção do teto da lesão, incluindo a mucosa oral. Por esta razão, o patologista deve observar, no exame microscópico, o revestimento do cisto na porção profunda da amostra, separada do epitélio da mucosa por uma faixa de tecido conectivo fibroso celularizado com vasos e hemorragia.

QUERATOCISTO ODONTOGÊNICO

O queratocisto odontogênico (QO) é um cisto de origem odontogênica que foi reclassificado em 2005 pela OMS como neoplasia odontogênica benigna.[1] Esta mudança foi baseada em publicações que demonstram alterações moleculares na lesão. Mutação no gene *PTCH1*, entre outras alterações genéticas e epigenéticas, é encontrada no cisto. Entretanto, alterações semelhantes foram também descritas em outros cistos ou alterações não neoplásicas.

Além de o tema ser bastante controverso, agrega-se a isso o fato de que os limites que definem um cisto potencialmente agressivo e recidivante de uma neoplasia benigna não são claros e não devem se basear somente no perfil molecular da lesão. Desse modo, incluímos o QO neste capítulo de cistos odontogênicos, mas em alguns livros-texto a lesão figura entre as alterações odontogênicas neoplásicas. Outra mudança proposta pela OMS foi uma nova nomenclatura para o cisto: tumor odontogênico queratocístico.[1] Essa mudança, na nossa opinião, não é justificável, uma vez que a denominação clássica é bastante conhecida e utilizada por diferentes gerações de cirurgiões, patologistas e radiologistas.

O QO origina-se a partir de remanescentes da lâmina dentária. Ao contrário do cisto dentígero, o crescimento da lesão não se deve ao aumento da pressão osmótica e hidrostática no interior da cavidade. Conforme já destacado, a mutação do gene *PTCH1* leva a uma série de alterações em vias de sinalização celular que culminam no aumento da proliferação celular e inibição da apoptose.

A região posterior de mandíbula é a mais afetada pelo QO, embora ele possa ocorrer em qualquer segmento da maxila ou mandíbula. A maioria dos pacientes afetados encontra-se entre a segunda e quarta década de vida. Como o QO tende a destruir o osso medular, com pouco envolvimento das corticais, alguns indivíduos acometidos não apresentam tumefação compatível com a extensão do processo. Embora a ausência de expansão das corticais sugira esse diagnóstico, a sua presença não deve excluir essa possibilidade.

Radiograficamente, o QO se apresenta como imagem radiolúcida uni ou multilocular, bem delimitada, por vezes associada a um dente incluso (FIG. 9.1.4A). Nesse caso, o diagnóstico diferencial com o cisto dentígero e o ameloblastoma deve ser feito. Em algumas situações, o queratocisto está localizado entre dois dentes, lembrando o cisto periodontal lateral, embora o tamanho possa ser evidentemente maior. Na realidade, o exame de imagem do QO pode lembrar diversos outros cistos e tumores odontogênicos.

A punção aspirativa antes da biópsia incisional ou enucleação da lesão revela imagem bastante característica em função da presença de queratina no interior da lesão. Nesse procedimento, o cirurgião observará material espesso de coloração esbranquiçada (FIG. 9.1.4B).

O diagnóstico da lesão é alicerçado principalmente no exame histopatológico. Nele, observa-se revestimento de epitélio estratificado pavimentoso paraqueratinizado exibindo superfície corrugada, com espessura delgada e de poucas camadas celulares e interface plana com o conectivo (FIG. 9.1.5). Na camada basal do epitélio, notam-se células colunares polarizadas e bem coradas. Áreas de ruptura do delicado epitélio com a cápsula são identificadas e explicam a dificuldade do cirurgião em obter a enucleação completa da lesão sem a sua fragmentação. Cistos satélites também podem ser encontrados na cápsula do QO.

O tratamento do QO depende basicamente do tamanho da lesão. A enucleação completa obtida por peça cirúrgica única deve ser o método de escolha para as lesões menores. A dificuldade para realizar este procedimento é explicada pelo revestimento delgado e friável do epitélio cístico. Como este procedimento é difícil de ser executado nas lesões maiores, a marsupialização pode ser adotada como primeiro passo, seguida pela enucleação final. Neste caso, a marsupialização irá induzir aumento da espessura da cápsula cística, facilitando a sua remoção posterior sem a sua fragmentação. Ostectomia periférica ou uso de solução de Carnoy são também utilizados para diminuir a possibilidade de recidivas. O índice de recorrência do QO é bastante variável nos diversos levantamentos, embora o prognóstico seja bom, principalmente com a abordagem sugerida acima.

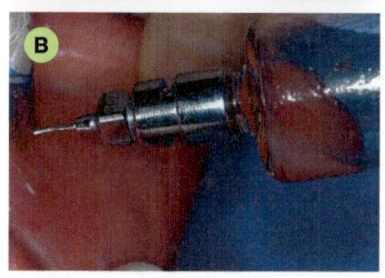

Figura 9.1.4 – (A) Imagem radiográfica de QO mostrando deslocamento de dentes. (B) Observar na punção aspirativa material espesso de coloração esbranquiçada representando queratina.

SÍNDROME DO CARCINOMA NEVOIDE DE CÉLULAS BASAIS (SÍNDROME DE GORLIN)

A síndrome do carcinoma nevoide de células basais é uma condição autossômica dominante de alta penetrância e expressividade variável. A síndrome é causada por mutação no gene patched (*PTCH1*), mapeado na região 9q22.3-q31. O gene *PTCH1* é um receptor para uma importante molécula implicada na formação das estruturas embrionárias, a proteína Sonic hedgehog (SHH). Em situações normais, o *PTCH1* reprime as funções de uma molécula de sinalização denominada SMO. A ligação da SHH no complexo PTCH-1-SMO libera SMO, levando à ativação de genes-alvo que em última análise levam ao aumento da proliferação celular e inibição da apoptose.

Os principais achados da síndrome incluem múltiplos carcinomas de células basais na pele, QOs múltiplos, defeitos esqueléticos como costela bífida, foice cerebral calcificada, cistos epidérmicos, hipertelorismo, fissuras palmares/plantares, entre outros. É curioso observar que os QOs relacionados à síndrome exibem maior formação de cistos satélites e remanescentes de epitélio odontogênico na cápsula (FIG. 9.1.6).

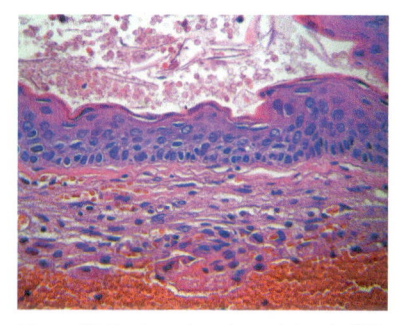

Figura 9.1.5 – Aspecto microscópico do QO.

CISTO ODONTOGÊNICO ORTOQUERATINIZADO

O cisto odontogênico ortoqueratinizado (COO) foi inicialmente confundido com o QO, em função da sua rica produção de queratina. Entretanto, estudos posteriores mostraram diferenças clínicas e histológicas entre as duas lesões, o que levou a sua

SÍNDROME DO CARCINOMA NEVOIDE DE CÉLULAS BASAIS

É uma condição autossômica dominante de alta penetrância e expressividade variável.

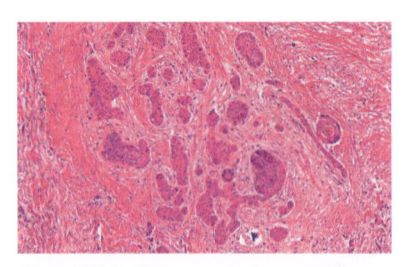

Figura 9.1.6 – Presença de cistos satélites e remanescentes ativos de epitélio odontogênico na cápsula do QO.

> **ATENÇÃO**
>
> A presença de processo inflamatório descaracteriza o revestimento epitelial do cisto, o que pode dificultar o seu diagnóstico.

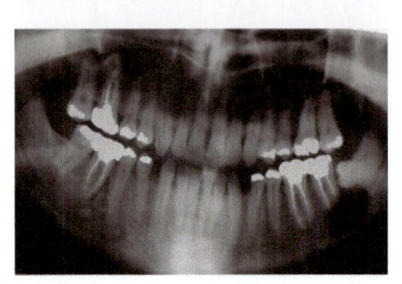

Figura 9.1.7 – Imagem radiográfica do COO. O aspecto encontrado é comum a diversos outros cistos e tumores odontogênicos.

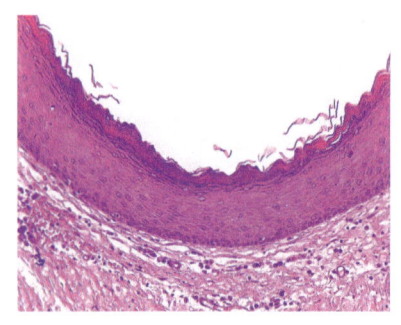

Figura 9.1.8 – Quadro microscópico do COO.

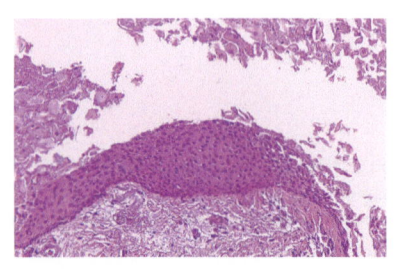

Figura 9.1.9 – CPL com área de espessamento focal.

separação como entidades distintas. Estudo recente mostrou perda de heterozigosidade do gene *PTCH* no COO, alteração semelhante é encontrada no QO.

Do ponto de vista clínico, o COO não apresenta características específicas que permitem o seu diagnóstico. A região posterior de mandíbula é a mais afetada. No exame radiográfico, o cisto geralmente mostra imagem radiolúcida, bem delimitada, unilocular, podendo envolver dentes inclusos **(FIG. 9.1.7)**.

Microscopicamente, o COO apresenta revestimento de epitélio estratificado pavimentoso ortoqueratinizado com espessura variável **(FIG. 9.1.8)**. Características importantes do QO, como revestimento uniforme com camada superficial corrugada e com paraqueratina, além de camada basal hipercromática, polarizada e em paliçada, não são encontradas no COO. Estudos com marcadores de proliferação celular demonstraram menor atividade proliferativa no COO comparado com o QO.

O tratamento da lesão envolve enucleação, e o índice de recorrência é baixo.

CISTO GENGIVAL DO RECÉM-NASCIDO

A origem do cisto gengival do recém-nascido se dá a partir da proliferação de remanescentes da lâmina dentária. Esse cisto é bastante comum e se apresenta como pápulas branco-amareladas localizadas no rebordo alveolar de neonatos. Quando estas pápulas localizam-se na linha mediana do palato ou na junção do palato duro com o palato mole, elas são denominadas de pérolas de Epstein ou nódulos de Bohn, respectivamente. Nesses dois casos, a origem epitelial não é odontogênica.

O epitélio do cisto é estratificado pavimentoso do tipo paraqueratinizado. Como as lesões regridem espontaneamente, nenhum tratamento cirúrgico se faz necessário.

CISTO GENGIVAL DO ADULTO

Considerado como contraparte extraóssea do cisto periodontal lateral, o cisto gengival do adulto tem como origem remanescentes da lâmina dentária. A lesão clinicamente se apresenta como uma pápula ou nódulo, de coloração semelhante à mucosa oral ou azulada, localizada principalmente na região de caninos e pré-molares inferiores de pacientes da quinta e da sexta décadas de vida. É interessante observar que a alteração aparece em especial na face vestibular da mucosa alveolar. Tal como o cisto periodontal lateral, o revestimento epitelial do cisto gengival do adulto mostra epitélio pavimentoso de poucas camadas celulares, exibindo espessamentos focais contendo células claras ricas em glicogênio.

O tratamento envolve a excisão cirúrgica, e não existem relatos de recidiva.

CISTO PERIODONTAL LATERAL

O cisto periodontal lateral (CPL) é um cisto odontogênico de desenvolvimento raro encontrado principalmente em adultos entre a quinta e a sétima década de vida na região de caninos e pré-molares inferiores. Radiograficamente, o cisto mostra imagem radiolúcida ovoide ou em forma de gota, com limites escleróticos, e dificilmente atinge dimensões superiores a 1 cm. Tumefação gengival e, mais raramente, dor ou drenagem são relatados. Diferentes teorias são propostas para a origem do cisto, incluindo o epitélio reduzido do órgão do esmalte, remanescentes epiteliais de Malassez e os remanescentes da lâmina dentária.

No exame histológico do CPL encontramos cápsula cística revestida por epitélio escamoso ou cuboidal de poucas camadas celulares, exibindo espessamentos focais contendo células claras ricas em glicogênio **(FIG. 9.1.9)**.

O tratamento do CPL inclui enucleação, e o prognóstico é excelente.

CISTO ODONTOGÊNICO BOTRIOIDE

O cisto odontogênico botrioide (COB) é uma variante policística rara do CPL. Ele também ocorre na região de pré-molares na mandíbula de pacientes adultos. Embora o COB mostre geralmente aspecto radiográfico multilocular, isto nem sempre é identificado. A natureza multicística em alguns casos é evidenciada apenas no exame histopatológico.

CISTO ODONTOGÊNICO GLANDULAR

O cisto odontogênico glandular (COG) afeta principalmente mandíbula, com ligeira predileção para a porção anterior, geralmente em pacientes acima dos 30 anos. O cisto apresenta no exame radiográfico a imagem radiolúcia uni ou multilocular, com limites precisos

No exame microscópico do COG é observado revestimento estratificado pavimentoso não queratinizado com variações na sua espessura, espessamentos focais em formato de redemoinho e células superficiais cuboides eosinofílicas. Células mucosas e estruturas ductiformes revestidas por células cuboidais ou colunares, além de microcistos na cápsula, são também identificadas no revestimento epitelial. Algumas vezes, as estruturas ductiformes se abrem na superfície formando projeções papilares.

Em razão do potencial de recorrência, o tratamento deve envolver ressecção marginal complementada com ostectomia periférica ou uso do fixador de Carnoy. Um dos fatores que estão relacionados com a recorrência é a dimensão inicial da lesão. Enquanto o índice de recorrência das lesões pequenas é de aproximadamente 14%, esse valor chega a 86% para as lesões grandes. Recorrências múltiplas são ocasionalmente relatadas.

> **SAIBA MAIS**
>
> O termo "botrioide" foi originalmente proposto pela aparência macroscópica da lesão.

> **SAIBA MAIS**
>
> Devido à semelhança microscópica com glândulas salivares, o COG foi inicialmente denominado de cisto sialodontogênico. Estudos posteriores demonstraram a provável origem odontogênica e, apesar de raro, o seu diagnóstico é de grande importância devido ao seu potencial agressivo, alta incidência de perfuração de cortical e de recorrência, em especial quando tratado de forma conservadora.

> **LEMBRETE**
>
> O patologista deve estar atento para o diagnóstico diferencial do COG com o cisto odontogênico botrioide, o cisto dentígero com metaplasia mucosa e, em especial, o carcinoma mucoepidermoide de baixo grau intraósseo.

CISTOS ODONTOGÊNICOS INFLAMATÓRIOS

CISTO PARADENTÁRIO INFLAMATÓRIO/CISTO ODONTOGÊNICO DE BIFURCAÇÃO

O cisto paradentário inflamatório (CPI) é encontrado mesial ou distalmente aos terceiros molares inferiores parcialmente erupcionados. O principal fator causal é a pericoronarite recorrente. Esse cisto ocorre principalmente em indivíduos na terceira década de vida e exibe no exame radiográfico limites bem definidos e contorno regular adjacente à coroa do dente parcialmente rompido, podendo se estender até a sua raiz **(FIG. 9.1.10)**. No exame histológico, o cisto mostra revestimento epitelial não queratinizado, semelhante aos demais cistos inflamatórios. O tratamento geralmente envolve a enucleação do cisto com a extração do dente relacionado.

O cisto de bifurcação bucal é uma variante de CPI que se desenvolve principalmente associado com o primeiro molar inferior parcialmente erupcionado, embora o segundo molar seja ocasionalmente envolvido. A lesão acomete pacientes com idades entre 4 e 14 anos e se desenvolve na superfície vestibular, tendo como estímulo eventos inflamatórios relacionados ao processo de erupção do dente envolvido. No exame radiográfico, nota-se imagem radiolúcida em forma de U, cobrindo as raízes do dente afetado que exibe lâmina dura e ligamento periodontal intactos. Embora o aspecto histológico seja indistinguível do CPI, a localização vestibular ao primeiro molar inferior é utilizada para o diagnóstico do cisto de bifurcação bucal. O tratamento é a enucleação do cisto com preservação do dente.

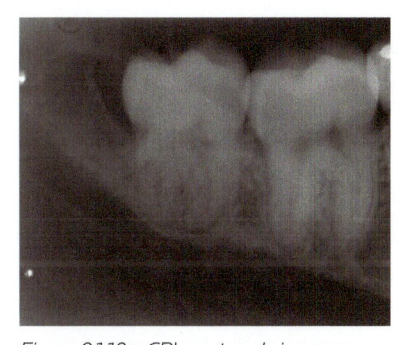

Figura 9.1.10 – CPI mostrando imagem radiolúcida na distal de um dente parcialmente erupcionado.

CISTO RADICULAR/CISTO RESIDUAL

LEMBRETE

O cisto radicular é o cisto mais comum entre os cistos odontogênicos.

CORPÚSCULOS DE RUSHTON

Estruturas laminares mineralizadas localizadas próximas a hemorragias, embora de etiologia desconhecida.

O cisto radicular tem como origem a proliferação de remanescentes epiteliais de Malassez do ligamento periodontal em resposta a um processo inflamatório na região. O dente relacionado apresenta polpa dentária necrótica, e o cisto cresce em função da descamação de restos celulares no seu lúmen, levando ao aumento da pressão osmótica e, consequentemente, entrada de líquido. Com o aumento da pressão hidrostática, ocorre a expansão do cisto com reabsorção óssea.

O cisto radicular afeta principalmente pacientes adultos, e a região anterior de maxila é a mais envolvida, embora os outros sítios da maxila e mandíbula sejam também afetados. O cisto é geralmente identificado acidentalmente no exame radiográfico e é indistinguível do granuloma dentário. A presença de um dente desvitalizado é necessário para o diagnóstico, e o exame radiográfico mostrará imagem radiolúcida de tamanho variável com limites definidos, associado a um dente.

O exame microscópico mostra cápsula cística revestida por epitélio estratificado pavimentoso não queratinizado, podendo exibir exocitose, espongiose e hiperplasia **(FIG. 9.1.11)**. Na região da cápsula próxima ao epitélio, notam-se coleções de células inflamatórias mononucleares e/ou polimorfonucleares. Cristais de colesterol, corpúsculos de Rushton e corpúsculos de Russel são frequentemente identificados. Reação de corpo estranho a material de natureza vegetal proveniente do canal radicular pode ser notada em alguns casos.

O tratamento do cisto radicular envolve o tratamento endodôntico do dente afetado juntamente com a enucleação ou marsupialização da lesão. A enucleação de uma lesão extensa pode levar à perda de vitalidade pulpar dos dentes adjacentes. Esta possível complicação deve ser analisada no plano de tratamento. A extração do dente sem a remoção adequada do cisto radicular pode levar à formação de um cisto residual. Esse cisto pode também causar reabsorção óssea significativa na região

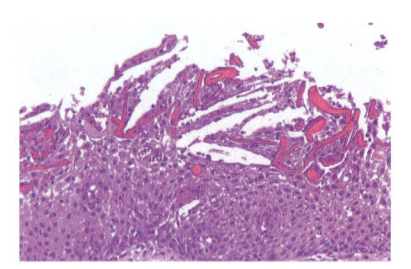

Figura 9.1.11. Epitélio de revestimento do cisto radicular exibindo formação de corpúsculos de Rushton.

9.2 Cistos não odontogênicos

RICARDO ALVES DE MESQUITA

OBJETIVO DE APRENDIZAGEM

- Estudar as diferenças e semelhanças entre os cistos não odontogênicos, como cisto do ducto nasopalatino, cisto nasolabial, cisto e pseudocisto de retenção do seio maxilar e cisto ciliado cirúrgico da maxila

SAIBA MAIS

Historicamente, os cistos não odontogênicos são descritos como cistos fissurais ou de inclusão, porque se acreditava que eles tivessem origem a partir de remanescentes epiteliais ectodérmicos aprisionados na linha de fusão dos processos embrionários que formam a face.

Os cistos não odontogênicos representam patologias distintas que acometem os maxilares, sendo considerados cistos verdadeiros. Os cistos agrupados nesta categoria foram classificados da seguinte forma: cisto do ducto nasopalatino, cisto palatino mediano, cisto alveolar mediano, cisto mandibular mediano, cisto globulomaxilar e cisto nasolabial. Atualmente, a teoria de fusão dos processos embrionários responsáveis pela formação da face, e consequentemente a origem destes cistos a partir dos remanescentes epiteliais aprisionados nesta região, tem sido questionada e descartada. Cistos historicamente denominados de cisto palatino mediano, cisto alveolar mediano, cisto mandibular mediano e cisto globulomaxilar, como demonstrado pela literatura, representam outros cistos odontogênicos, cistos não odontogênicos, cisto ósseo traumático, tumores odontogênicos ou lesão central de células gigantes. Assim, essas terminologias não têm sido usadas em serviços de diagnóstico de patologia bucomaxilofacial.

Na classificação da OMS[1] sobre Tumores e Cistos Odontogênicos, este grupo de lesão é denominado cistos de desenvolvimento não odontogênicos e inclui as seguintes doenças: cisto do ducto nasopalatino e cisto nasolabial. A denominação "cistos de desenvolvimento" deve-se ao fato de a patogênese destes cistos ainda não ser totalmente esclarecida, enquanto a denominação "não odontogênicos" é atribuída ao fato de eles não se originarem a partir do tecido epitelial que participa da formação do dente. Apesar de não estarem listadas neste grupo de cistos, existem outras lesões císticas cuja origem também não é a partir do tecido epitelial que participa da formação do dente; elas são localizadas nos maxilares ou nos tecidos moles da boca, face e pescoço. Estas lesões incluem os cistos associados com o seio maxilar (cisto e pseudocisto de retenção do seio maxilar e CCCM) e os cistos de tecido mole da região de cabeça e pescoço (cisto epidermoide, cisto dermoide, cisto do ducto tireoglosso, cisto linfoepitelial cervical, CLO, CLM e CGHO).

> **CISTOS VERDADEIROS**
>
> Cavidades patológicas revestidas por epitélio, que podem conter material líquido, semissólido ou gasoso em seu interior.

CISTO DO DUCTO NASOPALATINO
(CISTO MAXILAR ANTERIOR MEDIANO, CISTO DO CANAL INCISIVO, CISTO DA PAPILA INCISIVA OU PALATINA)

O cisto do ducto nasopalatino (CDN) é uma lesão cística que se localiza dentro do canal incisivo. Ele pode também estar localizado dentro do tecido mole do palato ao nível da abertura do forame do canal incisivo, recebendo, nesse caso, a denominação de cisto da papila incisiva ou palatina. A sua origem é a partir dos remanescentes epiteliais do ducto nasopalatino que se localizam dentro do canal incisivo.

O ducto nasopalatino representa uma estrutura epitelial embrionária que realiza a comunicação da cavidade oral com a cavidade nasal. Durante a vida intrauterina, mais precisamente durante a sétima e oitava semanas, ocorre o desenvolvimento e a fusão dos palatos primário e secundário, e do septo nasal, formando dois canais na linha média de fusão dos palatos – os canais incisivos. Dentro dos canais incisivos ocorre também, durante esta fusão, a formação de estruturas epiteliais – os ductos nasopalatinos. Em determinados mamíferos, os ductos nasopalatinos permanecem até a fase adulta, realizando a comunicação da cavidade oral com a cavidade nasal e a sua ligação com o órgão vomeronasal de Jacobson, vomeronasais que atuam como órgãos olfatórios acessórios. Entretanto, nos humanos, tais ductos regridem, deixando apenas remanescentes que permanecem dentro do canal incisivo. O órgão vomeronasal de Jacobson normalmente também desaparece durante a vida intrauterina, tornando-se uma estrutura vestigial na fase adulta.

É consenso a origem do CDN a partir dos remanescentes do ducto nasopalatino; entretanto, os fatores etiológicos relacionados a sua formação e patogênese ainda não são totalmente esclarecidos. A origem a partir de remanescentes epiteliais do órgão vomeronasal de Jacobson tem sido sugerida para o CDN, mas isto parece pouco provável. Tem sido sugerido também que trauma direto ou indireto na região anterior da maxila ou infecção bacteriana do canal incisivo estimulem a proliferação dos remanescentes do ducto nasopalatino. Entretanto, existem alguns aspectos que questionam esta teoria de formação. Um deles é a baixa frequência do CDN em relação à alta frequência de trauma na região anterior da maxila, e o trauma também não explicaria o desenvolvimento de cistos localizados na porção superior do canal incisivo. A infecção bacteriana proporcionaria uma intensa reação inflamatória na cápsula cística e consequentemente um revestimento epitelial proliferante; entretanto alguns CDNs apresentam-se livres de qualquer grau de reação inflamatória na cápsula cística, e também frequentemente não se observa revestimento epitelial proliferante, como nos cistos radiculares inflamatórios. Porém, estas duas últimas questões não excluem a possibilidade de uma origem inflamatória; elas apenas indicam que outros achados são necessários para confirmação desta teoria.

O desenvolvimento de glândulas mucosas em associação com o ducto nasopalatino e sua presença na cápsula cística do CDN têm sido utilizados para explicar a origem destes cistos a partir da secreção de mucina dentro do lume ductal. Entretanto, a falta de conexão entre as glândulas mucosas e o lume ductal é um fator que questiona esta teoria. Outra teoria de formação deste cisto é a da degeneração cística espontânea dos remanescentes do ducto nasopalatino. De fato, espaços císticos em áreas do ducto nasopalatino são observados em fetos em desenvolvimento. Esta teoria também explicaria a baixa frequência do CDN em comparação com a incidência de trauma na região anterior da maxila e a ausência de reação inflamatória na parede cística de alguns casos.

CARACTERÍSTICAS CLÍNICAS E RADIOGRÁFICAS

O CDN tem uma frequência de 0,08 a 1,5% de ocorrência na população em geral, frequência esta determinada por meio de estudos em cadáveres e crânios secos. O CDN pode ocorrer em qualquer idade, inclusive em fetos. Entretanto, frequentemente é diagnosticado em pacientes entre a quarta e a sexta década de vida, sem predileção por raça. Existe uma marcada predileção para acometimento de pacientes do sexo masculino, tendo uma proporção do sexo masculino:feminino de 1,8:1 a 20:1.

A maioria dos casos de CDN não apresenta qualquer evidência clínica, sendo comumente detectada durante exames clínico e radiográfico de rotina, ou a sua presença pode se tornar evidente após a adaptação de prótese total superior. Os sintomas mais frequentemente descritos são aumento de volume, dor e via de drenagem.

> **LEMBRETE**
>
> O CDN é o cisto não odontogênico mais frequente dos maxilares, representando entre 1,7 e 11,9% dos cistos dos maxilares.

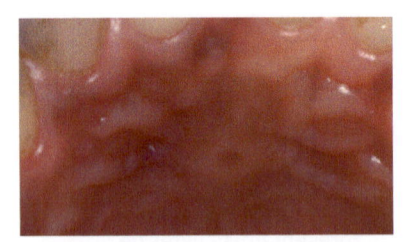

Figura 9.2.1 – CDN. Aumento de volume na região anterior da linha média do palato, recoberto por mucosa de coloração e textura normais.

> **ATENÇÃO**
>
> Ao se fazer o diagnóstico clínico do CDN, deve-se excluir a possibilidade de cisto radicular ou granuloma periapical, por meio do teste de vitalidade pulpar dos incisivos superiores.

> **LEMBRETE**
>
> Ao se fazer o diagnóstico clínico do CDN, é importante excluir a possibilidade de cisto radicular ou granuloma periapical. Este diagnóstico diferencial pode ser facilmente estabelecido por meio do teste de vitalidade pulpar dos incisivos superiores. Além disso, forame incisivo grande e outros cistos de origem odontogênica devem também ser incluídos no diagnóstico diferencial deste cisto.

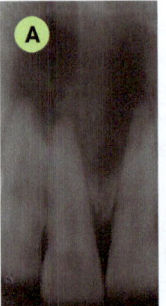

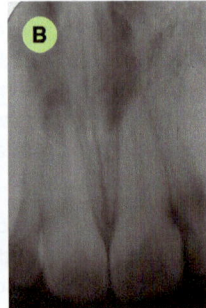

Figura 9.2.2 – Radiografia periapical do CDN onde se verifica uma área radiolúcida, bem delimitada, de formato de pera invertida (A) ou ovalado (B) entre as raízes dos incisivos centrais.

O aumento de volume é observado na região anterior da linha média do palato, mas também pode ser observado na face vestibular da crista alveolar, ou em alguns casos pode existir uma completa flutuação entre as faces palatina e vestibular (FIG. 9.2.1). Dor e via de drenagem podem estar associadas com o quadro clínico de aumento de volume, porém podem ser descritas como sintomatologias isoladas. A dor é causada por infecção secundária do canal incisivo ou por pressão transmitida ao nervo esfenopalatino. Quando da presença da via de drenagem, o material observado pode ser mucoide ou purulento, e nestes casos os pacientes relatam sabor desagradável na boca. A denominação de cisto da papila incisiva ou palatina se refere à localização do CDN dentro do tecido mole do palato ao nível da abertura do forame do canal incisivo, e observa-se clinicamente um aumento de volume dentro da papila incisiva ou palatina, que pode ser ou não acompanhado de dor e sem envolvimento ósseo regional.

No exame radiográfico, o CDN apresenta-se como uma área absolutamente radiolúcida transparente bem delimitada, a menos que esteja infectado secundariamente, e frequentemente com bordas escleróticas. Esta área se localiza próxima ou na linha média da região anterior da maxila, acima ou entre as raízes dos incisivos centrais superiores. Na maioria dos casos, a área apresenta formato ovalado ou arredondado. Alguns casos podem apresentar formato de pera invertida, em razão da resistência gerada pelas raízes dos incisivos centrais superiores, ou ainda a forma clássica de coração, que é observada quando existe a superposição da espinha nasal anterior ou projeção da imagem do septo nasal na área radiolúcida (FIG. 9.2.2). O CDN pode produzir divergência das raízes dos incisivos centrais superiores e menos frequentemente pode induzir reabsorção radicular externa, quando contíguo às raízes dentárias.

O diâmetro do CDN nas radiografias pode variar de 5 mm, nas lesões pequenas, até 60 mm, nas lesões grandes; entretanto, a maioria dos casos apresenta diâmetro de 15 a 17 mm. Algumas vezes, torna-se difícil fazer a diferenciação radiográfica entre um CDN pequeno e um forame incisivo com anatomia normal. Considera-se que uma área radiolúcida assintomática com diâmetro máximo menor ou igual a 6 mm ao nível de canal incisivo seja o forame incisivo com anatomia normal. Entretanto, a presença de sinais e sintomas em áreas radiolúcidas com diâmetro máximo menor ou igual a 6 mm é um indicativo para intervenção cirúrgica, e, nestes casos, a punção aspirativa pode ser usada para diferenciar entre um forame incisivo com anatomia normal e um possível CDN. A observação de uma lâmina dura intacta no exame radiográfico do CDN é também fundamental para diferenciá-lo do cisto radicular ou granuloma periapical localizados nesta região.

CARACTERÍSTICAS HISTOPATOLÓGICAS

O revestimento epitelial do CDN é variável. Revestimentos epiteliais do tipo pavimentoso estratificado não queratinizado, colunar pseudoestratificado, colunar simples e cuboidal simples são observados, e mais frequentemente se verifica a presença de mais de um tipo de revestimento epitelial. O revestimento do tipo pavimentoso estratificado não queratinizado sozinho (FIG. 9.2.3) ou em combinação com os outros tipos de revestimentos é o mais comum, tendo sido observado em 93% de todos os cistos, seguido pelo epitélio colunar pseudoestratificado (FIG. 9.2.4). Os revestimentos do tipo colunar e cuboidal simples são encontrados com menos frequência. Células mucosas ou ciliadas são encontradas em associação com o epitélio colunar pseudoestratificado (FIG. 9.2.4). Acredita-se que o tipo de revestimento epitelial do CDN seja determinado pela sua localização no canal incisivo, de forma que os cistos localizados próximos à cavidade nasal são mais propensos a apresentar revestimento epitelial do tipo colunar pseudoestratificado, ao passo que aqueles localizados não porção inferior do canal são preferencialmente revestidos por epitélio pavimentoso estratificado não queratinizado. Entretanto, esse fato não deve ser considerado uma regra, uma vez que o cisto da papila palatina ou incisiva pode apresentar revestimento epitelial do tipo colunar pseudoestratificado. Para explicar esta variedade de revestimentos epiteliais, é sugerida uma origem do CDN a partir de remanescentes epiteliais pluripotentes, ou mesmo a ocorrência de metaplasia no epitélio.

Na cápsula cística de tecido conectivo do CDN, observa-se a presença de nervos, artérias e veias de tamanhos variáveis, e estes componentes são auxiliares no diagnóstico desta lesão. A presença dos feixes neurovasculares proeminentes na cápsula cística se deve à dimensão dos nervos e vasos esfenopalatinos que passam pelo canal incisivo, sendo incluídos na parede do cisto ou removidos juntamente com ele durante o tratamento cirúrgico. A presença de glândulas mucosas pequenas (FIG. 9.2.5), tecido adiposo, tecido muscular, cartilagem hialina, tecido ósseo reativo e cristais de colesterol tem sido verificada em alguns casos. Além destes componentes, uma reação inflamatória de leve a intensa é observada em cerca de 80% dos casos. Esta inflamação é de natureza crônica, sendo constituída principalmente por linfócitos, plasmócitos e histiócitos, e em alguns casos se verifica a sobreposição de uma reação inflamatória aguda constituída por polimorfonucleares neutrófilos.

TRATAMENTO E PROGNÓSTICO

O tratamento do CDN é a excisão cirúrgica. Marsupialização é indicada, antes da excisão cirúrgica completa, quando os cistos apresentarem grandes dimensões. O melhor acesso cirúrgico para a lesão é feito através de um retalho palatino, após incisão ao longo da margem gengival palatina dos incisivos superiores.

Falha na remoção cirúrgica do cisto pode desencadear uma infecção aguda, seguida de perfuração óssea e desenvolvimento de uma via de drenagem-fístula. Parestesia na região anterior do palato tem sido verificada em cerca de 10% do pacientes tratados de CDN por excisão cirúrgica, como consequência de trauma ou remoção parcial do nervo esfenopalatino. O prognóstico é bom, e a regeneração óssea completa é verificada na maioria dos casos. A recorrência do CDN é baixa, variando de 0 a 11%. A alteração maligna deste cisto não foi descrita na literatura.

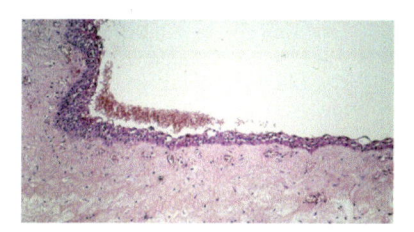

Figura 9.2.3 – CDN. O revestimento epitelial é do tipo pavimentoso não queratinizado e cápsula cística de tecido conectivo denso.

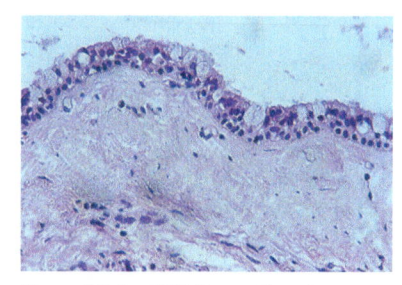

Figura 9.2.4 – CDN. O revestimento epitelial é do tipo colunar pseudoestratificado onde se destacam as células mucosas ou ciliadas. A cápsula cística é de tecido conectivo denso.

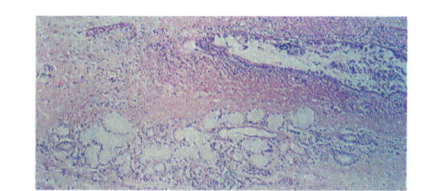

Figura 9.2.5 – CDN. A cápsula cística é de tecido conectivo denso com a presença de acinos de glândulas mucosas e ducto excretor.

CISTO NASOLABIAL
(CISTO NASOALVEOLAR, CISTO DE KLESTADT)

Na mais recente classificação da OMS[1] sobre tumores e cistos odontogênicos, o cisto nasolabial é incluído nos cistos não odontogênicos dos maxilares e, desta forma, ele representa o único cisto desta categoria que ocorre em tecido mole. Por outro lado, ele poderia ser classificado estritamente como um cisto de tecido mole da região de cabeça e pescoço.

A classificação entre os cistos não odontogênicos dos maxilares se deve ao seu conceito inicial de cisto fissural. Tradicionalmente, é sugerido que o cisto nasolabial se origina dos remanescentes epiteliais aprisionados na linha de fusão dos processos embrionários maxilar, nasal lateral e nasal mediano. Entretanto, não existe sustentação em bases embriológicas para suportar a teoria de aprisionamento de tecido epitelial nesta região. Outra teoria sugere que estes cistos se originam a partir de remanescentes epiteliais do ducto ou cordão nasolacrimal embrionário ou se desenvolvem a partir da porção anterior e inferior do ducto nasolacrimal maduro. Esta teoria é sustentada pela localização do cisto nasolabial na região correspondente ao ducto nasolacrimal e principalmente pelo fato de este cisto apresentar o mesmo revestimento epitelial encontrado no ducto nasolacrimal.

CISTO NASOLABIAL

Cisto raro de tecido mole que ocorre no lábio superior, lateralmente à linha média, ao nível da região do sulco nasolabial.

SAIBA MAIS

A terminologia de cisto nasoalveolar não é muito indicada para denominar esta lesão, uma vez que ela não apresenta envolvimento do tecido ósseo alveolar.

CARACTERÍSTICAS CLÍNICAS E RADIOGRÁFICAS

O cisto nasolabial é uma lesão rara e representa aproximadamente 0,7% dos cistos maxilares, sendo mais frequentemente diagnosticado em pacientes da quarta e quinta décadas de vida. Existe uma marcada predileção para o acometimento de pacientes do sexo feminino, sendo estabelecida uma proporção feminino:masculino de 3,7:1 a 6,5:1. Proporcionalmente, tem sido indicado que este cisto é mais frequentemente encontrado em pacientes da raça negra. A ocorrência unilateral é mais comum, e em torno de 6,6 a 11,2% dos casos relatados são bilaterais.

Dependendo do tamanho da lesão, esta expansão pode causar deformidade facial, elevação da asa do nariz, apagamento dos sulcos nasolabial e alar e variável grau de obliteração do vestíbulo nasal, produzindo assim um abaulamento do assoalho da fossa nasal (FIG. 9.2.6). Em casos de lesões com grandes dimensões, os pacientes podem relatar dificuldade de respirar pelo nariz. As lesões são frequentemente assintomáticas, exceto nos casos em que existe infecção secundária. Com o aumento do cisto nasolabial, os pacientes podem apresentar um quadro de dor referida nos dentes anteriores da maxila. Nestes casos, é importante o diagnóstico da dor relacionada com esta lesão para evitar procedimentos odontológicos inadequados.

No exame visual intrabucal, o cisto nasolabial frequentemente produz um aumento de volume concomitante com o desaparecimento do sulco vestibular na região anterior do maxilar, o qual pode ser relacionado com dificuldade de adaptação de prótese total superior (FIG. 9.2.7). No exame físico de palpação, pode-se determinar a localização do cisto nasolabial entre o sulco labial e o assoalho da fossa nasal. Rompimento espontâneo deste cisto pode ocorrer seguido de drenagem para a cavidade nasal ou oral. Neoplasias de glândula salivar menor, tumores benignos de anexos cutâneos e outros cistos de tecido mole localizados no lábio superior podem ser incluídos no diagnóstico diferencial.

A maioria dos casos de cisto nasolabial não apresenta qualquer imagem radiográfica, uma vez que ele não é primariamente uma lesão intraóssea. Em casos de lesões de longa duração, é possível verificar um aumento da radioluminescência (rarefação óssea) do processo alveolar acima dos ápices dos incisivos superiores, causado pela expansão e pressão do cisto na superfície labial da maxila. Esta imagem é mais bem visualizada em tomada radiográfica tangencial. Em outras situações, este cisto pode causar distorção da margem óssea inferior da abertura anterior do nariz, tendo como resultado, em radiografia oclusal padrão, uma pronunciada convexidade posterior em forma de parêntese da margem óssea inferior da abertura nasal (FIG. 9.2.8).

Uma técnica que pode auxiliar no diagnóstico e na determinação do tamanho e posição do cisto nasolabial é a aspiração do conteúdo cístico seguida da reposição na lesão de um líquido de contraste radiográfico na mesma quantidade do conteúdo cístico aspirado. Esta técnica é preferencialmente indicada para ser realizada no mesmo dia do tratamento cirúrgico da lesão, a fim de evitar infecção secundária. A lesão é então evidenciada e delimitada em tomadas radiográficas tangencial, anteroposterior ou panorâmica da face. Assim, o cisto apresenta-se esférico ou em forma de rim e localizado sobre a borda óssea lateral e inferior da abertura nasal, estendendo-se para a linha mediana da fossa canina (FIG. 9.2.9). Este procedimento ilustra a natureza extraóssea do cisto nasolabial, mas tem como desvantagem o risco de infecção. Além desta técnica, outros exames de imagem como TC, RM ou US da região da face também ilustram a natureza extraóssea da lesão e podem ajudar no diagnóstico e na determinação da relação do cisto com as estruturas anatômicas da região.

LEMBRETE

O cisto nasolabial apresenta-se como um aumento de volume na região do lábio superior. Na maioria dos casos, esta é a única queixa do paciente.

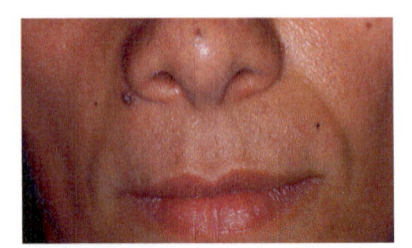

Figura 9.2.6 – Cisto nasolabial. Aumento de volume no lábio superior direito com discreto apagamento do sulco nasolabial e alar.

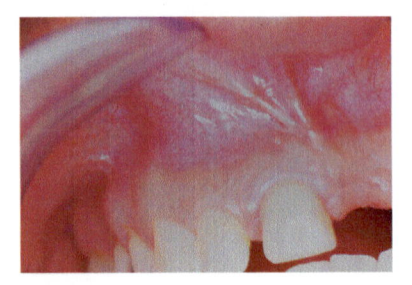

Figura 9.2.7 – No exame intraoral, nota-se cisto nasolabial com aumento de volume que provoca desaparecimento do sulco vestibular na região dos dentes 11, 12 e 13.

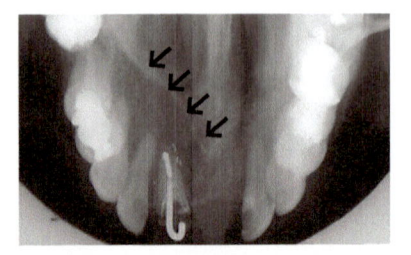

Figura 9.2.8 – Cisto nasolabial. Na radiografia oclusal da maxila, em destaque com as setas de cor preta, se observa uma pronunciada convexidade em forma de parêntese da margem óssea inferior da abertura nasal.

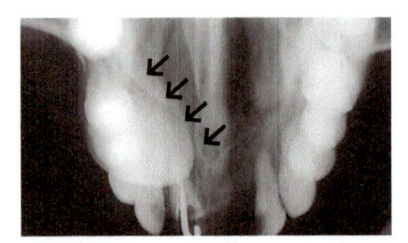

Figura 9.2.9 – Cisto nasolabial. Na radiografia oclusal da maxila após a aplicação de contraste e em destaque com as setas de cor preta, verifica-se área radiopaca, esférica na região da abertura nasal.

CARACTERÍSTICAS HISTOPATOLÓGICAS

O revestimento epitelial do cisto nasolabial é caracteristicamente do tipo colunar pseudoestratificado (FIG. 9.2.10). Células ciliadas são observadas em cerca de 40% dos casos, e células mucosas em cerca de 60%. Áreas de revestimento epitelial do tipo pavimentoso estratificado não queratinizado e cuboidal simples podem ser encontradas em associação com o revestimento epitelial do tipo colunar pseudoestratificado. A cápsula cística é constituída por tecido conectivo denso e/ou frouxo exibindo pouca celularidade. Hemorragia e infiltrado inflamatório crônico são observados em 66,6% e 40% dos casos, respectivamente. Além destes componentes, a cápsula cística pode conter, com menos frequência, tecido adiposo, fibras musculares esqueléticas, feixes neurovasculares, cartilagem e glândulas mucosas.

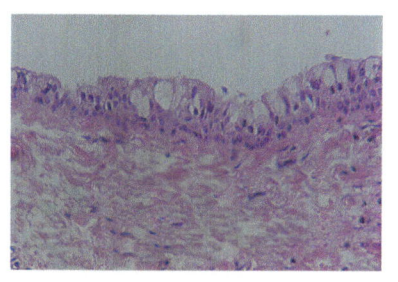

Figura 9.2.10 – Cisto nasolabial. Revestimento epitelial do tipo pseudoestratificado com presença de células ciliadas e mucosas.

TRATAMENTO E PROGNÓSTICO

Excisão cirúrgica representa o tratamento de escolha para o cisto nasolabial, e o acesso intrabucal é o mais indicado. O retalho mucoperiosteal vestibular na região anterior da maxila é obtido, e o cisto é separado do tecido conectivo adjacente por meio de dissecção. Depressão da cortical labial do tecido ósseo alveolar pode ser observada. O envolvimento do assoalho da fossa nasal pode levar à perfuração e à necessidade de reparação deste defeito nasal primariamente por sutura. O cisto nasolabial reponde bem ao tratamento cirúrgico conservador; o prognóstico é bom, e não existem casos descritos de recidiva.

A marsupialização transnasal é uma outra técnica de tratamento para o cisto nasolabial, sendo de fácil execução, pouco invasiva, de pequeno tempo cirúrgico e com poucas complicações ou desconforto (FIG. 9.2.11).

LEMBRETE

O cisto nasolabial não causa reabsorção ou deslocamento das raízes radiculares dos dentes anteriores da maxila, e estes, a não ser que estejam afetados por outras alterações patológicas, apresentam-se com vitalidade pulpar.

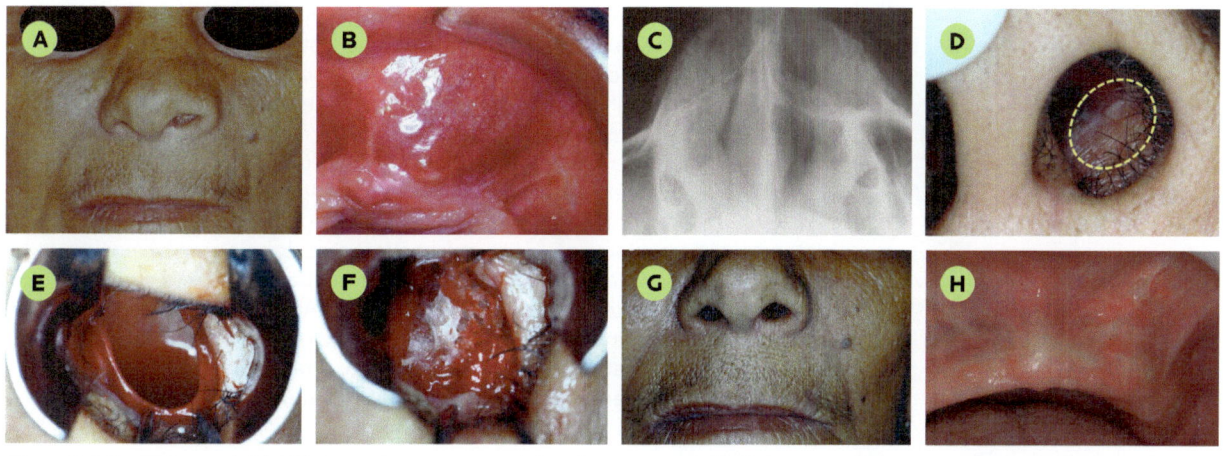

Figura 9.2.11 – Cisto nasolabial. Tratamento com marsupialização transnasal. (A-B) Aspectos clínicos extra e intraoral do cisto nasolabial. (C) Aspecto radiográfico com a visualização da alteração da convexidade da margem óssea inferior da abertura nasal. (D) Delimitação da área de remoção da mucosa nasal. (E) Cavidade cística visualizada após a realização da marsupialização. (F) Cavidade cística preenchida com curativo de demora para 24 horas. (G-H) Visualização clínica extra e intraoral da paciente após o tratamento, sem quaisquer sinais clínicos. Fonte: Ramos e colaboradores.[2]

CISTO E PSEUDOCISTO DE RETENÇÃO DO SEIO MAXILAR
(CISTO SECRETOR DO SEIO MAXILAR, CISTO NÃO SECRETOR DO SEIO MAXILAR, CISTO MUCOSO DO SEIO MAXILAR)

Cistos e pseudocistos de retenção envolvendo a mucosa do seio maxilar são lesões frequentemente descobertas em exames radiográficos de rotina, normalmente sem sintomas ou sinais clínicos prévios. Acredita-se que o cisto de retenção se origine da obstrução dos ductos das glândulas mucosas do revestimento do seio maxilar. As causas da obstrução dos ductos glandulares ainda não são totalmente esclarecidas, embora o traumatismo associado à extração dentária tenha sido indicado como fator etiológico.

A formação do pseudocisto de retenção parece estar relacionada com a perda da integridade dos ductos glandulares e posterior acúmulo extraglandular do muco. A inflamação intensa ao redor dos ductos glandulares observada nos quadros de sinusite, alergia e infecção sinusal está relacionada com a perda da integridade destas estruturas. Além disso, toxinas bacterianas, anoxia e mediadores químicos da inflamação promovem extravasamento de proteínas para o tecido conectivo, originando uma pressão osmótica extravascular e subsequente acúmulo de fluidos no tecido conectivo da mucosa sinusal.

CARACTERÍSTICAS CLÍNICAS E RADIOGRÁFICAS

Os cistos e pseudocistos de retenção do seio maxilar apresentam uma frequência de 1,6 a 5,1% da população geral, determinada em análises de radiografias panorâmicas da face. Estas lesões são preferencialmente diagnosticadas em pacientes da segunda e terceira décadas de vida e com igual acometimento de pacientes do sexo masculino e feminino. Não existe predileção por raça.

A maioria das lesões são assintomáticas, geralmente descobertas durante exames radiográficos odontológicos de rotina. Ocasionalmente, os pacientes podem se queixar de dor e sensibilidade na face e nos dentes, sensação de dormência na bochecha e lábio superior, obstrução nasal e corrimento abundante de líquido amarelo pelas narinas. Raramente, estas lesões podem provocar aumento de volume vestibular, de característica flutuante, na região posterior da maxila. Pólipos, hiperplasia do seio maxilar, sinusites e neoplasias originadas na mucosa do seio podem ser incluídas no diagnóstico diferencial dessas alterações.

Em radiografias panorâmicas da face e periapicais da região do seio maxilar, os cistos e pseudocistos de retenção do seio maxilar são visualizados como radiopacidades de forma ovoide, esférica ou em cúpula, apresentando aspecto homogêneo e um contorno discreto e uniforme. Estas lesões apresentam-se ligadas ao assoalho da mucosa do seio maxilar, e suas dimensões variam de acordo com o tamanho anatômico do seio maxilar e o tempo de duração da lesão, de forma que podem ser observadas lesões de pequenas dimensões e até lesões que ocupam todo o espaço do seio maxilar (FIG. 9.2.12). Os cistos e pseudocistos de retenção não provocam reabsorção do tecido ósseo adjacente, e a visualização da linha radiopaca correspondente à cortical do seio maxilar é importante para diferenciá-los de outras alterações do seio maxilar, por exemplo, o mucocele do seio maxilar, no qual frequentemente se observa a perda da nitidez da cortical óssea do seio maxilar. Além desta alteração, o cisto radicular, o granuloma periapical e o cisto cirúrgico ciliado da maxila devem ser incluídos no diagnóstico diferencial radiográfico. Frequentemente, os cistos e pseudocistos de retenção do seio maxilar são unilaterais, e cerca de 10 a 20% dos casos apresentam acometimento bilateral.

CARACTERÍSTICAS HISTOPATOLÓGICAS

As características histopatológicas destas duas entidades patológicas do seio maxilar são relacionadas com a sua patogênese. O cisto de retenção apresenta um revestimento epitelial do tipo colunar pseudoestratificado com a presença de ocasionais células mucosas, ao passo que no pseudocisto de retenção não se observa revestimento epitelial e sim acúmulo de material mucoide delimitado por tecido conectivo de granulação com intensa reação inflamatória crônica. Frequentemente, células inflamatórias são visualizadas em associação com o material mucoide (FIG. 9.2.13). No cisto de retenção, a cápsula cística é representada por tecido conectivo frouxo em associação com discreto infiltrado inflamatório crônico.

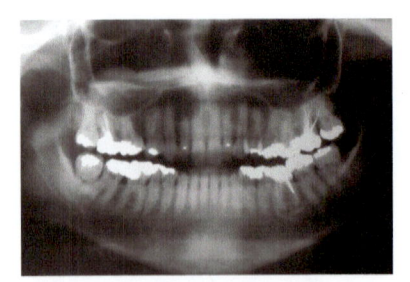

Figura 9.2.12 – Pseudocisto de retenção do seio maxilar. Radiografia panorâmica demonstrando uma lesão radiopaca e de formato ovalado no seio maxilar direito.

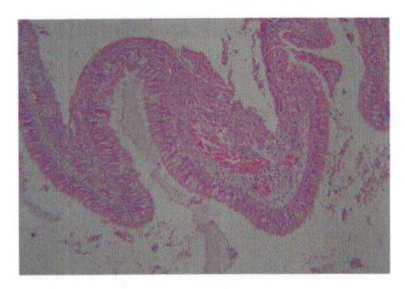

Figura 9.2.13 – Pseudocisto de retenção do seio maxilar. Na histopatologia, verifica-se fragmento de mucosa do seio maxilar com a presença de material mucoide e células inflamatórias no tecido conectivo.

TRATAMENTO E PROGNÓSTICO

Como a maioria dos cistos e pseudocistos de retenção do seio maxilar permanecem inalterados, não são de comportamento destrutivo e alguns regridem espontaneamente, eles não requerem qualquer tipo de tratamento. Entretanto, para casos que apresentarem sintomatologia, é indicada canulação e drenagem ou remoção cirúrgica completa através de um acesso do tipo Caldwell-Luc. O prognóstico é bom, e o acompanhamento periódico do paciente por meio de exames radiográficos é indicado.

CISTO CILIADO CIRÚRGICO DA MAXILA

O cisto ciliado cirúrgico da maxila (CCCM) é uma lesão rara que se desenvolve após a abertura cirúrgica do seio maxilar, geralmente pelo acesso do tipo Caldwell-Luc. Acredita-se que a lesão se origine da proliferação de remanescentes epiteliais da mucosa do seio maxilar aprisionados ao longo da ferida cirúrgica durante o fechamento da abertura do seio, constituindo, assim, um cisto de implantação e uma lesão anatomicamente separada da mucosa do seio maxilar.

CARACTERÍSTICAS CLÍNICAS E RADIOGRÁFICAS

O CCCM é diagnosticado frequentemente em pacientes da quarta, quinta e sexta décadas de vida, sem preferência por sexo ou raça que queixam-se de dor, sensibilidade ou desconforto na maxila e frequentemente se verifica aumento de volume extra ou intrabucal. Durante a anamnese, o paciente com CCCM normalmente revela uma história anterior de alguma intervenção cirúrgica envolvendo a maxila e o seio maxilar. Esta informação é importante para diferenciar esta lesão dos cistos e pseudocistos de retenção do seio maxilar.

No exame radiográfico panorâmico da face e periapical da região do seio maxilar, o CCCM é visualizado como uma área radiolúcida bem delimitada, intimamente relacionada com o seio maxilar e frequentemente de forma ovoide ou esférica. Por vezes, a lesão parece invadir o seio maxilar, mas não existe ligação anatômica entre eles, como é demonstrado através da injeção de líquido contraste radiográfico no interior do seio maxilar e verificação de que a lesão cística não se apresenta preenchida pelo líquido.

CARACTERÍSTICAS HISTOPATOLÓGICAS

O revestimento epitelial do CCCM é, à semelhança do seu epitélio de origem, do tipo colunar ciliado pseudoestratificado. Áreas de metaplasia escamosa podem ser identificadas, especialmente quando a lesão é infectada secundariamente. A cápsula cística é constituída por tecido conectivo denso e/ou frouxo, apresentando variável quantidade de células inflamatórias crônicas.

TRATAMENTO E PROGNÓSTICO

O tratamento do CCCM é a remoção cirúrgica completa. Devem-se ter precauções com a técnica cirúrgica e com a manipulação da mucosa do seio maxilar, a fim de evitar outras inclusões epiteliais durante o fechamento da ferida cirúrgica. O prognóstico é bom, e recidivas não têm sido relatadas.

CISTO EPIDERMOIDE

O cisto epidermoide é uma lesão comum que frequentemente acomete a pele de várias regiões do corpo. A maioria dos cistos epidermoides se desenvolve a partir do infundíbulo folicular do folículo piloso, através da proliferação do epitélio infundibular durante o processo de cicatrização de quadros inflamatórios localizados no folículo piloso. Em função desta origem, estes cistos também são denominados de cistos infundibulares. Ocasionalmente, os cistos epidermoides são encontrados em locais onde não se encontra o folículo piloso, tal como palma das mãos, dedos, pés e boca. Nestes casos, acredita-se que eles se originam da proliferação de tecido epitelial traumaticamente implantado na região em que estão localizados, sendo assim designados de cisto epidermoide de implantação ou cisto epidermoide pós-traumático. Por outro lado, é também sugerido que o cisto epidermoide localizado no assoalho bucal possa representar o espectro mais simples de um teratoma.

CARACTERÍSTICAS CLÍNICAS

Os cistos epidermoides da pele são frequentemente observados em couro cabeludo, face, pescoço e costas, e são menos frequentes na palma das mãos, dedos, pés e boca. Pacientes jovens são mais propensos a desenvolver lesões na região de face, enquanto pacientes adultos têm maior possibilidade de apresentar lesões nas costas e no couro cabeludo. Existe uma predileção para acometimento de pacientes do sexo masculino, mas não existe predileção por raça.

Os cistos epidermoides clinicamente apresentam-se como um aumento de volume subcutâneo ou intradérmi-

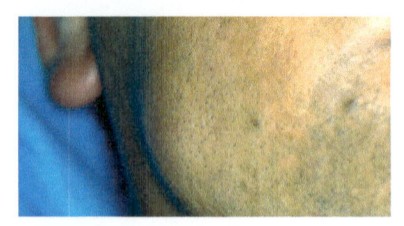

Figura 9.2.14 – Cisto epidermoide. Lesão nodular, medindo cerca de 2 cm, recoberta por pele de coloração e textura normais e localizada na bochecha do lado direito.

SAIBA MAIS

Por vezes, o termo "cisto sebáceo" é utilizado como sinônimo do cisto epidermoide. Entretanto, isso deve ser evitado, pois sua origem não se relaciona com as glândulas sebáceas.

SAIBA MAIS

Transformação em neoplasia epitelial maligna (carcinoma basocelular ou epidermoide) a partir do cisto epidermoide tem sido descrita, porém é extremamente rara.

LEMBRETE

Pacientes adolescentes, antes ou durante a puberdade, raramente apresentam cistos epidermoides, a menos que sejam portadores da síndrome de Gardner, na qual os cistos epidermoides constituem uma das manifestações clínicas.

co frequentemente assintomático, de aspecto nodular, flutuante, recoberto por pele de coloração e textura normais e medindo de 1,0 a 5,0 cm em maior diâmetro (FIG. 9.2.14). Quando há reação inflamatória associada à lesão, esta se apresenta com coloração avermelhada, e o paciente pode queixar-se de sintomatologia dolorosa. Em outra situação, quando a lesão não apresentar processo inflamatório associado e se localizar em regiões de pele delgada, o cisto epidermoide apresenta uma coloração branca ou amarelada em virtude da transparência da queratina localizada na cavidade cística. O cisto epidermoide raramente é encontrado na boca. Alguns casos descritos foram observados na língua, lábios, palato, bochecha, mandíbula e principalmente no assoalho bucal. Na boca também existe uma maior frequência de acometimento de pacientes do sexo masculino.

As lesões apresentam-se como um aumento de volume de crescimento lento, assintomático e recoberto por mucosa de coloração e textura normais, se não houver processo inflamatório associado. Quando a lesão estiver presente no assoalho bucal e atingir grandes dimensões, o paciente pode apresentar dificuldade de deglutição, fonação ou respiração, podendo até ter a vida ameaçada, principalmente quando houver infecção secundária. As lesões intraósseas da mandíbula apresentam-se como uma radioluscência bem definida, com margem esclerótica e expansão das tábuas ósseas lingual e vestibular.

Diagnóstico diferencial radiográfico pode incluir o queratocisto, o ameloblastoma unicístico e o cisto ósseo traumático. Durante o estabelecimento do diagnóstico clínico do cisto epidermoide da boca, é importante verificar uma possível história de traumatismo ou cirurgia na região correspondente à lesão.

CARACTERÍSTICAS HISTOPATOLÓGICAS

O revestimento epitelial do cisto epidermoide é do tipo pavimentoso estratificado queratinizado semelhante à epiderme (FIG. 9.2.15). O revestimento epitelial frequentemente apresenta-se fino e com uma camada de células granulosa pronunciada (FIG. 9.2.16). Eventualmente se verifica a presença de melanina por entre os queratinócitos da camada basal, principalmente se a lesão estiver presente em paciente da raça negra. A cavidade cística é preenchida por material eosinofílico acelular com disposição lamelar, que representa queratina. A cápsula cística é representada por tecido conectivo denso, apresentando por vezes quantidade variável de células inflamatórias. Reação inflamatória crônica com a presença de células gigantes multinucleadas é observada quando o revestimento epitelial se encontra rompido e a queratina fica exposta ao tecido conectivo, sendo assim reconhecida como um corpo estranho.

TRATAMENTO E PROGNÓSTICO

O tratamento do cisto epidermoide é a remoção cirúrgica completa. O prognóstico é bom, e as recidivas são infrequentes. Transformação em neoplasia epitelial maligna (carcinoma basocelular ou epidermoide) a partir do cisto epidermoide tem sido descrita, porém é extremamente rara. Entretanto, não existem casos relatados de transformação maligna do cisto epidermoide de implantação.

Figura 9.2.15 – Cisto epidermoide. Na histopalogia, o revestimento é do tipo pavimentoso estratificado queratinizado e a cápsula de tecido conectivo denso.

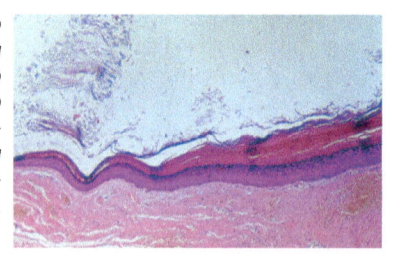

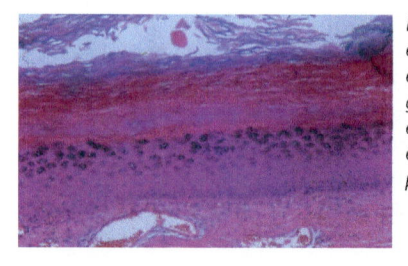

Figura 9.2.16 – Cisto epidermoide. A camada epitelial de queratina e granulosa são evidentes em um revestimento epitelial fino com poucas camadas.

CISTO DERMOIDE

A origem do cisto dermoide localizado na boca ainda é controvertida. É sugerida uma origem a partir de células epiteliais traumaticamente implantadas nos tecidos profundos, ainda durante a vida intrauterina, por meio de trauma cirúrgico ou acidental. Uma origem a partir de remanescentes epiteliais aprisionados na linha de fusão dos processos embrionários que formam o assoalho bucal tem sido postulada. Entretanto, estas origens falham na explicação da presença de anexos da pele no cisto dermoide, além do que a teoria de fusão dos processos embrionários tem sido questionada e descartada. Outra teoria sugere uma origem a partir de remanescentes de células multipotentes ou blastômeros totipotentes aprisionados durante o fechamento do primeiro (mandibular) e do segundo (hióideo) arcos branquiais. Assim, a partir desta origem, tem-se considerado o cisto dermoide como um teratoma.

Os teratomas mais comuns são encontrados no ovário ou testículos, onde se observa a presença de dentes completamente formados ou maxilares parcialmente formados. Entretanto, a estrutura do cisto dermoide é mais simples do que a dos teratomas ovarianos, pois não apresenta tecidos originados de todas as três camadas embrionárias. Por isso, o cisto dermoide pode ser considerado uma forma frusta de teratoma.

CARACTERÍSTICAS CLÍNICAS

O cisto dermoide da boca representa 1,6 a 6,5% dos cistos dermoides localizados em qualquer região do corpo, 19% dos cistos dermoides da região de cabeça e pescoço, 9,4% das neoplasias de cabeça e pescoço de crianças, e menos de 0,01% dos cistos dos maxilares. Existe uma discreta prevalência para o acometimento de pacientes do sexo masculino e da raça negra, contudo alguns relatos indicam um igual acometimento de pacientes do sexo masculino e feminino. O cisto dermoide é mais frequentemente diagnosticado em pacientes da primeira à terceira década de vida, sendo observado com certa frequência (14,9%) em recém-nascidos.

A maioria dos casos se localiza na linha média do assoalho bucal; os cistos dermoides localizados lateralmente à língua são raros. Outros locais menos frequentemente acometidos são língua, lábios, palato e ossos maxilares. A posição do cisto dermoide em relação aos músculos gênio-hióideo e milo-hióideo influencia a sua apresentação clínica. Cistos dermoides localizados acima do músculo gênio-hióideo apresentam-se como aumento de volume na região sublingual, assintomáticos e recobertos por mucosa de coloração e textura normais, se infecção secundária não estiver presente. O tamanho deste cisto pode variar de alguns milímetros até 12 cm em maior diâmetro. Lesões com grandes dimensões frequentemente provocam o deslocamento da língua e causam dificuldades de deglutição, fonação ou, ainda, respiração. Estas lesões podem também dificultar ou impossibilitar a intubação do paciente durante um processo de anestesia geral. Nestes casos, recomenda-se uma punção aspirativa parcial do conteúdo cístico da lesão a fim de melhorar a respiração do paciente ou facilitar a intubação. Quando o cisto se localizar entre os músculo gênio-hióideo e milo-hióideo ou abaixo destes, um aumento de volume, assintomático e recoberto por pele de coloração e textura normais fica evidente na região submentoniana (FIGS. 9.2.17 / 9.2.18).

Apesar de infrequente, infecção secundária seguida de drenagem para o interior da cavidade bucal ou pele pode ser observada. Rânula, bloqueio uni ou bilateral dos ductos de Wharton, neoplasias de glândula salivar menor ou da sublingual, tecido adiposo normal da região submentoniana, infecção aguda ou celulite do assoalho bucal, infecção das glândulas submandibular e sublingual, higroma cístico, cisto epidermoide, CLC e cisto do ducto tireoglosso podem ser incluídos no diagnóstico diferencial desta lesão.

CISTO DERMOIDE

Lesão rara que pode ocorrer em qualquer parte do corpo, principalmente no assoalho da boca.

TERATOMA

Representa uma lesão constituída por tecido das três camadas embrionárias: ectoderma, mesoderma e endoderma.

LEMBRETE

O cisto dermoide apresenta crescimento lento e, à palpação, tem consistência semelhante à massa de pão ou borracha.

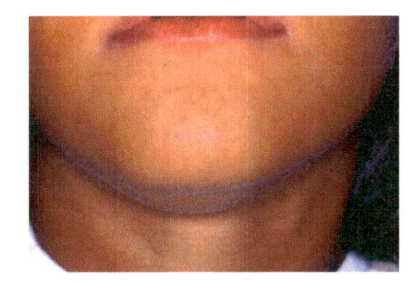

Figura 9.2.17 – Visão extraoral do cisto dermoide demonstra aumento de volume na região submandibular, recoberto por pele de coloração e textura normais.

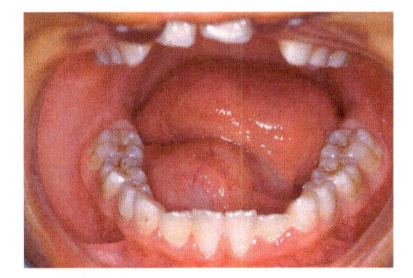

Figura 9.2.18 – Cisto dermoide. Aumento de volume no soalho bucal recoberto por mucosa de coloração e textura normais, provocando elevação da língua.

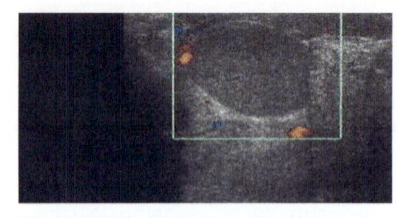

Figura 9.2.19 – Cisto dermoide. Exame de US com Doppler apresenta uma lesão hipoecoica, bem delimitada, de formato ovalado e com pouca vascularização.

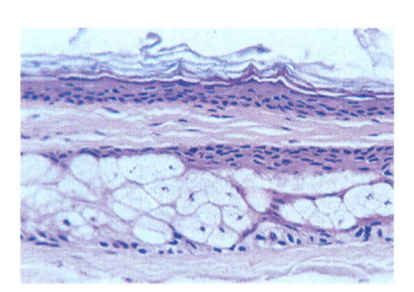

Figura 9.2.20 – Cisto dermoide. Representado por um epitélio pavimentoso estratificado queratinizado, de poucas camadas e com glândulas sebáceas na cápsula.

Apesar de o cisto dermoide ser uma lesão exclusiva de tecido mole, a aspiração do conteúdo da lesão seguida da injeção de líquido de contraste radiográfico na mesma quantidade e de tomadas radiográficas panorâmicas da face ou oclusal total de mandíbula auxiliam no diagnóstico e na determinação do tamanho da lesão e da posição em relação às estruturas anatômicas circunvizinhas. Este procedimento é preferivelmente realizado no mesmo dia do tratamento cirúrgico, a fim de evitar infecção secundária. Além desta técnica, TC, ressonância magnética (RM) ou ultrassonografia (US) **(FIG. 9.2.19)** da região do assoalho bucal e pescoço ajudam no diagnóstico e fornecem informações adicionais sobre este cisto.

CARACTERÍSTICAS HISTOPATOLÓGICAS

O revestimento epitelial do cisto dermoide é caracteristicamente do tipo pavimentoso estratificado queratinizado, contendo uma camada de células granulosas pronunciada **(FIG. 9.2.20)**. Raramente se verifica a presença de melanina por entre os queratinócitos da camada basal. A cavidade cística é preenchida por material eosinofílico acelular, com disposição lamelar, que representa a queratina, e por material sebáceo. A cápsula cística é representada por tecido conectivo denso, apresentando um ou mais anexos cutâneos, tais como: glândulas sebáceas, folículos pilosos e/ou glândulas sudoríparas e por vezes quantidade variável de células inflamatórias crônicas **(FIG. 9.2.20)**.

TRATAMENTO E PROGNÓSTICO

O tratamento do cisto dermoide é a remoção cirúrgica completa. Este procedimento deve ser realizado o mais breve possível, especialmente em casos de lesões em recém-nascidos ou quando a lesão estiver provocando dificuldade respiratória. A técnica de aspiração pode ser utilizada previamente à cirurgia, a fim de facilitar o processo de intubação do paciente. Frequentemente, cistos dermoides no assoalho bucal podem ser removidos por incisão intraoral, enquanto lesões submentonianas necessitam de acesso extraoral. Entretanto, em alguns casos existe a necessidade de se utilizar ambos os acessos. A marsupialização não tem sido indicada para o cisto dermoide, uma vez que recorrências são observadas após esta modalidade de tratamento. O prognóstico é bom, e recidivas são incomuns. Transformação em neoplasia epitelial maligna (carcinoma basocelular ou epidermoide) a partir do cisto dermoide da boca não tem sido relatada.

CISTO DO DUCTO TIREOGLOSSO
(CISTO DO TRATO TIREOGLOSSO)

O cisto do ducto tireoglosso (CDT) representa um cisto de desenvolvimento muito comum na região do pescoço. A sua origem está relacionada ao desenvolvimento da glândula tireoide. O tecido da glândula tireoide tem sua origem no primeiro e segundo arcos branquiais, e o seu desenvolvimento se inicia na quarta semana de vida intrauterina a partir da proliferação de células endodérmicas na região de formação do forame cego da língua. Este esboço inicial da glândula tireoide desce pelo pescoço, passa pela porção anterior do osso hioide em desenvolvimento e atinge a sua posição final, na sétima semana de vida intrauterina, abaixo da cartilagem tireoidiana. Nesta posição, ocorrem a aderência das células e o desenvolvimento dos lóbulos laterais da glândula tireoide. Pelo caminho deste trajeto descendente se forma um ducto de células epiteliais, ducto tireoglosso, que mantém uma ligação entre a glândula tireoide e a base da língua. Este ducto fica intimamente relacionado com o osso hioide, e, com o desenvolvimento desta estrutura, o ducto tireoglosso passa a ocupar uma localização à frente e por baixo do osso hióideo. Aproximadamente na décima semana de vida intrauterina, o ducto tireoglosso sofre atrofia e obliteração. A origem do CDT é a partir da proliferação dos remanescentes epiteliais do ducto tireoglosso que não sofreram

LEMBRETE

Outras lesões císticas, tais como cisto sebáceo, cisto dermoide, cisto linfoepitelial cervical e neoplasias da glândula tireoide, devem ser incluídas no diagnóstico diferencial do CDT.

completa atrofia. Entretanto, os fatores etiológicos relacionados à sua formação e patogênese ainda não são totalmente esclarecidos. Acredita-se que a estimulação dos remanescentes epiteliais esteja relacionada com a resposta inflamatória dos tecidos linfoides adjacentes aos remanescentes epiteliais nos quadros infecciosos da região de cabeça e pescoço.

CARACTERÍSTICAS CLÍNICAS

O CDT representa cerca de 75% das lesões císticas do pescoço. Acomete preferencialmente pacientes da primeira, segunda e terceira décadas de vida, com cerca de 50% dos casos diagnosticados antes dos 20 anos. Não existe predileção por sexo ou raça.

O CDT pode estar localizado em qualquer região da linha média do pescoço, desde a porção posterior da língua (área do forame cego), quando recebe a denominação de tireoide lingual, até a chanfradura supraexternal. A maioria do casos, cerca de 70 a 80%, está localizada na linha média do pescoço abaixo do osso hioide. Quando se desenvolvem acima do osso hioide, os cistos apresentam uma localização submentoniana. A localização na porção posterior da língua é rara e representa cerca de 2% dos casos. Quando localizados na região da cartilagem tireoide, os cistos são desviados para a região lateral do pescoço em função da região anterior proeminente da cartilagem.

As lesões do CDT frequentemente apresentam-se como aumento de volume na linha média ou região lateral do pescoço, de crescimento lento, flutuante e móvel. As lesões são assintomáticas e recobertas por pele de coloração e textura normais, se não houver infecção secundária associada. O tamanho das lesões pode variar de alguns milímetros a lesões com 10 cm em maior diâmetro.
As lesões localizadas perto da língua podem ser sintomáticas e produzir disfagia, disfonia ou dispneia. Classicamente, quando o CDT localiza-se nas proximidades do osso hioide ou quando se apresenta unido a este ou à língua, ele se move verticalmente quando o paciente realiza deglutição ou protrusão da língua. Um terço dos casos apresentam drenagem e formação de trajeto fistuloso em função de infecção secundária ou como sequela de cirurgia.

Quando da suspeita clínica de uma tireoide lingual, é prudente realizar exames complementares para verificar a função da glândula tireoide antes de qualquer procedimento cirúrgico, pois em algumas situações a tireoide lingual pode participar parcial ou totalmente na produção dos hormônios da tireoide.

A aspiração do conteúdo cístico da lesão ajuda na determinação da natureza da lesão e na diferenciação com processos neoplásicos. Além disso, TC, US ou RM da região do pescoço ajudam na obtenção de informações adicionais do CDT.

CARACTERÍSTICAS HISTOPATOLÓGICAS

O revestimento epitelial do CDT é variável. Frequentemente, verifica-se revestimento do tipo pavimentoso estratificado não queratinizado, colunar ciliado pseudoestratificado ou cúbico pseudoestratificado. A cápsula cística é constituída por tecido conectivo denso contendo aglomerados de tecido linfoide, tecido da glândula tireoide, glândulas mucosas e ocasionalmente estruturas de glândulas sebáceas.

TRATAMENTO E PROGNÓSTICO

O tratamento do CDT é a remoção cirúrgica completa. Como a lesão pode apresentar uma configuração tortuosa em sua localização e consequentemente maior índice de recidivas, tem sido indicado um procedimento cirúrgico mais agressivo, no qual o cisto é removido juntamente com o segmento médio do osso hioide e parte do tecido muscular localizado ao longo de todo o ducto tireoglosso. Este procedimento cirúrgico recebe a denominação de técnica de Sistrunk e tem como finalidade básica promover a remoção completa do cisto e de qualquer remanescente epitelial do ducto tireoglosso.

O índice de recidiva do CDT quando tratado pela técnica de Sistrunk é de menos de 10% dos casos, entretanto um índice maior é observado quando a lesão é tratada por um procedimento cirúrgico conservador.

Existe a possibilidade de desenvolvimento de carcinoma epidermoide ou principalmente o adenocarcinoma papilar de tireoide, a partir do CDT. Felizmente, esta possibilidade é rara, assim como as metástases do adenocarcinoma papilar de tireoide; assim, o paciente tem um bom prognóstico.

CISTO LINFOEPITELIAL CERVICAL
(CISTO DA FENDA BRANQUIAL, CISTO DO ARCO BRAQUIAL, CISTO BRANQUIAL SIMPLES, LINFONODO CÍSTICO BENIGNO, CISTO CERVICAL BENIGNO)

O cisto linfoepitelial cervical (CLC) representa um cisto de desenvolvimento cuja origem é discutida. A teoria clássica sugere a sua origem a partir dos remanescentes da segunda fenda braquial, dos remanescentes do seio cervical formado pela fusão do segundo arco branquial com a crista epipericardia ou a partir da dilatação cística das fístulas branquiais externa, interna ou da combinação das duas. Esta teoria é suportada pela frequente observação destas lesões na região superior do pescoço, um local de grande concentração dos remanescentes branquiais. Entretanto, esta teoria não encontra suporte em determinados aspectos embriológicos, como a explicação para a presença de tecido linfoide nestes cistos.

Outra teoria é a da proliferação de remanescentes epiteliais aprisionados nos linfonodos cervicais superiores durante a vida intrauterina. Acredita-se que a origem dos remanescentes epiteliais seja da glândula salivar parótida durante o seu desenvolvimento embriológico. Além de explicar a presença de tecido linfoide nestes cistos, esta teoria é também suportada pelo fato de raros cistos desta natureza serem encontrados na parótida.

CARACTERÍSTICAS CLÍNICAS

O CLC é mais prevalecente em pacientes da segunda e terceira décadas de vida, sendo raramente observado ao nascimento, e menos de 3% dos casos são diagnosticados em pacientes com mais de 50 anos. As lesões não apresentam predileção por sexo ou raça e não estão relacionadas com malformações hereditárias da região de cabeça e pescoço.

Caracteristicamente, o CLC ocorre na região lateral superior do pescoço ao longo da borda anterior do músculo esternocleidomastóideo. Cerca de dois terços das lesões são encontrados do lado esquerdo do pescoço, e um terço do lado direito. Lesões bilaterais podem ocorrer e representam cerca de 2% do casos. Estas lesões, com menos frequência, podem ser localizadas no ângulo da mandíbula, no assoalho bucal, nas áreas submandibular, pré-auricular e parotídea. As lesões se manifestam como aumento de volume de crescimento lento e progressivo ou intermitente, móvel, circunscrito e flutuante. As lesões são assintomáticas e recobertas por pele de coloração e textura normais, e cerca de 30% dos casos apresentam sintomatologia dolorosa ou sensibilidade relacionadas com infecção secundária da lesão. Em alguns raros casos, principalmente em recém-nascidos, o cisto pode causar dificuldade ou até obstrução respiratória. Em outras situações, as lesões do cisto linfoepitelial se tornam clinicamente evidentes ou aumentam de tamanho após quadros de infecção ou trauma do trato respiratório superior; nos quadros de infecção, o aumento de tamanho se deve à estimulação e ao crescimento do tecido linfoide localizado na cápsula cística. O tamanho das lesões varia de 1 a 10 cm em maior diâmetro. Outras lesões, como cisto dermoide, rânula cervical, higroma cístico, linfangioma, cisto epidermoide de implantação, abscesso, linfoadenopatia inflamatória ou neoplásica, tumor do corpo carotídeo, lipoma, neurofibroma, aneurisma, neoplasia de glândula salivar ectópica, cisto tireoidiano e trombose da veia jugular, devem ser incluídas no diagnóstico diferencial do CLC.

Aspiração da lesão e exames de imagem como US, RM e TC são importantes para fornecer informações adicionais durante a avaliação clínica desta lesão. A aspiração e a posterior avaliação citopatológica e microbiológica fornecem informações sobre o tipo e a morfologia celular presente no material aspirado, assim como a presença e os tipos de bactérias presentes em lesões infectadas, a fim de propor um esquema de antibioticoterapia pré-operatória.

O CLC raramente é observado nas glândulas parótidas. Entretanto, mais recentemente, tem sido diagnosticado um número maior de casos nesta região em pacientes infectados pelo HIV. Estes casos estão provavelmente relacionados ao quadro de linfoadenopatia na glândula parótida associada à infecção pelo HIV.

CARACTERÍSTICAS HISTOPATOLÓGICAS

O CLC apresenta revestimento epitelial do tipo pavimentoso estratificado, que pode ser ou não queratinizado em 90% dos casos, revestimento do tipo colunar pseudoestratificado em 8% dos casos e ambos os revestimentos epiteliais em 2% dos casos. O revestimento epitelial parece estar relacionado com sintomas clínicos da lesão. Lesões que não apresentam crescimento progressivo ou intermitente são revestidas por epitélio colunar pseudoestratificado, ao passo que revestimento do tipo pavimentoso estratificado é observado em lesões de crescimento progressivo ou intermitente, sintomáticas e que possuem conteúdo purulento. Este fato tem sido atribuído à maior descamação de células que acontece no epitélio pavimentoso estratificado. A cápsula cística é constituída por tecido conectivo denso e/ou frouxo, onde se localiza tecido linfoide com disposição nodular ou difusa e com frequente formação de centros germinativos e seios subcapsular e/ou medular, tendo um arranjo típico de linfonodo. Outras estruturas como tecido de glândula salivar, glândulas sudoríparas, glândulas sebáceas, cartilagem e folículo piloso podem ser observadas na cápsula cística. Na cavidade cística eventualmente pode ser observada a presença de um conteúdo líquido aquoso ou mucoide.

TRATAMENTO E PROGNÓSTICO

O tratamento do CLC é a remoção cirúrgica completa. O prognóstico é bom, e as recidivas são raras, 4,9% dos casos. As recidivas são resultantes de remanescentes residuais deixados após o tratamento cirúrgico ou quando a lesão simplesmente sofre aspiração ou drenagem como formas de tratamento. A marsupialização não é indicada para o tratamento desta lesão. Raros casos de transformação maligna em carcinoma epidermoide a partir do revestimento epitelial deste cisto têm sido descritos. Além de serem raros, muitos destes casos representam metástases de carcinoma a distância, frequentemente carcinoma na nasofaringe.

CISTO LINFOEPITELIAL ORAL

O cisto linfoepitelial oral (CLO) é uma lesão rara da mucosa bucal que apresenta semelhança histopatológica com o CLC. Algumas teorias da origem deste cisto têm sido propostas. Classicamente, é sugerido que este cisto, à semelhança do CLC, se origine da proliferação de remanescentes epiteliais do desenvolvimento embriológico do sistema de arcos branquiais. Outra teoria sugere que esta lesão se origina a partir de inclusões de tecido epitelial de revestimento da mucosa bucal ou de tecido epitelial glandular ectópico no tecido linfoide da mucosa bucal durante a embriogênese. Também se tem postulado que este cisto origina-se a partir dos ductos excretores das glândulas salivares menores ou da glândula salivar sublingual, sendo que o tecido linfoide presente na lesão representa uma resposta imunológica secundária. Por outro lado, acredita-se também que o CLO se origina a partir da obstrução ou estreitamento das criptas do tecido linfoide encontrado na mucosa bucal. O tecido linfoide fisiologicamente encontrado na mucosa bucal e faringe é representado principalmente pelo anel de Waldeyer que é constituído por tonsilas palatinas, tonsilas linguais e adenoides faringeanas. Entretanto, outras tonsilas acessórias ou agregados linfoides da mucosa bucal podem ser encontrados no ventre lingual, assoalho bucal e palato mole. Frequentemente, o tecido linfoide da mucosa bucal apresenta uma íntima ligação com tecido epitelial de revestimento, que forma uma projeção de fundo cego em direção ao tecido linfoide denominada de bolsa cega ou cripta tonsilar, estruturas estas que podem ser preenchidas por queratina. Assim, a obstrução ou estreitamento das criptas tonsilares resulta na formação do CLO. Alguns aspectos relacionados ao CLO são indicativos da origem a partir das criptas tonsilares do tecido linfoide. Entre esses aspectos pode-se citar o fato de a lesão acometer pacientes com idade variável, apresentar localização superficial na mucosa bucal e não atingir grandes dimensões; além disso, a lesão cística, em muitos casos, apresenta-se contínua com o revestimento epitelial da mucosa bucal.

LEMBRETE

Como as lesões do CLO são frequentemente assintomáticas e não atingem grandes dimensões, a maioria delas é detectada durante exame odontológico de rotina.

CARACTERÍSTICAS CLÍNICAS

O CLO acomete pacientes de qualquer faixa etária, sendo frequentemente diagnosticado em pacientes adultos jovens da terceira e quarta décadas de vida, sem predileção por raça. A lesão apresenta uma predileção para o acometimento de pacientes do sexo masculino, com uma proporção do sexo masculino:feminino de 1,7:1.

Clinicamente, o CLO apresenta-se como um aumento de volume submucoso e superficial, não ulcerado, assintomático, firme ou mole à palpação e recoberto por mucosa de textura normal. As localizações mais comuns da lesão são assoalho bucal (64% dos casos), superfície lateral e posterior da língua (13,2% dos casos), ventre lingual (10,5% dos casos) e palato mole (7% dos casos) **(FIG. 9.2.21)**. Outras localizações menos frequentes são as tonsilas palatinas e a região retromolar **(FIG. 9.2.22)**. As lesões não atingem grandes dimensões, com tamanho em maior diâmetro variando de 0,1 a 2,0 cm. Classicamente, em virtude da queratina presente na cavidade cística e da sua localização superficial, os cistos apresentam-se com cor branca ou amarela. As lesões do CLO são frequentemente assintomáticas e não atingem grandes dimensões; entretanto, em alguns casos, o cisto pode apresentar aumento de volume seguido de drenagem, ou sintomatologia dolorosa frequentemente associada com trauma secundário. Nestas situações, esses sintomas normalmente representam as únicas queixas do paciente. Cisto epidermoide de implantação, reação inflamatória a corpo estranho traumaticamente implantado na mucosa, trajeto fistuloso de lesões periapicais e mucoceles superficiais podem ser incluídos no diagnóstico diferencial do CLO.

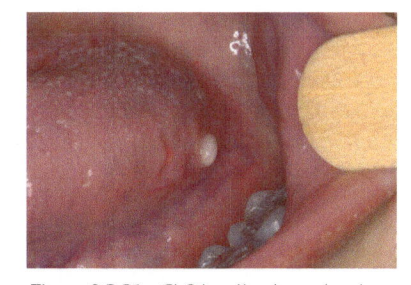

Figura 9.2.21 – CLO localizado em borda lateral posterior da língua de aspecto nodular, coloração amarelada e de pequeno tamanho.

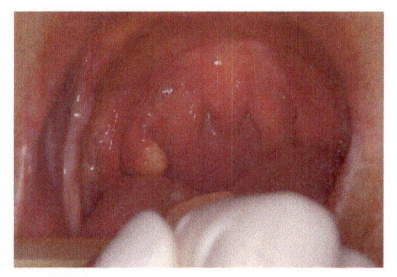

Figura 9.2.22 – CLO localizado em tonsila palatina, de aspecto nodular, coloração amarelada.

CARACTERÍSTICAS HISTOPATOLÓGICAS

O CLO é revestido por epitélio do tipo pavimentoso estratificado frequentemente paraqueratinizado, exibindo poucas camadas celulares sem projeções epiteliais para a cápsula cística e com camada granulosa pouco evidente ou ausente. Em poucas situações, células mucosas podem ser observadas no revestimento epitelial. A cápsula cística é constituída por tecido conectivo denso e/ou frouxo, onde se encontra tecido linfoide com disposição nodular ou difusa. Este tecido linfoide pode estar distribuído por toda a cápsula cística, circundando todo o revestimento epitelial, ou pode estar localizado em uma determinada área da cápsula cística. A formação de centros germinativos no tecido linfoide é uma condição frequente, mas em alguns casos eles podem estar ausentes (FIG. 9.2.23). O conteúdo cístico é representado por material eosinofílico com células epiteliais, resultante da descamação de células e de paraqueratina do revestimento epitelial para a luz do cisto. Células de origem inflamatória podem também ser visualizadas no conteúdo cístico. Em alguns casos, pode-se observar uma continuidade do cisto com o revestimento epitelial da mucosa bucal.

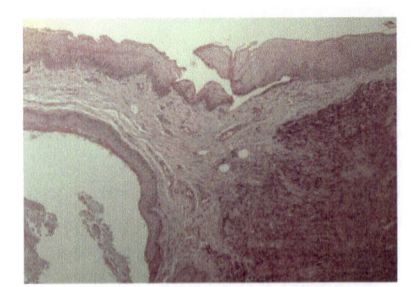

Figura 9.2.23 – CLO. Lesão cística localizada na lâmina própria com revestimento epitelial do tipo pavimentoso estratificado e tecido linfoide com padrão difuso.

TRATAMENTO E PROGNÓSTICO

O tratamento do CLO é a remoção cirúrgica completa. O prognóstico é bom, e recidivas não acontecem.

CISTO LINGUAL MEDIANO

O cisto lingual mediano (CLM) é uma lesão de desenvolvimento rara, e sua origem ainda é controversa. Encontrado na literatura com outras denominações, como cisto mucoso, glossocele, cisto de retenção da língua, cisto lingual, CLM anterior e cisto intralingual de origem do intestino primitivo, acredita-se que este cisto se origine de uma alteração durante a diferenciação do intestino na vida intrauterina. Durante o desenvolvimento do intestino primitivo, aproximadamente na terceira semana de vida intrauterina, existe um proximidade do intestino primitivo e com o arco branquial faringiano que contém a língua, também em desenvolvimento. Desta forma, tem-se postulado que remanescentes epiteliais embriológicos do intestino primitivo podem ficar aprisionados na língua durante os seus desenvolvimentos; assim, por meio da proliferação desses remanescentes epiteliais, ocorre a formação do CLM. Entretanto, existem questionamentos com bases embriológicas desta teoria.

CARACTERÍSTICAS CLÍNICAS

O CLM é uma lesão rara, com poucos casos descritos na literatura. Preferencialmente, a lesão é observada em recém-nascidos, mas alguns casos têm sido descritos em adultos. Existe um discreta predileção para o acometimento de pacientes do sexo masculino. Não existe predileção por raça.

Caracteristicamente, o CLM apresenta-se como um aumento de volume de aspecto nodular, superficial, assintomático, mole ou firme à palpação, recoberto por mucosa de coloração e textura normais e localizado na porção média e anterior do ventre lingual. Em alguns casos, a lesão pode apresentar-se totalmente dentro da língua, de forma que se verifica a sua projeção para o ventre e o dorso linguais. Quando presente em recém-nascidos e com grandes dimensões, o CLM pode interferir na alimentação, na fala e na respiração, e nesta situação a intervenção cirúrgica deve ser realizada o mais breve possível. Cisto epidermoide, cisto dermoide, cisto ducto tireoglosso, cisto gastrintestinal heterotópico oral, neoplasias mesenquimais benignas e neoplasias de glândula salivar menor devem ser incluídos no diagnóstico diferencial do CLM. O procedimento de aspiração da lesão e a realização de exames de imagem como US, RM e TC da boca são importantes para fornecer informações adicionais durante a avaliação clínica desta lesão.

CARACTERÍSTICAS HISTOPATOLÓGICAS

O revestimento epitelial do CLM é variável. Epitélios do tipo pavimentoso estratificado não queratinizado, colunar pseudoestratificado e cuboidal pseudoestratificado frequentemente compõem o revestimento epitelial deste cisto. Células ciliadas e mucosas podem ou não estar associadas com os epitélios pseudoestratificados. A cápsula cística é constituída por tecido conectivo denso, onde se pode observar discreta reação inflamatória de natureza crônica. Feixes de fibras musculares e estruturas de glândula salivar menor podem também ser observados na cápsula cística.

TRATAMENTO E PROGNÓSTICO

O tratamento do CLM é a remoção cirúrgica completa. Este procedimento é frequentemente realizado através de uma incisão mediana na região anterior da língua com subsequente divisão sagital da língua. Esta técnica permite melhor acesso à lesão e controle da hemorragia. O prognóstico é bom, e não existem recorrências após o tratamento.

CISTO GASTRINTESTINAL HETEROTÓPICO ORAL

O cisto gastrintestinal heterotópico oral (CGHO) representa uma lesão de desenvolvimento rara. Acredita-se que este cisto se desenvolva a partir da diferenciação e proliferação de remanescentes de células endodérmicas primitivas aprisionadas na linha média de crescimento das saliências laterais da língua, mais precisamente ao nível do tubérculo ímpar da língua.

CARACTERÍSTICAS CLÍNICAS

O CGHO é uma lesão rara, com poucos casos descritos na literatura. A lesão pode acometer pacientes de qualquer faixa etária, sendo que a maioria dos casos é verificada em recém-nascidos e crianças de até 2 anos, sem predileção por raça. Existe uma marcada predileção para acometimento de pacientes do sexo masculino, tendo uma proporção do sexo masculino:feminino de 2:1.

O cisto acomete frequentemente a porção anterior da língua (60% dos casos) e apresenta-se clinicamente como aumento de volume de aspecto nodular, assintomático, mole ou firme à palpação, totalmente incluído na língua e recoberto por mucosa de coloração e textura normais. Em alguns casos é descrita uma comunicação entre a lesão e a superfície da mucosa bucal através de uma estrutura tubular ou semelhante a ducto. A lesão é encontrada no assoalho bucal em 30% dos casos, e nesta localização o paciente pode apresentar dificuldades de fala, alimentação, deglutição e respiração, e a intervenção cirúrgica deve ser realizada o mais breve possível. Outras localizações menos frequentes da lesão são laringe, pescoço, lábios e região adjacente à glândula submandibular. A realização de aspiração da lesão e de exames de imagem como US, RM e TC da boca são importantes para fornecer informações adicionais durante a avaliação clínica desta lesão.

CARACTERÍSTICAS HISTOPATOLÓGICAS

O revestimento epitelial do CGHO é variável. Frequentemente é revestido por epitélio da mucosa gástrica com presença de criptas gástricas, semelhante ao revestimento encontrado no fundo e corpo do estômago. Em outras situações encontra-se epitélio do tipo intestinal. Estes dois tipos de revestimentos epiteliais podem ser únicos ou estar associados com epitélio pavimentoso estratificado não queratinizado ou com epitélio colunar pseudoestratificado. Células ciliadas podem ou não ser observadas no revestimento epitelial colunar. Revestimento epitelial da mucosa gástrica sozinho é observado em 42% dos casos; combinação de mucosa gástrica e epitélio pavimentoso estratificado não queratinizado, em 19%; epitélio intestinal sozinho, em 16%; e associação de mucosa gástrica e epitélio intestinal, em 10%. A cápsula cística é constituída por tecido conectivo denso e/ou frouxo, onde se observa frequentemente, nas áreas correspondentes ao revestimento de mucosa gástrica, a presença de glândulas gástricas, tecido pancreático, feixes de tecido muscular liso e células parietais e neuroendócrinas. A coloração pelo tricrômio de Masson é indicada para melhor visualização do tecido muscular liso.

TRATAMENTO E PROGNÓSTICO

O tratamento do CGHO é a remoção cirúrgica completa. O prognóstico é bom, e não existem recorrências após o tratamento.

SAIBA MAIS

O CGHO também é conhecido como cisto do trato alimentar, enterocistoma, cisto do ducto tireoglosso não usual, tumor cístico da língua, cisto coristomático, cisto epitelial ciliado, cisto intestinal heterotópico e cisto de duplicação lingual.

LEMBRETE

Lesões como cisto epidermoide, cisto dermoide, cisto ducto tireoglosso, CLM, neoplasias mesenquimais benignas e neoplasias de glândula salivar menor podem ser incluídas no diagnóstico diferencial do CGHO.

10 Tumores odontogênicos

REBECA DE SOUZA AZEVEDO
FÁBIO RAMÔA PIRES

OBJETIVO DE APRENDIZAGEM

- Estudar os principais tumores odontogênicos, seguindo a indicação classificatória mais recente proposta pela OMS

TUMORES ODONTOGÊNICOS

O grupo dos TOs é constituído de lesões heterogêneas com características clínicas, radiográficas e histopatológicas diversas, que possuem comportamento biológico variável, indo desde proliferações hamartomatosas de crescimento autolimitante até verdadeiras neoplasias com diferentes graus de agressividade.

LEMBRETE

Mais de 95% dos TOs são entidades benignas e os TOs malignos são raros.

Os tumores odontogênicos (TOs) são entidades relativamente frequentes e podem representar de 2,5 a 5% dos diagnósticos realizados nos laboratórios de patologia oral. Sua origem é creditada à proliferação de remanescentes dos tecidos moles e duros que originam os dentes, mas sua patogênese exata ainda é desconhecida. Como os dentes são formados no interior dos ossos gnáticos, os TOs são entidades preferencialmente intraósseas, muito embora alguns possam surgir nos tecidos moles da gengiva e do rebordo alveolar.

A heterogeneidade microscópica dos tumores é muito grande, visto que podem associar-se à proliferação de remanescentes odontogênicos de origem ectodérmica, ectomesenquimal ou de ambas. Assim como acontece na odontogênese, seu padrão microscópico pode estar restrito à proliferação de um só componente ou de vários, incluindo as interações na formação dos tecidos moles e duros que conduzirão a formação dos dentes.

A primeira classificação dos TOs foi sugerida por Broca em 1869 e, desde então, a tentativa de padronizar a classificação e a nomenclatura deste grupo de entidades tem sido um exercício acadêmico complexo. Em 1971, critérios diagnósticos, classificatórios e taxonômicos mais uniformes foram estabelecidos com a publicação da primeira edição do livro elaborado pela OMS,[1] de "Classificação histológica dos TOs, cistos gnáticos e lesões relacionadas", revisado e atualizado em sua segunda edição, publicada em 1992.[2] Em 2005, a terceira edição da classificação foi publicada como parte da série de livros de classificação dos tumores da OMS, especificamente no grupo dos tumores de cabeça e pescoço, e trouxe mudanças significativas relativas a sua classificação e nomenclatura.[3] Algumas destas mudanças, entretanto, permanecem controversas e não são unanimidade dentro da comunidade científica; portanto, não são uniformemente utilizadas. A principal delas foi a reclassificação do queratocisto odontogênico (QO) (ver Capítulo 9) para o grupo dos TOs, incluindo a mudança de sua nomenclatura para tumor odontogênico queratocístico.

10.1 Tumores odontogênicos benignos de origem epitelial

Este grupo inclui os TOs que se caracterizam pela presença de proliferação de epitélio odontogênico em um estroma de tecido conectivo fibroso e que não exibem a presença de ectomesênquima odontogênico e dos principais produtos da interação epitélio/ectomesênquima odontogênico, a dentina e o esmalte.

AMELOBLASTOMA

O ameloblastoma (AME), os odontomas (ver adiante) e os QOs são considerados os três TOs mais comuns. Embora a nomenclatura AME seja por vezes utilizada de forma generalizada, quatro diferentes variantes clínicopatológicas são reconhecidas, cada uma delas apresentando características clínicas, radiográficas, histológicas e de comportamento biológico distintos: o AME sólido, o AME unicístico, o AME desmoplásico e o AME periférico. A característica comum a essas variantes é a proliferação de células de padrão ameloblástico sem, entretanto, serem capazes de induzir a formação de esmalte.

AMELOBLASTOMA SÓLIDO

O AME sólido é a variante mais frequente dos AMEs e acomete normalmente adultos jovens, sem mostrar, predileção por sexo ou cor de pele. Clinicamente, o AME sólido se manifesta como um aumento de volume indolor de evolução lenta, que envolve principalmente a região posterior da mandíbula, mas que pode localizar-se em qualquer região dos ossos gnáticos.

Como as células tumorais do AME não são capazes de produzir esmalte, a imagem radiográfica destes tumores é radiolúcida e relativamente bem definida, podendo ser unilocular ou multilocular (o padrão mais comum) (FIG. 10.1.1). O tamanho da lesão pode ser variável, indo desde lesões pequenas com poucos milímetros de diâmetro a extensas lesões envolvendo todo o corpo e ramo mandibular, incluindo a região condilar. O padrão do trabeculado ósseo encontrado nas áreas multiloculares dos AMEs pode ser composto por amplas loculações (padrão descrito como bolhas de sabão), por pequenas loculações (padrão descrito como favos de mel) ou ambas.

Microscopicamente, o AME sólido é caracterizado pela presença de dois padrões celulares que esboçam a formação de estruturas reminiscentes do órgão do esmalte. O primeiro tipo é caracterizado por células colunares com núcleos hipercromáticos e por vezes vacuolizados, polarizados inversamente em relação à porção basal da célula, lembrando ameloblastos. Estas células localizam-se perifericamente, dispõem-se lado a lado na lâmina basal e encontram-se em contato com o tecido conectivo fibroso adjacente. O segundo tipo é caracterizado pela presença de células estreladas e fusiformes, de citoplasma escasso e núcleo pequeno, arranjadas frouxamente e localizadas centralmente, lembrando o retículo estrelado do órgão do esmalte (FIG. 10.1.2A). É frequente observar a separação entre estas células, dando origem a cavidades que lembram estruturas císticas, daí os termos "multicístico" e "policístico". Esse padrão celular composto pelos dois tipos descritos anteriormente está presente em todos os AMEs, mas existem variações na sua apresentação histológica que caracterizam diferentes subtipos microscópicos.

As variantes de AME folicular e plexiforme são as mais comuns e caracterizam-se, respectivamente, pela formação de ilhas (ou folículos) com as células colunares periféricas e as células lembrando o retículo estrelado centrais (FIG. 10.1.2B) e pela proliferação destas mesmas células em cordões que se anastomosam (formando plexos) (FIG. 10.1.2C). As variantes acantomatosa (FIG. 10.1.2D) e de células granulares (FIG. 10.1.2E) caracterizam-se pela presença de áreas foliculares que apresentam em suas porções centrais, respectivamente, diferenciação escamosa e células com citoplasma amplo e granulação citoplasmática. A variante de células basais caracteriza-se pela proliferação de células de padrão basaloide e presença menos evidente do componente que lembra o retículo estrelado (FIG. 10.1.2F).

O tratamento do AME sólido deve ser realizado por meio de ressecção cirúrgica segmentar ou marginal incluindo margem de tecido aparentemente normal no exame físico e radiográfico (FIG. 10.1.4). Dependendo do tratamento

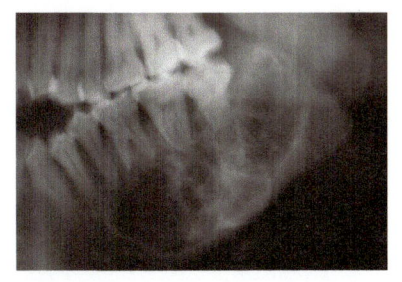

Figura 10.1.1 – Aspecto radiográfico do AME sólido. Área radiolúcida multilocular localizada na região posterior da mandíbula do lado esquerdo.

SAIBA MAIS

O AME sólido também é chamado de comum, convencional, policístico ou multicístico.

LEMBRETE

Embora não existam evidências de que a presença de um ou outro padrão histológico possa influenciar a forma de tratamento e o prognóstico dos AMEs sólidos, é importante conhecê-los para evitar erros de diagnóstico.

LEMBRETE

Apesar de existir uma classificação de variantes, é importante observar que, na maioria dos AMEs sólidos, principalmente em lesões extensas, é comum identificar mais de uma variante histológica em uma mesma lesão.

ATENÇÃO

Embora apresente evolução lenta, o AME sólido produz extensa infiltração óssea e, quando há rompimento das corticais ósseas ou da lâmina dura do osso alveolar, pode inclusive infiltrar os tecidos moles e o ligamento periodontal adjacentes (FIG. 10.1.3).

Figura 10.1.2 – Aspecto microscópico do AME sólido. (A) Padrões celulares que caracterizam o AME sólido. (B) Proliferação das células neoplásicas em ilhas ou folículos na variante folicular. (C) Proliferação das células neoplásicas em cordões que se anastomosam e formam plexos na variante plexiforme. (D) Presença de diferenciação escamosa na porção central do folículo na variante acantomatosa. (E) Presença de células com citoplasma granular na porção central do folículo na variante de células granulares. (F) Proliferação de células neoplásicas de aspecto basaloide nos folículos da variante de células basais. (HE, objetiva, A 40X; B, D, E e F 10X; C 20X)

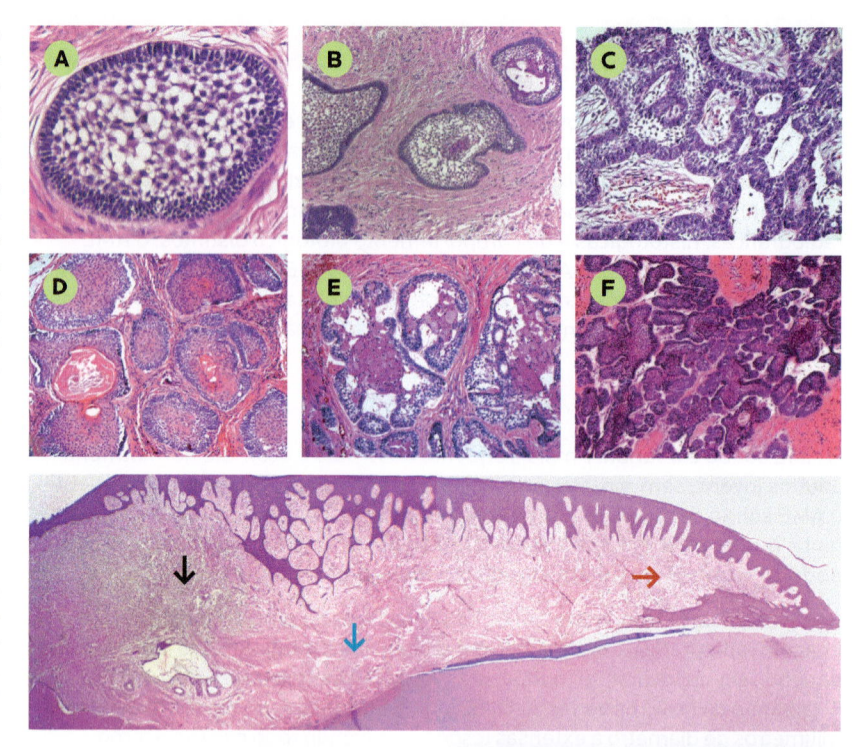

Figura 10.1.3 – Padrão de infiltração do AME sólido. Presença de ilha neoplásica exibindo área de degeneração cística (seta preta) no ligamento periodontal próximo ao dente adjacente (seta amarela) e a papila gengival (seta vermelha). (HE, objetiva, 5X)

Figura 10.1.4 – Aspecto macroscópico do AME sólido. (A) Peça cirúrgica de uma ressecção cirúrgica segmentar de um AME localizado na região posterior de mandíbula, medindo aproximadamente 7 cm de diâmetro e incluindo, além da massa tumoral, o osso e os dentes adjacentes. (B) Radiografia da peça cirúrgica destacando o aspecto radiolúcido multilocular da lesão e o seu envolvimento que se estende até a região do corpo e ramo mandibular.

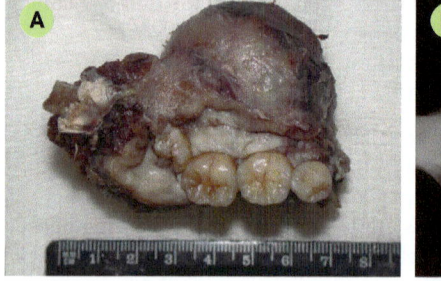

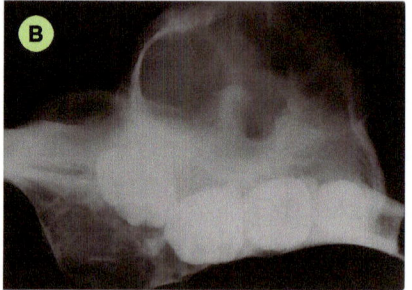

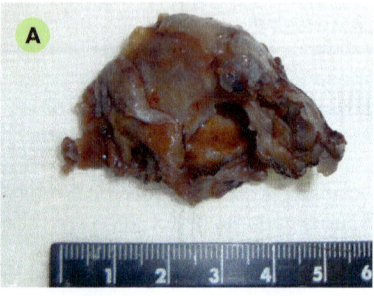

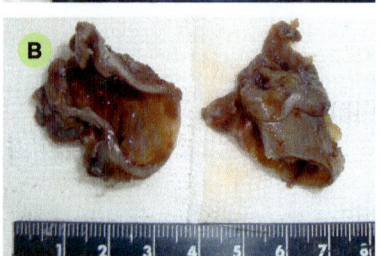

Figura 10.1.5 – Aspecto macroscópico do AME unicístico. (A) Peça cirúrgica de uma enucleação cirúrgica medindo aproximadamente 5 cm de diâmetro e (B) destacando a cavidade cística única após o procedimento de clivagem.

empregado (mais ou menos conservador), sua taxa de recorrência pode chegar a 30%, sendo, portanto, essencial o acompanhamento clínico e radiográfico periódico dos pacientes a longo prazo.

Em raras situações, o AME sólido pode sofrer transformação maligna (dando origem a um carcinoma ameloblástico secundário) ou produzir metástases a distância (mesmo em tumores microscopicamente benignos, caracterizando a entidade chamada ameloblastoma metastatizante ou maligno).

AMELOBLASTOMA UNICÍSTICO

O AME unicístico se caracteriza por ser macro e microscopicamente uma única cavidade cística bem definida e revestida por um epitélio odontogênico semelhante ao encontrado nos AMEs sólidos, contendo células colunares de padrão ameloblástico em contato com o tecido conectivo subjacente e células que lembram o retículo estrelado voltadas para o lúmen cístico **(FIG. 10.1.5)**. Acomete normalmente pacientes mais jovens que os acometidos pelo AME sólido (segunda e terceira décadas de vida) e não exibe predileção por sexo. Geralmente desenvolve-se em uma relação folicular envolvendo a coroa de um dente incluso, mais comumente um terceiro molar inferior, sendo assim um importante diagnóstico diferencial do cisto dentígero. Nem todos os casos, entretanto, associam-se a um dente incluso, e nos casos sem essa associação a faixa etária dos pacientes acometidos tende a estar próxima da quarta década de vida. Apresenta-se como um aumento de volume indolor de evolução lenta, com predileção pela região posterior da mandíbula e, radiograficamente, caracteriza-se como uma área radiolúcida unilocular bem delimitada.

Embora o padrão microscópico descrito anteriormente seja encontrado em todos os AMEs unicísticos, características estruturais do epitélio subdividem-no nas variantes luminal (epitélio sem proliferações para o lúmen, revestindo apenas a cavidade cística), intraluminal (além do revestimento da cavidade cística, presença de proliferações, habitualmente do subtipo histológico plexiforme, para o lúmen) e mural (caracterizado pela presença de proliferações de ilhas de epitélio ameloblástico na parede de tecido conectivo fibroso) (FIG. 10.1.6), podendo, neste último caso, ser considerado, por alguns autores, um AME sólido.

De forma geral, os AMEs unicísticos podem ser tratados por meio de procedimentos cirúrgicos mais conservadores (enucleações) que os AMEs sólidos, exceção feita à variante mural, que se comporta de maneira mais próxima a estes últimos. Embora seja simples entender o conceito de AME unicístico, um problema associado a esta entidade reside no fato de que seu diagnóstico preciso só pode ser feito quando toda a peça cirúrgica é analisada microscopicamente. Isso é fundamental porque, em algumas biópsias incisionais de AMEs sólidos com grandes áreas císticas, pode ser enviado ao laboratório apenas um fragmento das cavidades císticas, simulando o que encontramos no AME unicístico e produzindo um diagnóstico inicial inadequado.

AMELOBLASTOMA DESMOPLÁSICO

O AME desmoplásico é considerado uma variante rara do AME, caracterizado pela presença de uma proliferação ameloblástica e de células que lembram o retículo estrelado em meio a um estroma de tecido conectivo fibroso apresentando extensas áreas de desmoplasia (áreas com fibras colágenas mais espessas e menos celularizadas). Essas áreas desmoplásicas exuberantes pressionam as ilhas e os plexos de células de padrão ameloblástico, determinando a formação de cordões afilados de células neoplásicas. Podem estar associados a uma estreita área de tecido conectivo frouxo ao redor (FIG. 10.1.7). Apresentam afinidade pela região anterior dos maxilares e podem manifestar-se como áreas mistas radiolúcidas e radiopacas bem delimitadas.

O AME desmoplásico é tratado de forma conservadora, com baixo potencial de recorrência. Embora apresente características clínicas e radiográficas distintas do padrão habitualmente encontrado nos AMEs sólidos convencionais e seja atualmente classificado como uma variante clinicopatológica em separado, alguns autores defendem que o aspecto radiográfico misto é apenas resultado da desmoplasia e, por isso, sugerem que a forma desmoplásica não seja classificada como uma variante em separado.

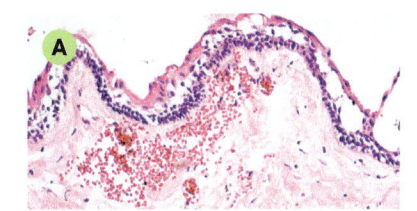

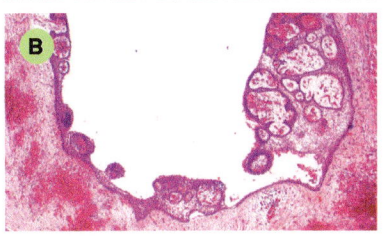

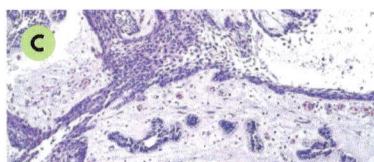

Figura 10.1.6 – Aspecto microscópico do AME unicístico. (A) Cavidade cística revestida por um epitélio odontogênico, contendo células colunares de padrão ameloblástico em contato com a cápsula fibrosa e células que lembram o retículo estrelado voltadas para o lúmen na variante luminal, cujo revestimento pode se estender para o lúmen na variante intraluminal (B) ou pode conter proliferação de ilhas neoplásicas na cápsula fibrosa na variante mural (C). (HE, objetiva, 20X, 2,5X, 10X)

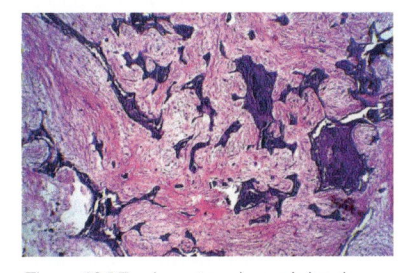

Figura 10.1.7 – Aspecto microscópico do AME desmoplásico. Presença de ilhas de epitélio ameloblástico comprimidas por tecido conectivo fibroso de padrão desmoplásico. (HE, objetiva, 10X)

TUMOR ODONTOGÊNICO ADENOMATOIDE

O tumor odontogênico adenomatoide (TOA) é uma entidade relativamente comum e recebeu esta denominação pelo fato de as células neoplásicas arranjarem-se de forma semelhante a que encontramos em tecidos glandulares, com a formação de áreas pseudoacinares e pseudoductais. Seu perfil epidemiológico mostra predileção por pacientes do sexo feminino e jovens, com pico de prevalência na segunda década de vida.

Clinicamente, o TOA em geral se manifesta como um aumento de volume local indolor na região anterior dos ossos gnáticos, mais comumente na região de incisivos laterais e caninos superiores. Radiograficamente, caracteriza-se como uma área radiolúcida bem delimitada e que em dois terços dos casos

LEMBRETE

Devido à complexidade da odontogênese e à capacidade indutiva dos diversos tecidos que fazem parte desse processo, podem ser observadas nos TOAs áreas semelhantes às encontradas em outros TOs (p. ex., áreas de TOEC) e é importante ter esta observação em mente para evitar erros de diagnóstico.

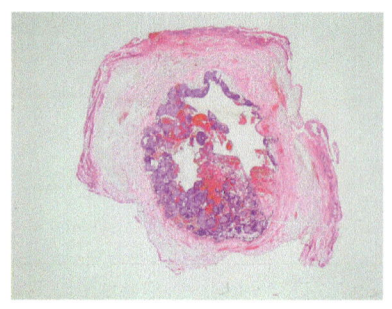

Figura 10.1.8 – Padrão de crescimento do TOA. Proliferação neoplásica bem delimitada e encapsulada. (HE, fotografado diretamente da lâmina sobre um negatoscópio)

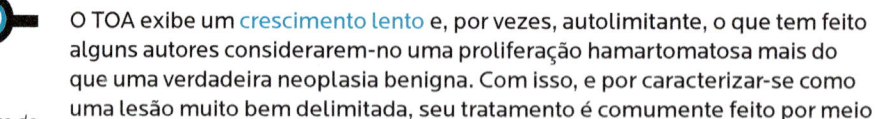

Figura 10.1.9 – Aspecto microscópico do TOA. (A) Padrão histomorfológico variável exibindo uma proliferação de células neoplásicas em diferentes arranjos que lembram estruturas glandulares. (B) Detalhe de uma estrutura tipo ductal contendo duas camadas de células colunares em arranjo espiralado. (C) Detalhe de um ninho sólido organizado de forma concêntrica ao redor de pequenas gotículas eosinofílicas. (HE, objetiva, 10X, 40X e 20X)

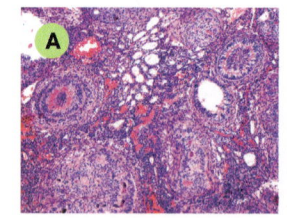

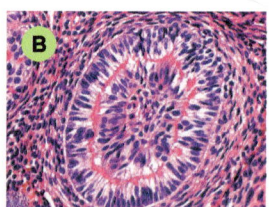

pode estar associada à presença de focos radiopacos no seu interior. O TOA pode apresentar-se associado a um dente incluso (forma denominada folicular, na qual há a presença de um dente, geralmente canino, envolvido pela lesão) ou não (forma denominada extrafolicular). Na forma folicular, quando os focos radiopacos são incipientes e a imagem é radiolúcida, pode simular um cisto dentígero, embora no TOA o dente inserido na lesão não esteja necessariamente limitado à inserção amelocementária como visto neste último.

Microscopicamente, o TOA se caracteriza por ser uma lesão encapsulada contendo um estroma de tecido conectivo fibroso **(FIG. 10.1.8)**. Pode ser observada uma variedade de padrões histoarquiteturais de proliferação do epitélio odontogênico, incluindo a proliferação de células cuboidais e fusiformes dispostas em arranjo que lembra a formação de ácinos glandulares ou em arranjo que lembra a formação de ductos glandulares **(FIG. 10.1.9A-B)**. Também podem ser vistos ninhos epiteliais sólidos em arranjo em redemoinho e que frequentemente estão circundando gotículas eosinofílicas hialinas **(FIG. 10.1.9C)**. Em algumas regiões, podem predominar as áreas pseudocísticas e microcísticas e quantidades variáveis de material calcificado. Em alguns casos, especialmente da forma folicular, pode haver predomínio de grandes áreas císticas.

O TOA exibe um crescimento lento e, por vezes, autolimitante, o que tem feito alguns autores considerarem-no uma proliferação hamartomatosa mais do que uma verdadeira neoplasia benigna. Com isso, e por caracterizar-se como uma lesão muito bem delimitada, seu tratamento é comumente feito por meio de enucleação cirúrgica conservadora. Recorrências não são esperadas.

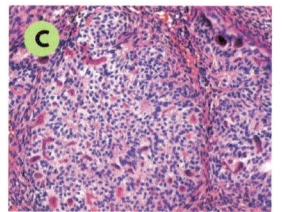

TUMOR ODONTOGÊNICO EPITELIAL CALCIFICANTE

TUMOR ODONTOGÊNICO EPITELIAL CALCIFICANTE

É uma neoplasia benigna localmente invasiva.

O tumor odontogênico epitelial calcificante (TOEC), também conhecido como tumor de Pindborg, é um TO raro que representa menos de 1% de todos os TOs. Afeta principalmente pacientes adultos, com pico de prevalência entre a terceira e a quarta década de vida e sem predileção por sexo.

Clinicamente, o TOEC pode exibir um aumento de volume de crescimento lento e indolor, com predileção pela região de pré-molares e molares mandibulares. Radiograficamente, o TOEC se caracteriza como uma área unilocular ou multilocular que frequentemente apresenta focos radiopacos em seu interior. A presença de um dente incluso, geralmente um molar inferior, tem sido descrita em cerca de 50% dos casos e, nestas situações, as calcificações habitualmente localizam-se próximas à coroa do dente incluso.

Microscopicamente, o TOEC se apresenta como uma proliferação não encapsulada de ilhas e lençóis de células epiteliais poliédricas com citoplasma abundante e eosinofílico, apresentando pontes intercelulares proeminentes e grau variável de pleomorfismo nuclear **(FIG. 10.1.10A)**. Esta última característica pode levar um observador inexperiente a confundir estas células epiteliais com aquelas vistas em um carcinoma de células escamosas intraósseo; mas, ao contrário do que observamos neste último, a presença de mitoses no TOEC é extremamente rara. Na maioria dos casos de TOEC há a presença de um material eosinofílico homogêneo e hialino dentro e por entre as células epiteliais, de natureza amiloide **(FIG. 10.1.10B)** e que se cora em vermelho claro pelo método histoquímico de vermelho Congo (e adquire uma cor amarelada/esverdeada birrefringente na observação sob luz polarizada) (FIG. 10.1.11). Este material amiloide progressivamente se calcifica na forma de anéis concêntricos denominados anéis de Liesegang (FIGS. 10.1.10B / 10.1.12). Células com citoplasma claro podem ser eventualmente observadas neste tumor (FIG. 10.1.12), as quais são mais frequentes em lesões periféricas e não parecem alterar seu comportamento biológico e seu prognóstico.

O tratamento de escolha do TOEC é a enucleação cirúrgica para tumores pequenos e a ressecção cirúrgica para tumores maiores, especialmente nos casos localizados em maxila. A taxa de recorrência pode ser de até 20%.

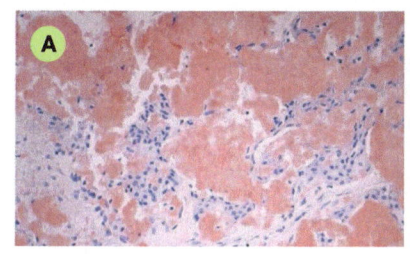

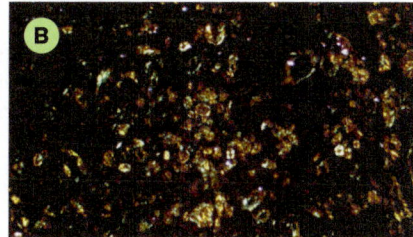

Figura 10.1.11 – Uso de coloração especial em TOEC. (A) Detalhe do material amiloide corado em vermelho congo, que exibe uma cor amarelada/esverdeada ao ser visualizado sob luz polarizada (B). (Objetiva, 10X)

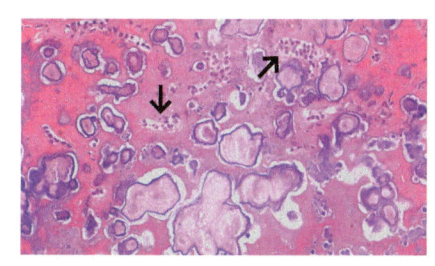

Figura 10.1.12 – Padrão de calcificação do TOEC. Material amiloide associado à presença de quantidade abundante de anéis de Liesegang. Note a presença de ninhos e cordões de células claras por entre este material amiloide (setas). (HE, objetiva, 20X)

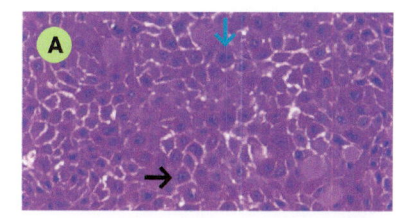

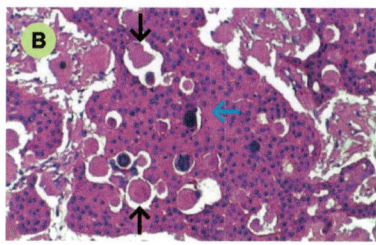

Figura 10.1.10 – Aspecto microscópico do TOEC. (A) Proliferação de células epiteliais poliédricas com citoplasma abundante e eosinofílico exibindo células com núcleos pleomórficos, nucléolos de tamanho aumentado e evidentes (seta preta), algumas células binucleadas (seta amarela) e pontes intercelulares evidentes. (B) Presença de depósitos de material eosinofílico, homogêneo e hialino por entre as células epiteliais (setas pretas), os quais podem calcificar (seta amarela). (HE, 20X e 10X)

10.2 Tumores odontogênicos benignos de origem mista

Este grupo inclui os TOs que se caracterizam pela presença de uma proliferação de epitélio odontogênico associado a um estroma de ectomesênquima odontogênico que pode apresentar ou não os principais produtos da interação epitélio/ectomesênquima odontogênico, a dentina e o esmalte.

ODONTOMA

Conforme descrito anteriormente, o odontoma (ODT), em conjunto com o AME e com o QO (quando este último é incluído no grupo dos TOs com o nome de tumor odontogênico queratocístico), é considerado um dos três TOs mais comuns. Ele tem sido considerado pela maioria dos autores mais uma proliferação hamartomatosa autolimitante caracterizada pela formação dos tecidos dentários em proporção variada e em diferentes estágios de desenvolvimento (incluindo esmalte e dentina e, ocasionalmente, polpa e cemento) do que uma neoplasia benigna verdadeira. A despeito desta observação, o ODT é incluído na classificação de TOs preconizada pela OMS, e é ele que com maior frequência se associa a outros TOs, em especial o TOCC, e a cistos odontogênicos (cisto dentígero, p. ex.).

De forma geral, os ODTs podem ser classificados em dois subtipos: composto, no qual é possível identificar estruturas semelhantes a dentículos, e complexo, no qual se observa apenas uma massa amorfa de material mineralizado (FIG. 10.2.1).

Figura 10.2.1 – Aspecto macroscópico. (A) Peça cirúrgica da enucleação de um ODT composto ressaltando a presença de múltiplos fragmentos de material calcificado semelhantes a pequenos dentículos rudimentares associados a dois fragmentos dentários. (B) Peça cirúrgica da enucleação de um ODT complexo ressaltando a presença de um grande fragmento amorfo de material calcificado associado a pequenos fragmentos de tecido mole e duro.

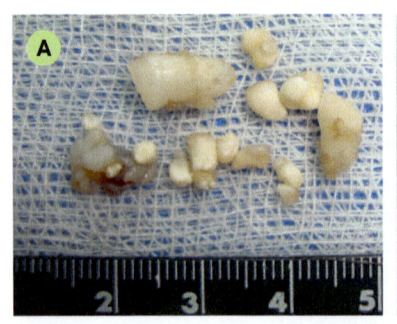

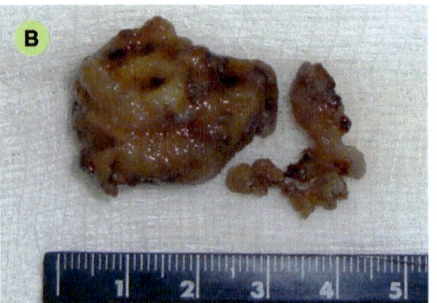

Os ODTs não apresentam predileção por sexo e afetam predominantemente pacientes jovens até a terceira década de vida, com pico de prevalência na primeira década de vida para o subtipo composto e na segunda década de vida para o subtipo complexo.

Os ODTs podem surgir em qualquer região dos ossos gnáticos, mas os compostos envolvem principalmente a região anterior da maxila, enquanto os complexos envolvem principalmente a região posterior da mandíbula. Em geral, são descobertos em radiografias de rotina por causarem alterações no processo eruptivo dos dentes da região acometida (retenção e deslocamento dos dentes adjacentes, sejam eles decíduos ou permanentes), mas podem causar aumento de volume local. Radiograficamente, ambos os subtipos caracterizam-se pela formação de massas radiopacas de densidade similar à estrutura dentária circundadas por um halo radiolúcido bem definido, as quais exibem a formação de dentículos (ODT composto) ou de uma estrutura amorfa (ODT complexo) **(FIG. 10.2.2)**.

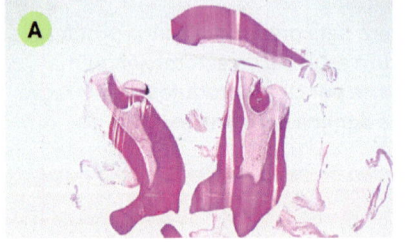

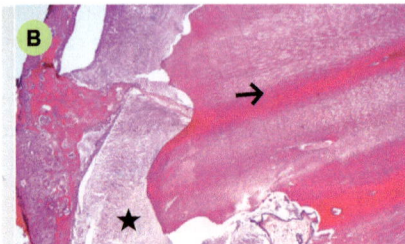

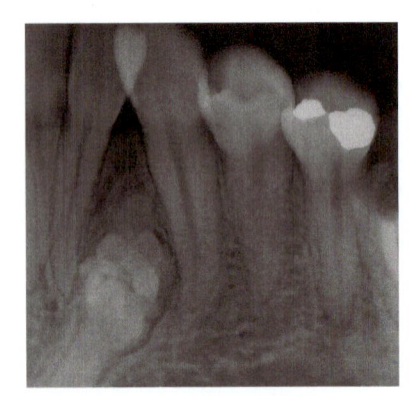

Figura 10.2.2 – Aspecto radiográfico do ODT composto. Presença de múltiplos focos radiopacos de densidade e formato semelhantes a pequenos dentes mal formados, impedindo a erupção de um incisivo lateral inferior permanente.

Microscopicamente, o ODT composto e o ODT complexo se caracterizam pela formação irregular dos tecidos de um dente, incluindo a polpa, a dentina, o esmalte e até mesmo o cemento, dispostos, respectivamente, sob a forma de estruturas dentárias rudimentares ou em padrão amorfo **(FIG. 10.2.3)**. Variações microscópicas, como a presença de células fantasmas ou de áreas semelhantes ao TOEC, podem eventualmente ser identificadas.

Em virtude de suas características evolutivas, os ODTs são tratados por meio de enucleação cirúrgica extremamente conservadora, sempre que possível com a manutenção dos dentes normais adjacentes, e as recorrências são raríssimas.

Figura 10.2.3 – Aspecto microscópico do ODT composto. (A) Presença de múltiplos dentículos de formação rudimentar. (B) Presença de esmalte (estrela) e dentina (seta) malformados. (HE, A - fotografado diretamente da lâmina sobre um negatoscópio; B - objetiva, 20X)

TUMOR ODONTOGÊNICO CÍSTICO CALCIFICANTE E TUMOR DENTINOGÊNICO DE CÉLULAS FANTASMAS

Estas duas entidades fazem parte de um espectro de TOs benignos contendo células fantasmas, que anteriormente compreendiam um único TOs denominado cisto odontogênico calcificante ou cisto de Gorlin (e suas subclassificações), que incluía lesões relacionadas exibindo um amplo espectro de apresentação e comportamento clínicopatológico.

Este grupo de entidades já vem sendo classificado como TO desde a classificação da OMS de 1992,[2] e na classificação atual da OMS de 2005 foi renomeado e subdividido em dois TOs distintos:[3] tumor odontogênico cístico calcificante (TOCC), variante cística que compreende a maior parte dos casos, e tumor dentinogênico de células fantasmas (TDCF), variante sólida e menos frequente.

O TOCC normalmente afeta pacientes jovens com pico de prevalência entre a segunda e a terceira década de vida e sem predileção significativa por sexo. Clinicamente, pode manifestar-se como um aumento de volume indolor que envolve principalmente a região anterior de incisivos a caninos, com igual predileção pela maxila e pela mandíbula (FIG. 10.2.4A). Radiograficamente, a imagem mais frequente é de uma área radiolúcida unilocular bem definida, com focos de radiopacidade em cerca de 50% dos casos, podendo conter um dente incluso associado em cerca de 30% dos casos (FIG. 10.2.4B).

O TDCF é bem mais raro e, como foi apenas recentemente descrito como entidade distinta, não exibe um padrão clínico e radiográfico diferente do TOCC. Ainda assim, levando em consideração os poucos casos relatados, o TDCF acomete uma ampla faixa etária, com predileção por pacientes do sexo masculino, acometendo igualmente a maxila e a mandíbula. As lesões costumam atingir maiores proporções que o TOCC e produzem aumento de volume local com maior frequência, podendo ser caracterizadas radiograficamente como áreas radiolúcidas uni ou multiloculares.

Microscopicamente, estes dois TOs exibem a proliferação de um epitélio denominado ameloblastomatoso por possuir células estreladas centrais lembrando o retículo estrelado do órgão do esmalte, revestidas externamente por células colunares dispostas lado a lado com núcleo polarizado lembrando os ameloblastos, em um arranjo cístico (TOCC) (FIG. 10.2.5) ou sólido (TDCF). Nestas áreas de células estreladas centrais, encontramos células com citoplasma amplo, eosinofílico e bem delimitado, as quais não apresentam núcleos (podendo ser observado apenas o esboço do seu contorno) e são chamadas de células fantasmas (FIGS. 10.2.5/10.2.6), a característica mais marcante, mas não exclusiva, deste grupo de TOs (podem ser também encontradas em ODTs, p. ex.). Essas células fantasmas podem calcificar ou, caso não estejam restritas ao epitélio ameloblastomatoso, podem estimular uma reação do tipo corpo estranho no tecido conectivo adjacente. É possível observar também a presença de um material calcificado dentinoide na interface entre o epitélio e o tecido conectivo fibroso adjacente, de forma semelhante ao que se observa na interação epitélio/ectomesênquima odontogênico na dentinogênese de um dente em desenvolvimento normal (FIG. 10.2.7). Do ponto de vista diagnóstico, embora as características histológicas sejam muito sugestivas do TOCC e do TDCF, é sempre importante excluir, em virtude da presença do epitélio de padrão ameloblastomatoso, o diagnóstico de AMEs, em face da maior agressividade biológica deste último.

Não é incomum observar a associação do TOCC com outros TOs, particularmente ODTs e AMEs; assim, embora o seu tratamento comumente inclua a enucleação cirúrgica conservadora, pode ser requerida estratégia mais agressiva de tratamento quando este TO associa-se com outro tumor mais invasivo. Apesar do limitado número de casos, evidências sugerem que o TDCF tenha um comportamento mais agressivo, e a recomendação terapêutica para este TO tem sido a ressecção cirúrgica. De forma geral, recorrências são raras no TOCC e mais frequentes no TDCF.

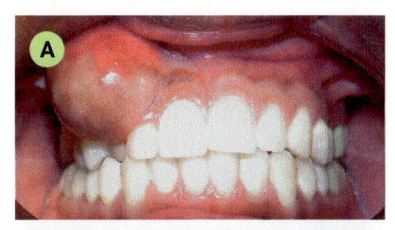

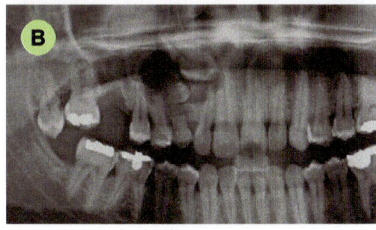

Figura 10.2.4 – (A) Apresentação clínica do TOCC destacando a presença de um aumento de volume normocrômico, bem delimitado e localizado na região de canino e pré-molares superiores do lado direito. (B) No exame radiográfico foi evidenciada a presença de uma área radiolúcida unilocular com foco de calcificação envolvendo e impedindo a erupção de um canino incluso.

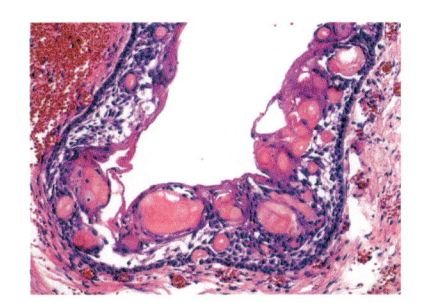

Figura 10.2.5 – Aspecto microscópico do TOCC. Cavidade cística revestida por um epitélio ameloblastomatoso contendo células colunares basais e células lembrando retículo estrelado do órgão do esmalte. (HE, objetiva, 20X)

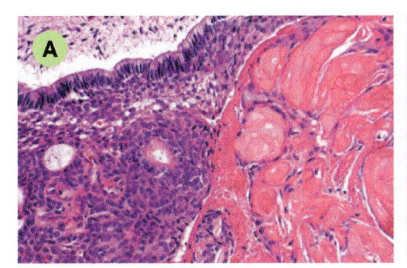

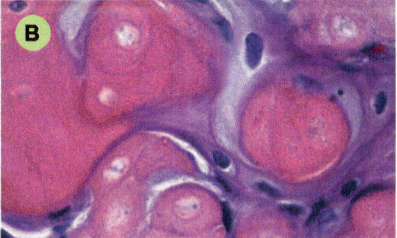

Figura 10.2.6 – Aspecto microscópico do TOCC. (A) Proliferação de um epitélio ameloblastomatoso (à esquerda) contendo grande quantidade de células fantasmas (à direita). (B) Detalhe das células fantasmas exibindo o citoplasma amplo e eosinofílico e apenas o contorno nuclear. Note que algumas células exibem o remanescente nuclear por encontrarem-se em um prévio estágio de desenvolvimento. (HE, objetiva, 20X e 100X)

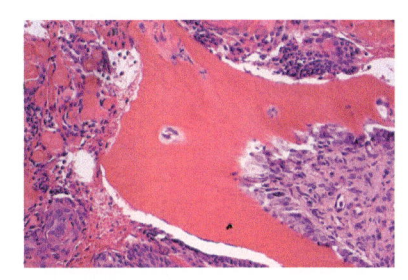

Figura 10.2.7 – Padrão de calcificação do TOCC e do TDCF. Presença de material calcificado semelhante à dentina, associado a tecido epitelial e células fantasmas. (HE, objetiva, 20X)

FIBROMA AMELOBLÁSTICO, FIBRODENTINOMA AMELOBLÁSTICO E FIBRO-ODONTOMA AMELOBLÁSTICO

Esses três TOs são relativamente infrequentes e caracterizam-se pela presença de dois componentes proliferativos: um componente mesenquimal fusocelular e um componente ameloblástico, podendo estar presente material mineralizado no fibrodentinoma ameloblástico (FDA) e no fibro-odontoma ameloblástico (FOA). Alguns autores consideram que essas três entidades, na verdade, são o espectro de um grupo de TOs de origem mista que reproduz a interação indutiva entre o epitélio odontogênico e o ectomesênquima odontogênico, em uma evolução que inclui como polo final o ODT. Esse processo de maturação a partir do fibroma ameloblástico (FA) não é completamente aceito, visto que não existem evidências clínicopatológicas e evolutivas de que estas etapas ocorram de forma sequencial e que os TOs incluídos neste grupo apresentam graus variáveis de agressividade.

O FA é um TO de pacientes jovens com pico de prevalência na segunda década de vida e que não apresenta predileção por sexo. Sua localização preferencial é a região posterior da mandíbula e manifesta-se como um aumento de volume indolor, que pode promover deslocamento dentário.

Radiograficamente, o FA ocorre como uma área radiolúcida, predominantemente unilocular, de limites precisos, muitas vezes associada a um dente incluso. Microscopicamente, o FA se caracteriza pela proliferação bifásica de epitélio e de ectomesênquima odontogênicos. O componente epitelial consiste em ninhos e cordões entrelaçados de epitélio odontogênico que se assemelha ao AME, exibindo, contudo, uma zona semelhante ao retículo estrelado do órgão do esmalte, mais discreta e inconspícua. O componente ectomesenquimal consiste em um tecido conectivo, variando de frouxo a mixoide, contendo quantidade moderada de células fusiformes e estreladas que lembram a papila dental de um dente em desenvolvimento (FIG. 10.2.8). Alguns FAs podem ser pequenos e assintomáticos, supostamente representando um estágio hamartomatoso precoce de evolução de um ODT, enquanto outros podem ser grandes, expansivos e capazes de destruir o osso adjacente, provavelmente representando uma neoplasia benigna verdadeira. Seu tratamento, portanto, deve ser individualizado de acordo com o perfil clínico e radiográfico da lesão, incluindo mais comumente enucleações cirúrgicas conservadoras, com raras recorrências.

Para fins didáticos, ao menos radiograficamente e microscopicamente, muitos autores consideram o FDA e o FOA como estágios intermediários entre um FA e um ODT, ou seja, representariam, *grosso modo*, respectivamente, um FA com dentina e um FA com dentina e esmalte. Entretanto, existem evidências biológicas de que os FDAs sejam entidades mais imaturas e agressivas que os FOA e que este suposto processo evolutivo não ocorra necessariamente com este grupo de tumores.

Os pacientes com FDA e FOA são geralmente jovens, com pico de prevalência na primeira e segunda décadas de vida, com idade média entre 8 e 12 anos, sem exibir predileção por sexo. A região posterior da mandíbula é a mais acometida, muitas vezes, próxima ou em associação com um dente terceiro molar incluso. A imagem radiográfica é de uma área radiolúcida bem delimitada contendo focos de radiopacidade, que podem ter densidade semelhante à do dente, em seu interior. Microscopicamente, estes TOs se caracterizam pela mesma proliferação de epitélio e ectomesênquima odontogênicos descritos no FA em associação com quantidades variáveis de depósito de material semelhante a dentina, no caso do FDA, ou de material semelhante a dentina e esmalte, no caso do FOA (FIG. 10.2.9), de forma desorganizada e distinta do dente normal. É importante destacar que a dentina formada pode conter túbulos dentinários similares ao tecido dentário ou ser menos organizada, lembrando tecido ósseo. O tratamento para ambas as lesões consiste da enucleação cirúrgica conservadora. Alguns FDAs apresentam comportamento biológico mais agressivo, podendo requerer terapias cirúrgicas menos conservadoras. As recorrências não são frequentes.

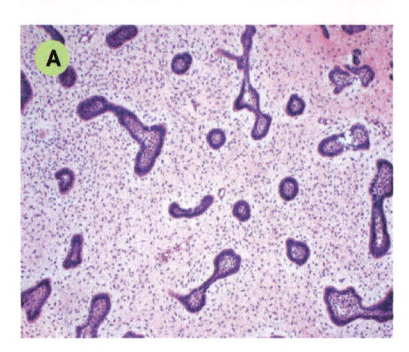

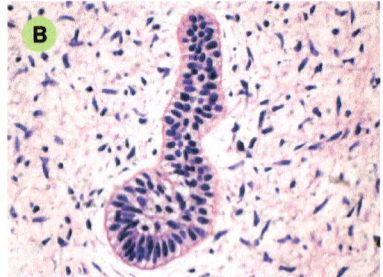

Figura 10.2.8 – Aspecto microscópico do FA. (A) Proliferação de ilhas de epitélio odontogênico de aspecto similar ao AME e proliferação de ectomesênquima odontogênico de aspecto similar à papila dentária de um dente em desenvolvimento. (B) Detalhe da ilha de epitélio odontogênico exibindo um epitélio colunar periférico e um epitélio central arranjado frouxamente, em padrão ameloblastomatoso. (HE, objetiva, 10X e 40X)

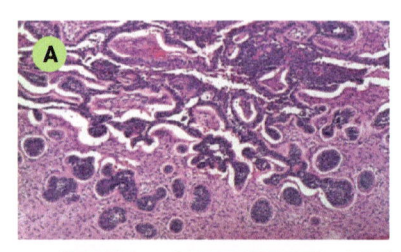

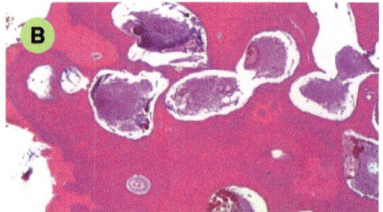

Figura 10.2.9 – Aspecto microscópico do FOA. (A) Proliferação de ilhas e cordões de epitélio odontogênico ameloblastomatoso e de ectomesênquima odontogênico de forma idêntica ao FA, associada à formação de material calcificado semelhante a dentina e esmalte (B). (HE, objetiva, 10X)

10.3 Tumores odontogênicos benignos de origem ectomesenquimal/mesenquimal

Este grupo inclui os TOs que se caracterizam pela proliferação do ectomesênquima ou do mesênquima odontogênico, podendo exibir ou não epitélio odontogênico associado, o qual, contudo, não é ativo e não participa do desenvolvimento do tumor. Assim, os principais produtos da interação epitélio/ectomesênquima odontogênico, dentina e esmalte, não estão presentes.

MIXOMA ODONTOGÊNICO

O mixoma odontogênico (MIX) costuma figurar entre os cinco TOs mais comuns, acometendo geralmente pacientes adultos com pico de prevalência entre a segunda e a terceira década de vida e com discreta predileção pelo sexo feminino.

Clinicamente, afeta, na maioria das vezes, a região posterior de mandíbula, mas pode ser encontrado em qualquer região dos ossos gnáticos. Radiograficamente, manifesta-se como uma área radiolúcida, geralmente multilocular bem delimitada, que pode promover o abaulamento e o rompimento das corticais, além de mobilidade dentária e reabsorção radicular, sendo importante ressaltar que as lesões de maxila são descritas com mais frequência com as bordas mal delimitadas. O padrão das loculações encontradas na imagem radiográfica de um MIX caracteriza-se frequentemente pela presença de pequenas lojas produzidas pelo cruzamento em ângulos retos das trabéculas ósseas infiltradas pelo tumor, em um padrão descrito como raquete de tênis (FIG. 10.3.1A-B).

> **ATENÇÃO**
>
> O MIX infiltra as trabéculas do tecido ósseo adjacente e pode romper as corticais ósseas, produzindo **extensa destruição**.

Macroscopicamente, a consistência do MIX é, na maioria das vezes, gelatinosa e viscosa em virtude da grande quantidade de glicosaminoglicanas produzidas pelas células tumorais. Ainda microscopicamente, o MIX caracteriza-se por ser uma proliferação não encapsulada de células fusiformes e estreladas com prolongamentos citoplasmáticos, imersas em um tecido conectivo frouxo mixomatoso, podendo lembrar a papila ou o folículo dentário (FIG. 10.3.1C). Podem ser observadas ilhas epiteliais esparsas e, eventualmente, há a presença de um tecido conectivo mais fibroso, quando a lesão passa a ser denominada fibromixoma ou mixofibroma. Estas células mesenquimais apresentam núcleos pequenos e, por vezes, hipercorados, mas atipia e pleomorfismo celular não são observados (FIG. 10.3.1D).

Por ser uma lesão de natureza localmente agressiva, capaz de produzir extensa infiltração local, o tratamento do MIX inclui a ressecção cirúrgica contendo margens livres do tumor. Mesmo com o tratamento adequado, as recidivas não são infrequentes.

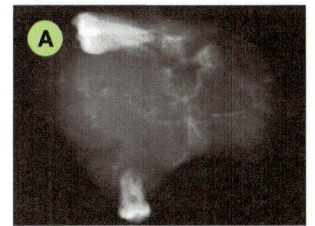

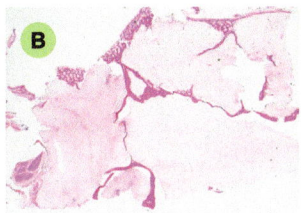

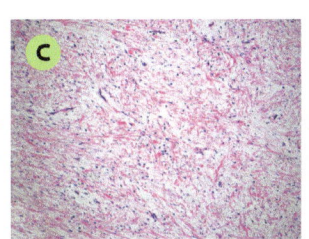

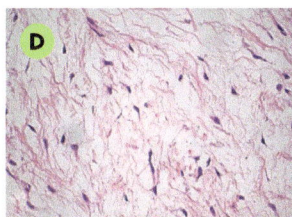

Figura 10.3.1 – (A) Radiografia da peça cirúrgica de uma ressecção cirúrgica de um MIX, destacando o padrão do trabeculado ósseo se cruzando em ângulos retos e descrito como raquete de tênis, que também pode ser visualizado no exame histopatológico (B). (C) Proliferação de células fusiformes e estreladas em um estroma de tecido conectivo frouxo de forma similar à papila dentária de um dente em desenvolvimento. (D) Detalhe do aspecto fusiforme e estrelado das células e a ausência de atipia celular. (HE, objetiva, B - fotografado diretamente da lâmina sobre um negatoscópio; C e D objetiva, 10X e 40X)

FIBROMA ODONTOGÊNICO

O fibroma odontogênico (FO) é um TO considerado raro. Sua frequência relativa é muito variável e difícil de ser determinada, especialmente em virtude dos diferentes critérios usados no seu diagnóstico e pelo fato de, nos casos com pouco componente epitelial, ser muito semelhante a um folículo dentário ou mesmo a um MIX.

O FO se caracteriza por acometer pacientes em uma ampla faixa etária, com pico de prevalência na segunda e terceira décadas de vida, sem predileção por sexo. Clinicamente, observa-se um aumento de volume indolor, envolvendo preferencialmente a região de pré-molares e molares da mandíbula e, radiograficamente, caracteriza-se por uma área radiolúcida predominantemente unilocular com bordas escleróticas bem definidas.

Microscopicamente, o FO apresenta duas variantes histológicas: o tipo pobre em epitélio (anteriormente denominado tipo simples), questionado por alguns autores, e o tipo rico em epitélio (anteriormente denominado complexo ou tipo OMS), que representa a variante mais comum e mais aceita pela literatura.

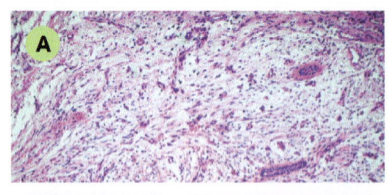

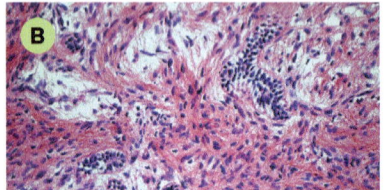

Figura 10.3.2 – Aspecto microscópico do FO. (A) Proliferação de ectomesênquima odontogênico de aspecto mixoide, associado a ilhas de epitélio odontogênico inativo de aspecto similar aos restos epiteliais de Malassez (B). (HE, objetiva, 10X e 20X)

O FO exibe uma proliferação não encapsulada de tecido conectivo fibroso ou fibromixoide contendo quantidade variável de epitélio odontogênico inativo, ou seja, um epitélio que não exibe a organização do epitélio ativo descrito anteriormente nos TOs de origem epitelial, e sim uma organização em ninhos ou cordões epiteliais que se assemelham aos restos epiteliais de Malassez, normalmente encontrados no ligamento periodontal (FIG. 10.3.2). O FO pobre em epitélio exibe um estroma mais fibromixoide pouco celular e com mínima quantidade de epitélio odontogênico, podendo ser confundido microscopicamente com um folículo dentário ou com um MIX; já o FO rico em epitélio exibe um estroma mais fibroso bem celular e com uma razoável quantidade de epitélio odontogênico (FIG. 10.3.3), podendo eventualmente também exibir focos de material calcificado do tipo osteoide, dentinoide ou cementoide. Não é raro observar lesões híbridas de FO em associação com uma lesão central de células gigantes.

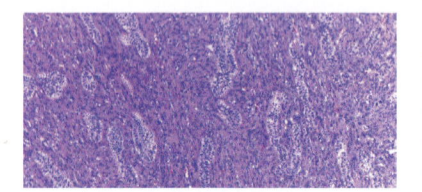

Figura 10.3.3 – Aspecto microscópico do FO do tipo rico em epitélio. Presença de tecido conectivo fibroso contendo grande quantidade de ilhas e cordões de epitélio odontogênico. (HE, objetiva, 10X)

O tratamento recomendado para o FO é a enucleação cirúrgica da lesão. Recorrências não são infrequentes, especialmente nos casos nos quais existe uma lesão central de células gigantes associada.

CEMENTOBLASTOMA

CEMENTOBLASTOMA

É um TO raro que se desenvolve em continuidade com a raiz de um dente.

O cementoblastoma (CEM) acomete pacientes em uma ampla faixa etária, com idade média na terceira década de vida e sem predileção significativa por sexo.

Clinicamente, o CEM caracteriza-se por um aumento de volume local associado a dor em pelo menos metade dos casos. A maioria dos casos ocorre na mandíbula, geralmente em associação a um primeiro molar permanente, embora existam relatos envolvendo outros dentes, inclusive decíduos. O dente afetado costuma exibir vitalidade pulpar, e não existem evidências de que o CEM possa ter uma origem inflamatória.

Radiograficamente, caracteriza-se pela presença de uma massa radiopaca geralmente bem definida, circundada por um halo radiolúcido e em continuidade com a raiz de um dente. Em virtude dessa associação com a raiz, esta perde seu contorno habitual, e o espaço correspondente ao ligamento periodontal passa a circundar a periferia do CEM (FIG. 10.3.4).

ATENÇÃO

Deve-se tomar cuidado ao analisar amostras de biópsias incisionais de CEM para que não haja indução do diagnóstico incorreto de neoplasias malignas ósseas.

Microscopicamente, o CEM é caracterizado pela formação de uma massa relativamente acelular densa de material semelhante ao cemento em um estroma fibroso, algumas vezes vascular, e que se mistura com a raiz do dente associado (FIG. 10.3.5A). De forma mais detalhada, a periferia do tumor é caracterizada pela presença de bandas de matriz não mineralizada em um arranjo radial revestidas por cementoblastos mais volumosos, ocasionalmente associados a células gigantes multinucleadas do tipo osteoclastos, enquanto a porção mais central do tumor é caracterizada pela presença do cemento mineralizado exibindo linhas basofílicas reversas, e fusão com o cemento do dente associado. Por vezes, os cementoblastos neoplásicos envolvidos com a formação do CEM podem mostrar-se volumosos, hipercorados e com algum grau de pleomorfismo (FIG. 10.3.5B).

A expansão e o rompimento das corticais ósseas não é um achado incomum nos CEM, portanto, o tratamento indicado consiste da enucleação cirúrgica do tumor e do dente associado, que deve ser seguida de curetagem ou de osteotomia periférica. As recorrências não são frequentes.

LEMBRETE

Dependendo do momento evolutivo do CEM, o aspecto radiográfico pode incluir áreas radiolúcidas ainda não mineralizadas, produzindo uma imagem mista.

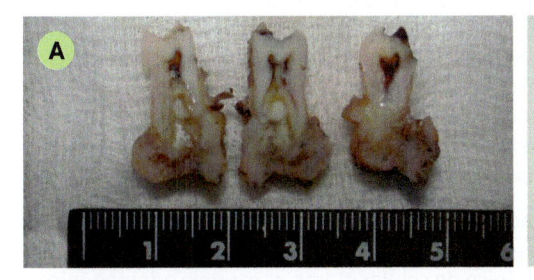

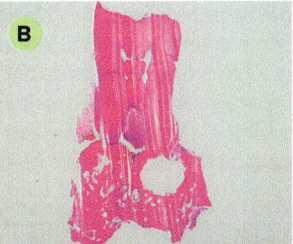

Figura 10.3.4 – (A) Peça cirúrgica da enucleação de um CEM e do dente associado, ressaltando a associação do tumor com a raiz do dente, que pode também ser visualizado no exame histopatológico (B). (HE, fotografado diretamente da lâmina sobre um negatoscópio)

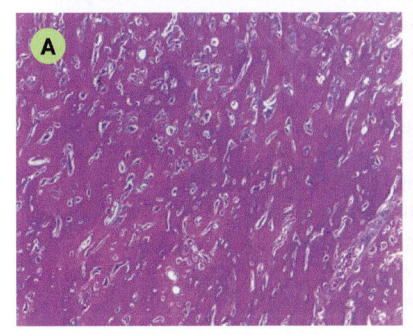

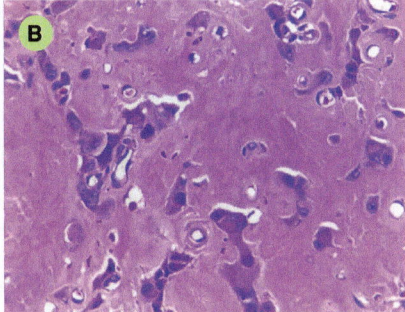

Figura 10.3.5 – Aspecto microscópico do CEM. (A) Proliferação de material calcificado similar ao cemento. (B) Detalhe dos cementoblastos volumosos e hipercromáticos. (HE, objetiva, 10X e 40X)

10.4 Tumores odontogênicos periféricos

Os TOs periféricos ou extraósseos são aqueles que ocorrem fora dos ossos gnáticos. Os TOs que ocorrem **fora dos ossos gnáticos** são incomuns; eles representam cerca de 4% de todos os TOs. Embora todos os TOs possam acometer os tecidos moles próximos aos ossos gnáticos, os que com maior frequência produzem lesões periféricas são o FO, o TOCC e o AME. O FO pode, inclusive, ser mais frequente como TO periférico do que como TO central intraósseo, muito embora a variabilidade dos critérios histológicos usados no seu diagnóstico dificulte a correta interpretação da sua frequência.

De modo geral, os TOs periféricos se manifestam em uma ampla faixa etária, acometendo especialmente pacientes adultos, sem predileção por sexo. Envolvem primariamente a mucosa de recobrimento dos ossos gnáticos (gengiva e mucosa alveolar), exibindo uma aparência clínica nodular ou vegetante bem delimitada, similar a uma lesão hiperplásica reativa (como um GP, uma hiperplasia fibrosa, um FOP ou uma LPCG), sem mostrar envolvimento ósseo, podendo produzir apenas discreta reabsorção periférica das corticais ósseas. Seu diagnóstico só pode ser obtido por meio da avaliação microscópica, a qual revela a presença dos mesmos achados histológicos encontrados em suas contrapartes intraósseas. Seu tratamento habitualmente é feito por meio de remoções cirúrgicas conservadoras, e as recorrências são raras.

10.5 Tumores odontogênicos malignos

Estima-se que apenas 2 a 3% de todos os TOs sejam malignos e, em face dessa raridade, eles não são descritos em detalhes no presente capítulo. Os TOs malignos compreendem um grupo heterogêneo de lesões que, para serem precisamente classificadas como odontogênicas, precisam apresentar um componente reconhecidamente maligno (mostrando pleomorfismo e atipia celular, mitoses, áreas de necrose) e histologicamente compatível com epitélio ou ectomesênquima odontogênico, semelhante ao que encontramos nos TOs benignos, tendo sido descartada a possibilidade de outros tumores malignos dos maxilares, incluindo metástases.

Os TOs malignos são classificados em dois grandes grupos: os carcinomas odontogênicos (carcinoma ameloblástico, carcinoma de células escamosas intraósseo, carcinoma odontogênico de células claras, carcinoma odontogênico de células fantasmas), mais comuns; e os sarcomas odontogênicos (fibrossarcoma odontogênico, fibro-odontossarcoma odontogênico, fibrodentinossarcoma odontogênico).

De modo geral, apresentam etiopatogênese desconhecida e, embora diferentes estudos já tenham sido realizados na tentativa de identificar alterações moleculares específicas, sua baixa incidência torna difícil a obtenção de informações conclusivas. Caracterizam-se clinicamente por, na maioria das vezes, envolver a mandíbula posterior de pacientes adultos, com sinais e sintomas comuns a outras malignidades do complexo maxilofacial, como aumento de volume associado a dor, parestesia e, eventualmente, ulceração.

Um diagnóstico histológico preciso é essencial para se estabelecer a terapêutica mais apropriada (geralmente ressecções cirúrgicas com margens amplas de segurança), pois alguns TOs malignos podem apresentar achados histológicos brandos, lembrando TOs benignos.

10.6 Outras entidades

A odontogênese é um processo complexo, que envolve a participação de diversos precursores teciduais, explicando, assim, a grande heterogeneidade histológica dos TOs e o número de tipos histológicos e suas variantes. Alguns deles, em virtude de sua raridade, não foram descritos em detalhe neste capítulo, como o tumor odontogênico escamoso e o odontoameloblastoma. Outros, mais recentemente descritos, como o tumor odontogênico primordial e algumas formas de dentinomas, ainda não apresentam casuística relatada que permita sua caracterização clínicopatológica precisa e, portanto, também não foram foco da presente discussão. Vale ressaltar que, conforme os conhecimentos moleculares e genéticos sobre os TOs avançam, além da descrição de novas entidades, as classificações destes tumores tendem a mudar, revelando novos agrupamentos, novos tipos histológicos e novas variantes, exigindo atualização constante dos profissionais que estudam esta área da patologia oral.

… 11

Doenças ósseas não neoplásicas

11.1 Lesões fibro-ósseas

MARIO JOSÉ ROMAÑACH

As lesões fibro-ósseas dos ossos gnáticos representam diferentes processos patológicos caracterizados pela substituição do osso normal por tecido fibroso contendo material mineralizado neoformado. Estas lesões possuem diferentes etiologias e comportamentos biológicos e normalmente demonstram aparências microscópicas muito similares, sendo designadas pelo termo descritivo **lesão fibro-óssea benigna.** Entretanto, o tratamento adequado depende do estabelecimento de um diagnóstico definitivo, o qual requer a correlação entre as características clínicas, radiográficas e microscópicas.

OBJETIVOS DE APRENDIZAGEM

- Conhecer a displasia fibrosa, a displasia óssea, o fibroma ossificante central, o cisto ósseo aneurismático e o cisto ósseo simples, bem como suas manifestações clínicas, radiográficas e microscópicas
- Conhecer o prognóstico, o tratamento e as chances de recidiva dessas lesões fibro-ósseas

DISPLASIA FIBROSA

A displasia fibrosa (DF) é uma proliferação intramedular benigna de trabéculas ósseas irregulares entremeadas por tecido fibroso que acomete, na maioria das vezes, apenas um osso (monostótica), mas também pode afetar múltiplos ossos do corpo (poliostótica) ou ossos cranianos adjacentes (craniofacial). Sua etiologia tem sido atribuída a uma mutação esporádica do gene *GNAS-1* localizado no cromossomo 20 que codifica a subunidade α-estimulatória do polipeptídeo 1 da proteína G (proteína ligante do nucleotídeo guanina), levando ao aumento de adenosina monofosfato cíclico (AMPc) e afetando a proliferação e diferenciação dos pré-osteoblastos, melanócitos e células endócrinas.

A forma monostótica não mostra predileção por gênero, sendo cerca de seis vezes mais comum que a forma poliostótica, a qual mostra predileção por pacientes do sexo feminino em uma proporção de 3:1. A DF ocorre preferencialmente em fêmur, ossos gnáticos, costelas e ossos cranianos. Nos ossos gnáticos, ocorre mais comumente na maxila do que na mandíbula, e pode envolver ossos adjacentes, como zigomático e esfenoide.

Crianças e adultos jovens são acometidos pela DF, geralmente por um aumento de volume de crescimento progressivo, assintomático e que causa assimetria facial. Deslocamento de dentes, má-oclusão e eventual reabsorção dentária são características observadas. Além disso, o envolvimento de seios maxilares, órbita e osso temporal pode levar a obstrução nasal, alterações visuais e perda da audição. Dores faciais e de cabeça podem estar presentes.

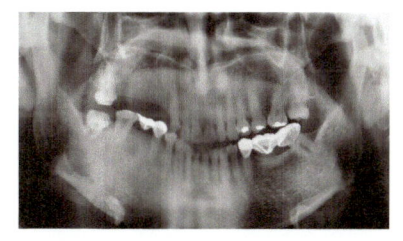

Figura 11.1.1 – Características radiográficas da DF. Lesão mista predominantemente radiopaca mal-delimitada, localizada no corpo mandibular direito, envolvendo corticais ósseas. O trabeculado ósseo próximo às raízes dos dentes 45 e 47 exibe o aspecto típico de vidro despolido ou casca de laranja (Radiografia panorâmica).
(Cortesia de Dr. Román Carlos, Centro Clínico de Cabeza y Cuello, Guatemala)

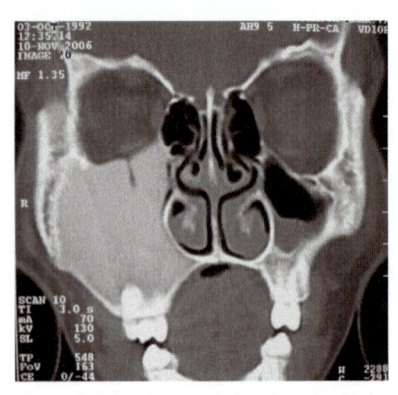

Figura 11.1.2 – Características imaginológicas da DF. Imagem hiperdensa de lesão expansiva localizada na maxila direita, ocupando o espaço do seio maxilar (TC convencional, corte coronal). (Cortesia de Dr. Román Carlos, Centro Clínico de Cabeza y Cuello, Guatemala)

A característica radiográfica comumente observada na DF é o padrão levemente radiopaco do trabeculado ósseo chamado vidro despolido, presente em lesões mistas radiolúcidas e radiopacas, expansivas e mal delimitadas, nas quais não conseguimos definir os limites com o osso normal adjacente. Esta aparência corresponde ao estágio maduro da DF, enquanto lesões em estágios iniciais podem mostrar aparência exclusivamente radiolúcida, semelhante à observada em lesões císticas. O deslocamento superior do canal mandibular, o estreitamento do espaço correspondente ao ligamento periodontal e o apagamento da lâmina dura são características radiográficas adicionais que sugerem a possibilidade de DF (FIGS. 11.1.1 / 11.1.2).

A DF poliostótica geralmente mostra sinais e sintomas relacionados ao acometimento dos osso longos, como dor, deformidade e fratura óssea, e pode estar associada a múltiplas pigmentações cutâneas tipo café com leite, um processo denominado síndrome de Jaffe-Lichtenstein. A DF poliostótica associada a pigmentações café com leite irregulares e endocrinopatias como precocidade sexual, adenoma pituitário ou hipertireoidismo representa o quadro da síndrome de McCune-Albright. A DF associada a mixomas intramusculares constitui a síndrome de Mazabraud.

Microscopicamente, a DF mostra um padrão monótono de tecido fibroso com células fusiformes de aparência frouxa em meio a trabéculas ósseas neoformadas, de formato irregular ou curvilíneo, mostrando ausência de uma rima de osteoblastos. As trabéculas são geralmente maduras, mostram osteoide periférico depositado sem a presença de osteoblastos e podem apresentar em sua periferia fibras colágenas perpendicularmente orientadas ou separação do tecido conectivo por uma fenda. A lesão em geral se funde diretamente com a cortical óssea normal, e a sua maturação progressiva faz com que o osso lamelar seja entremeado por um tecido conectivo moderadamente celular (FIG. 11.1.3).

A maioria dos casos de DF tende a estabilizar de acordo com a maturação esquelética. Pacientes com deformidades estéticas e funcionais importantes podem ser submetidos a cirurgias cosméticas para obtenção de contornos aceitáveis, sem a tentativa de remover toda a lesão, e devem ser orientados quanto à possibilidade de novo crescimento da lesão após a cirurgia. A cirurgia imediata deve ser adiada em um primeiro momento em virtude da possibilidade de estabilização da lesão. Alguns autores têm descrito o uso de bisfosfonatos no tratamento dessas lesões, principalmente o pamidronato intravenoso, melhorando a resistência óssea.

Raramente, osteossarcomas podem se desenvolver em DFs, independentemente de terem sido previamente irradiados.

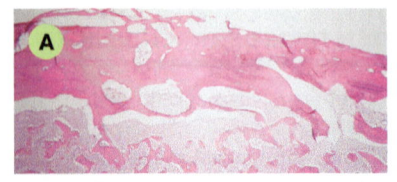

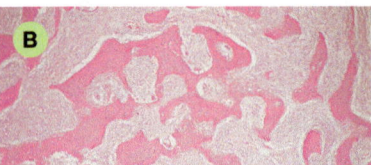

Figura 11.1.3 – Características microscópicas da DF. (A) Observa-se conexão direta das trabéculas ósseas à cortical óssea e presença de tecido fibroso com aspecto frouxo. (B) As trabéculas ósseas mostram formato curvilíneo, ausência de rima de osteoblastos e presença de fendas peritrabeculares. (HE, A, 25X; B, 100X) (Cortesia de Prof. Oslei Paes de Almeida, da Faculdade de Odontologia de Piracicapa da Universidade de Campinas, FOP/UNICAMP)

DISPLASIA ÓSSEA

Displasia óssea (DO), ou displasia cemento-óssea, representa um processo idiopático relativamente comum na prática odontológica, caracterizado pela substituição do osso localizado próximo às regiões periapicais da maxila e mandíbula por um tecido fibroso contendo osso metaplásico. Admite-se que a DO tenha origem a partir do ligamento periodontal.

Três subtipos de DO são definidos de acordo com as suas características clínicas e radiográficas: focal, periapical e florida.

DO focal: acomete apenas um sítio, geralmente localizado na região posterior da mandíbula de pacientes em torno da terceira a sexta décadas de vida. A maioria das lesões é assintomática, menor que 2 cm e constitui um achado radiográfico ocasional (FIG. 11.1.4).

LEMBRETE

Procedimentos como extrações dentárias eletivas e utilização de implantes dentários devem ser evitados em áreas próximas à DO, especialmente na presença de sintomas.

DO periapical: caracterizada pela presença de uma ou múltiplas lesões localizadas na região periapical dos dentes anteriores mandibulares de mulheres melanodermas de meia-idade. Geralmente, os dentes associados possuem vitalidade pulpar e ausência de restaurações. Assim como as lesões focais, as DOs periapicais também, em geral, representam um achado radiográfico (FIG. 11.1.5).

DO florida: representa o envolvimento multifocal, ocorrendo, em geral, bilateralmente na mandíbula ou mesmo nos quatro quadrantes. Essa forma também mostra predileção por mulheres melanodermas de meia-idade ou mais velhas (FIG. 11.1.6). Outras características como dor persistente de intensidade variável e fístula alveolar podem ser observadas em associação com infecção concomitante, eventualmente produzindo a formação de sequestro ósseo exposto na cavidade oral.

Os três subtipos de DO apresentam características radiográficas semelhantes. As lesões são inicialmente radiolúcidas e com o tempo tornam-se progressivamente radiopacas. Comumente, possuem aparência mista radiolúcida e radiopaca, como uma lesão bem delimitada por um halo radiolúcido que separa a lesão do osso circundante e raízes adjacentes.

As DOs apresentam-se microscopicamente como múltiplos fragmentos de tecido fibroso celularizado, que mostra quantidades variáveis de material osteoide irregular de aspecto trançado ou formação de massas maiores calcificadas semelhantes a cemento (FIG. 11.1.7). Este material mineralizado em geral não se funde com as raízes dentárias adjacentes, mas pode ter relação direta com o osso adjacente. Embora as lesões sejam radiograficamente bem delimitadas, microscopicamente não podemos observar uma cápsula bem definida separando a lesão do osso normal. Células inflamatórias podem ser observadas especialmente na DO florida. A DO pode ser microscopicamente indistinguível da DF ou fibroma ossificante, e o diagnóstico final é comumente estabelecido correlacionando características clínicas, radiográficas e microscópicas.

O tratamento geralmente não é necessário. O paciente assintomático deve ser orientado em consultas de controle, incluindo profilaxia e reforço de higiene oral. Em alguns pacientes, a DO pode causar sintomas com a presença de infecção associada a massas ósseas escleróticas, as quais podem sofrer exposição na cavidade oral. Quando expostos na cavidade oral, os sequestros ósseos devem ser removidos cirurgicamente, em geral associados a um quadro de osteomielite crônica.

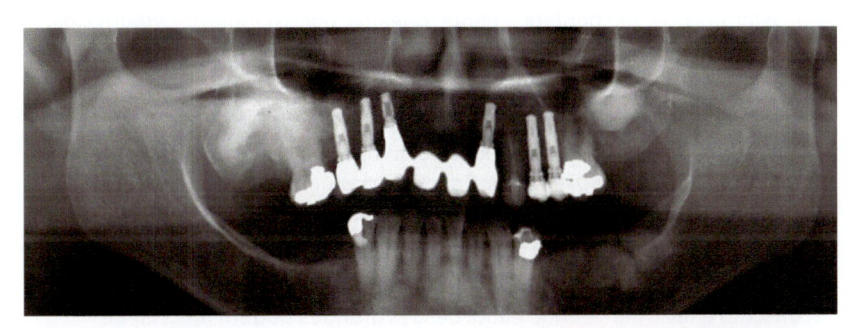

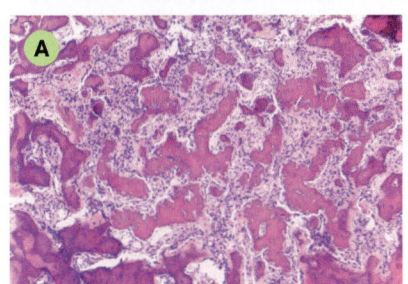

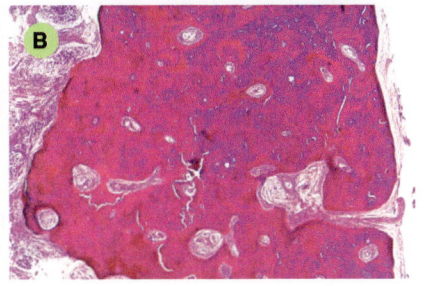

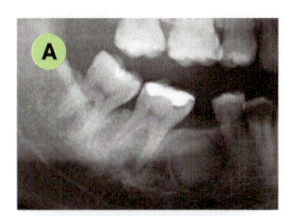

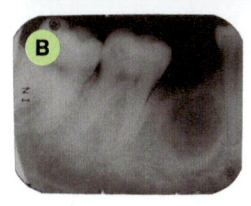

Figura 11.1.4 – Características radiográficas da DO focal. (A) Lesão em estágio intermediário exibindo padrão misto, radiolúcido e radiopaco, bem delimitada, envolvendo área edêntula do primeiro molar inferior (radiografia periapical). (B) Após 5 anos, a mesma lesão encontra-se predominantemente radiopaca e bem delimitada (visão aproximada de radiografia panorâmica).

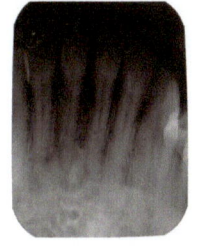

Figura 11.1.5 – Características radiográficas da DO periapical. Lesões em estágio tardio exibindo mineralização significativa associadas ao periápice dos incisivos inferiores (radiografia periapical). (Cortesia de Dr. Rubens Raymundo Júnior da RORRJ, Rio de Janeiro)

Figura 11.1.6 – Características radiográficas da DO florida. Múltiplas lesões predominantemente radiopacas e bem-delimitadas localizadas nos quatro quadrantes (radiografia panorâmica). (Cortesia de Dr. Rubens Raymundo Júnior da RORRJ)

Figura 11.1.7 – Características microscópicas da DO. (A) Lesões em estágio intermediário mostram múltiplos fragmentos de tecido fibroso relativamente celularizado em meio a trabéculas ósseas neoformadas e material semelhante a cemento. (B) As lesões em estágio avançado mostram massas compactas maiores de tecido ósseo ou semelhante a cemento e escassa quantidade de tecido fibroso. (HE, 100X)

FIBROMA OSSIFICANTE CENTRAL

FIBROMA OSSIFICANTE CENTRAL

Neoplasia benigna bem-delimitada, composta por tecido fibroso e material mineralizado, que consiste em uma mistura de trabéculas ósseas e esférulas semelhantes a cemento.

A provável origem dos fibromas ossificantes centrais (FOCs) tem sido atribuída às células do ligamento periodontal e, embora os mecanismos exatos ainda não sejam conhecidos, admite-se que uma mutação no gene *HRPT2* tenha papel fundamental na formação deste tumor. Múltiplos FOCs na maxila e mandíbula podem fazer parte da síndrome do hiperparatireoidismo-tumores dos maxilares, que inclui adenoma ou carcinoma das paratireoides, fibromas ossificantes dos maxilares, cistos renais e tumores de Wilms.

Os FOCs são clinicamente caracterizados como aumento de volume que produz grande expansão de corticais ósseas na ausência de sintomas, localizados preferencialmente na região posterior da mandíbula de mulheres entre a segunda e quarta década de vida, com idade média de 35 anos.

As características radiográficas incluem desde uma lesão unilocular exclusivamente radiolúcida até uma lesão mista radiolúcida-radiopaca bem-delimitada por um fino halo radiolúcido (FIG. 11.1.8). A reabsorção de raízes e o deslocamento dos dentes adjacentes podem ser observados. FOCs mandibulares mostram uma característica marcante de abaulamento para baixo da cortical basal da mandíbula.

O FOC mostra grandes fragmentos que são facilmente removidos durante a cirurgia devido à presença de um tecido fibroso entre a lesão e a cortical óssea normal. Essa característica de demarcação do FOC pode ajudar na sua diferenciação microscópica com a DF. Microscopicamente, o FOC consiste em um tecido fibroso com graus variáveis de celularidade contendo material mineralizado composto por osso neoformado de aspecto trançado, trabéculas ósseas maduras com presença de rima de osteoblastos e depósitos basofílicos de contorno liso e pobremente celularizados, semelhantes a cemento (FIG. 11.1.9). Esta grande variação da aparência do componente mineralizado também serve como boa ferramenta de diferenciação com a DF.

O FOC convencional possui duas variantes clínico-patológicas importantes que comumente acometem pacientes mais jovens e podem ter comportamento mais agressivo e maiores índices de recidiva, descritos a seguir.

Fibroma ossificante juvenil trabecular: geralmente acomete a maxila de pacientes em torno dos 10 anos e mostra um tecido fibroso altamente celularizado contendo mitoses em meio a trabéculas ósseas neoformadas imaturas que se anastomosam e são perifericamente rodeadas por osteoblastos volumosos.

Fibroma ossificante juvenil psamomatóide: acomete preferencialmente as paredes ósseas dos seios paranasais de pacientes em torno dos 20 anos e mostra um tecido fibroso com celularidade variável contendo ossículos pequenos, esféricos ou curvilíneos, acelulares com células esparsamente distribuídas, que lembram corpos de psamoma. Esta última variante deve ser diferenciada do meningioma extracraniano com corpos de psamoma, que mostra positividade para o anticorpo imuno-histoquímico antígeno epitelial de membrana (EMA).

O tratamento dos FOCs é a remoção cirúrgica. O tumor geralmente é bem circunscrito e facilmente enucleado. Lesões grandes podem precisar de ressecções extensas. O prognóstico é considerado bom, e a recidiva é incomum. Não existe evidência de transformação maligna.

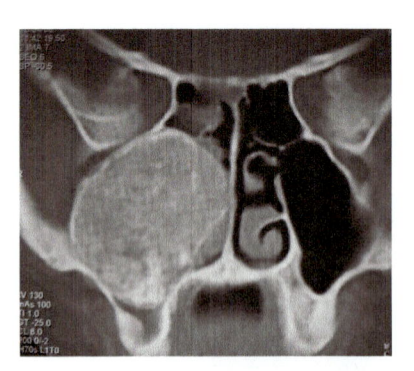

Figura 11.1.8 – Características imaginológicas do FOC central. Imagem mista predominantemente hiperdensa e com limites precisos, localizada na maxila direita e causando destruição da cavidade nasal (TC convencional, corte coronal). (Cortesia de Dr. Román Carlos, Centro Clínico de Cabeza y Cuello, Guatemala)

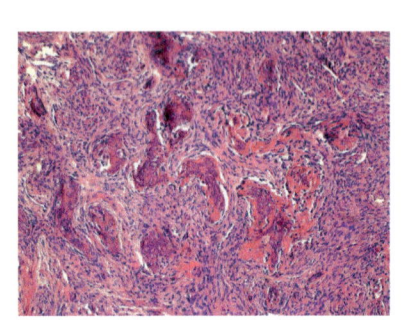

Figura 11.1.9 – Características microscópicas do FOC central. Tecido conectivo hipercelularizado associado a trabéculas ósseas neoformadas com depósitos basofílicos semelhantes a cemento. (HE, 100X)

CISTO ÓSSEO ANEURISMÁTICO

O cisto ósseo aneurismático (COA) consiste em uma lesão intraóssea expansiva, que apresenta espaços preenchidos por sangue separados por septos fibrosos, contendo células gigantes multinucleadas e osso reacional.
A etiologia do COA ainda é considerada incerta, embora autores tenham

sugerido que possuam natureza a partir de um trauma, de uma malformação vascular ou de uma lesão preexistente (p. ex., lesão central de células gigantes ou displasia fibrosa) que causa extravasamento hemorrágico. Alterações nos cromossomos 17p e 16q têm sido descritos no esqueleto extracranial, indicando a possibilidade de natureza neoplásica.

COAs afetam preferencialmente ossos longos e coluna vertebral, com cerca de 1 a 3% de todos os casos localizados nos ossos gnáticos. Acometem geralmente a região posterior da mandíbula de pacientes com menos de 30 anos, como uma lesão expansiva e assintomática que pode provocar deslocamento e reabsorção de dentes adjacentes.

Radiograficamente, observa-se uma lesão unilocular ou multilocular com margens difusas ou bem definidas, com adelgaçamento de corticais ósseas e aspecto radiográfico balonizante. Cerca de 10% dos casos podem mostrar uma aparência mista radiolúcida-radiopaca. Os aspectos microscópicos do COA incluem cavidades pseudocísticas preenchidas por sangue e revestidas internamente por macrófagos. Os septos fibrosos apresentam células gigantes multinucleadas tipo osteoclasto, osso reacional ou osteoide irregular distribuído paralelamente às linhas septais. Depósitos de hemossiderina podem estar presentes, e mitoses são frequentes (FIG. 11.1.10).

O tratamento do COA consiste na curetagem ou enucleação. Algumas vezes pode ser utilizado o procedimento de embolização. As **chances de recorrência aumentam** quando lesões coexistentes são removidas de maneira incompleta ou quando ocorre extensão do cisto ósseo aneurismático para os tecidos moles adjacentes. O prognóstico usualmente é favorável.

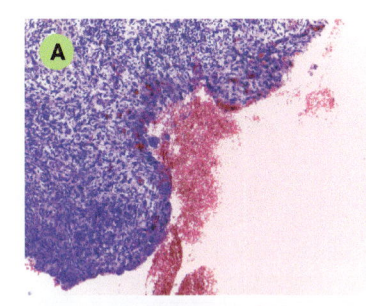

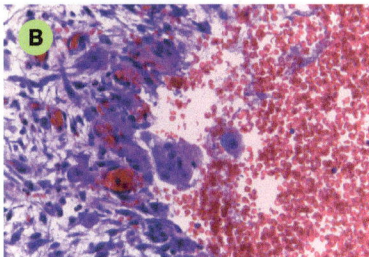

Figura 11.1.10 – Características microscópicas do COA. Tecido conectivo celularizado formando cavidade pseudocística revestida por macrófagos e células gigantes multinucleadas contendo grande quantidade de hemácias. (HE, 200X e 400X)

CISTO ÓSSEO SIMPLES

A etiologia do cisto ósseo simples (COS) ainda não está bem estabelecida. A origem mais aceita é a de um evento traumático que leva à formação de hemorragia intramedular, na qual ocorre falha na organização de um trombo ou na substituição por tecido ósseo. Entretanto, a incidência de trauma nos pacientes com COS não parece ser maior do que a população em geral. Assim, outros distúrbios hemorrágicos e ósseos são citados como possíveis fatores etiológicos, como hemofilia, púrpura trombocitopênica idiopática e osteogênese imperfeita.

O COS é observado mais comumente como uma lesão solitária nos osso longos de pacientes na segunda década de vida, sem predileção por gênero. Nos ossos gnáticos, a mandíbula é preferencialmente acometida, principalmente as regiões de pré-molares e molares, embora casos na região anterior não sejam incomuns. Comumente identificado como um achado radiográfico, devido à ausência de sinais e sintomas, o COS pode mostrar aumento de volume assintomático ou com discreta dor ou parestesia em até 20% dos casos. Os dentes associados geralmente são vitais, e a história de trauma é raramente relatada pelos pacientes.

A principal aparência radiográfica do COS é a de uma imagem radiolúcida unilocular, bem delimitada por margens festoneadas e corticalizadas que se insinuam entre as raízes dos dentes adjacentes, mostrando ausência de (ou discreta) expansão óssea e adelgaçamento de corticais ósseas (FIG. 11.1.11). O tamanho é variável, e reabsorção radicular não é observada na maioria dos casos. Ocasionalmente, têm sido descritos COSs mostrando grande tamanho e expansão importante de corticais ósseas, sendo considerados no diagnóstico diferencial radiográfico de cistos e tumores odontogênicos agressivos.

Recentemente, casos isolados de COS com apresentação múltpla bilateral em mandíbula também têm sido descritos e incluídos no diagnóstico diferencial radiográfico de pacientes com múltiplos QOs, portadores da síndrome dos múltiplos carcinomas nevoides basocelulares.

CISTO ÓSSEO SIMPLES

Cavidade óssea com ausência de conteúdo e revestimento epitelial, que pode estar preenchido por pequena quantidade de sangue ou fluido seroso. COS não é considerado um cisto verdadeiro.

SAIBA MAIS

O COS também é conhecido como cisto ósseo traumático ou cisto ósseo hemorrágico.

LEMBRETE

O COS pode estar associado a outras lesões fibro-ósseas, como a DO.

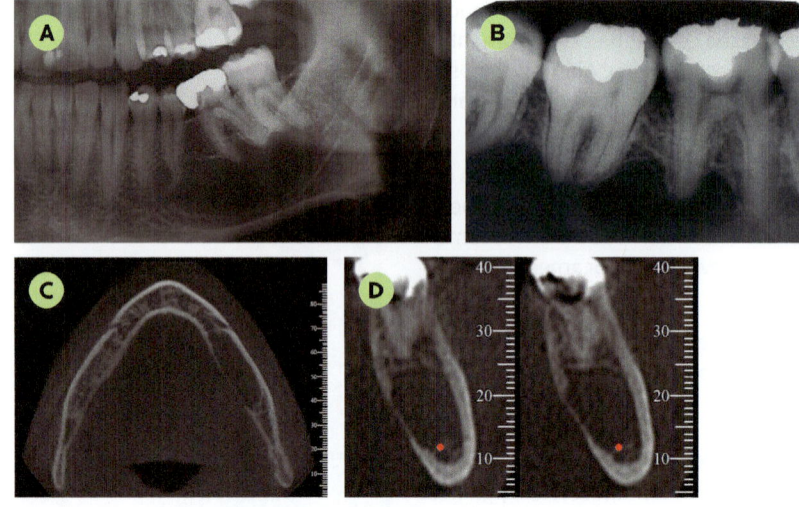

Figura 11.1.11 – Características imaginológicas do COS. (A) Imagem radiolúcida unilocular bem delimitada localizada na região posterior da mandíbula, projetando-se entre as raízes dos dentes posteriores (visão aproximada de radiografia panorâmica). (B) Margens festoneadas que se insinuam entre as raízes dos dentes adjacentes em forma de dedos de luva (radiografia periapical). (C-D) TC por feixe cônico evidenciando imagem hipodensa em corpo de mandíbula, com adelgaçamento da cortical óssea lingual e mínima expansão óssea (C, corte axial, D, corte transaxial). (Cortesia de Dr. Rubens Raymundo Júnior da RORRJ)

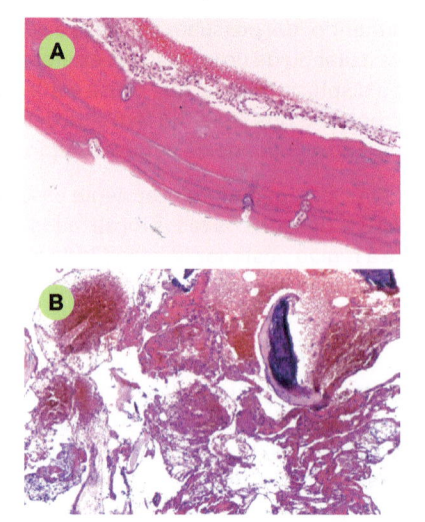

Figura 11.1.12 – Características microscópicas do COS. (A) Cortical óssea revestida por membrana de tecido conectivo com presença de hemácias. (B) Fragmentos ósseos isolados podem estar associados a fibrina e hemorragia. (HE, 400X e 100X)

O diagnóstico do COS geralmente é estabelecido por meio da associação das características clínicas e radiográficas em conjunto com os achados transcirúrgicos, os quais normalmente mostram cavidade vazia com paredes ósseas lisas e brilhantes, algumas vezes contendo pequena quantidade de material sanguinolento. Microscopicamente, observa-se uma fina cortical óssea revestida por membrana de tecido conectivo fibromixomatoso com quantidade variável de hemorragia e ocasionais células gigantes multinucleadas **(FIG. 11.1.12)**.

O tratamento consiste na exploração cirúrgica com curetagem do material aderido às paredes da cavidade, o qual deve ser submetido à avaliação microscópica. Geralmente é possível observar neoformação óssea em exames radiográficos de controle nos primeiros seis meses após a exploração cirúrgica. O prognóstico é bom, e recidivas ou persistência da lesão são incomuns.

11.2 Lesões de células gigantes, querubismo e síndrome de Gardner

HERCÍLIO MARTELLI JÚNIOR

LESÃO CENTRAL DE CÉLULAS GIGANTES

OBJETIVO DE APRENDIZAGEM

- Conhecer a etiologia, as manifestações clínicas e o tratamento da lesão central de células gigantes, do querubismo, do hiperparatireoidismo e da síndrome de Gardner

Nas últimas décadas, a lesão central de células gigantes (LCCG) tem sido alvo de diversas controvérsias entre as lesões ósseas. Trata-se de uma lesão não neoplásica, interpretada inicialmente por Jaffe como uma resposta à agressão (granuloma reparador de células gigantes). Porém, as evidências não sustentaram a proposta de se tratar de uma condição de reparo. Tem sido denominada também de granuloma central de células gigantes, mesmo sabendo que o termo granuloma não é adequado.

A etiologia da LCCG permanece incerta, contudo, alguns estudos mostraram que lesões ósseas de células gigantes podem ser monoclonais, resultantes de translocações cromossômicas. Identificação de mutações no gene *SH3BP2* foi detectada, sendo que mutações neste gene são observadas no querubismo.

Clinicamente, mais de 60% das LCCG são observadas em pacientes jovens, com idade abaixo de 30 anos. Apresenta uma proporção de aproximadamente 2:1 no gênero feminino em relação ao masculino e possui distribuição prevalente na região anterior, sendo que 70% das lesões ocorrem na mandíbula. Sintomatologia não é uma característica normalmente presente na LCCG, e sua identificação é observada frente ao abaulamento ósseo, que varia de leve a moderado, sendo decorrente da expansão das corticais ósseas. Destruição das corticais ósseas e parestesia são incomuns.

O exame radiográfico das LCCG revela geralmente um defeito bem delimitado, com uma radiolucidez uni ou multilocular (FIG. 11.2.1). Lesões na mandíbula normalmente cruzam a linha média. Em geral, nas lesões maiores é possível observar a presença de loculações bem definidas, e a ocorrência de deslocamento dental é observada com frequência. Lesões menores devem ser diferenciadas de lesões periapicais, como granulomas e cistos. Quando as LCCG apresentam-se multiloculadas, devem ser incluídos, entre outras lesões, no diagnóstico diferencial, os ameloblastomas.

Do ponto de vista histopatológico, as LCCG possuem um estroma de tecido conectivo fibrilar, com células mesenquimais ovoides ou fusiformes e macrófagos arredondados. Numerosas células gigantes multinucleadas são visualizadas, além da presença de expressivo extravasamento de hemácias (FIG. 11.2.2). A presença das células gigantes parece representar osteoclastos. As células fusiformes podem estar relacionadas com os fibroblastos. Tem sido proposto que as células fusiformes recrutam precursores de macrófagos, favorecendo a diferenciação em células gigantes osteoclásticas pela sinalização imunológica do receptor ativador do fator nuclear-kB (RANK)/ligante RANK. As células gigantes podem se apresentar difusas pela lesão ou agregadas focalmente.

Os **principais diagnósticos diferenciais** microscópicos das LCCG devem incluir:

1. o tumor marrom do hiperparatireoidismo, que é indistinguível histologicamente da LCCG, porém, clinicamente, os níveis sanguíneos de cálcio são elevados;
2. querubismo, porém as lesões normalmente são simétricas;
3. cisto ósseo aneurismático (contém muitas células gigantes, predominando múltiplos espaços preenchidos por sangue);
4. displasia fibrosa que possui limitados focos de células gigantes. A presença de múltiplas lesões de células gigantes, além do hiperparatireoidismo e do querubismo, podem estar associadas às síndromes de Ramon, Jaffe-Campanacci, Noonan e neurofibromatose tipo 1.

O tratamento das LCCG normalmente é realizado com curetagem, possuindo uma taxa de recorrência geral de 20%, aproximadamente. Lesões que possuem recorrência podem necessitar, além da curetagem, de osteotomia periférica ou mesmo da ressecção cirúrgica em bloco. Lesões com aspectos clinicorradiográficos agressivos parecem possuir potencial de recorrência aumentado. Entretanto, mesmo considerando importante a taxa de recorrência, o prognóstico das LCCG é bom.

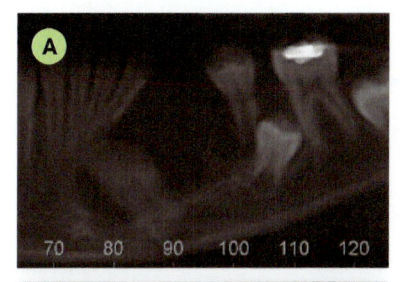

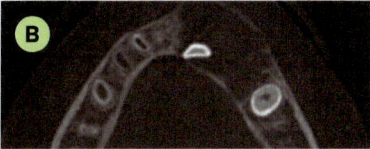

Figura 11.2.1 – (A-B). Imagem panorâmica (A) e de TC de feixe cônico (B), mostrando lesão central de células gigantes em criança do gênero feminino, localizada na mandíbula, lado esquerdo.

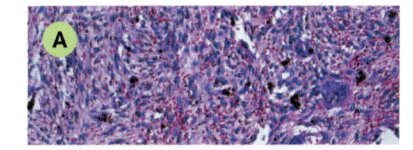

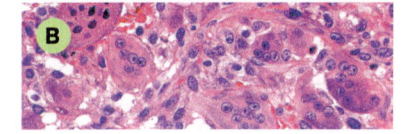

Figura 11.2.2 – (A-B) Aspectos histológicos de lesão central de células gigantes. (A) Em pequeno aumento, mostra grande quantidade de células fusiformes, permeadas por hemorragia e macrófagos contendo hemossiderina. Observam-se também algumas estruturas vasculares e destacam-se as células gigantes. (B) Mostra em detalhes as células gigantes multinucleadas, características desta lesão.

LEMBRETE

Como terapêuticas alternativas, tem sido adotado, em lesões agressivas, o uso de corticosteroides, calcitonina e interferon alfa. Porém, ainda fazem-se necessários mais estudos para se entender melhor a ação destas drogas nas LCCG.

QUERUBISMO

O termo querubismo deriva das pinturas renascentistas que retratavam pequenos anjos bochechudos (querubins) e foi atribuído por Jones em 1933,[1] ao tomar conhecimento de três irmãos com lesões ósseas na maxila e na mandíbula.

Trata-se de uma condição genética, incomum, autossômica dominante, com expressividade variável e alta penetrância. É causado por diversas mutações no gene *SH3BP2*, no cromossomo 4p16. Estas mutações levam a alterações adaptati-

QUERUBISMO

É uma condição genética, incomum, autossômica dominante, com expressividade variável e alta penetrância.

> **ATENÇÃO**
>
> Embora o querubismo esteja estrito à mandíbula e maxila, lesões envolvendo outros sítios ósseos como costelas e úmero foram relatadas.

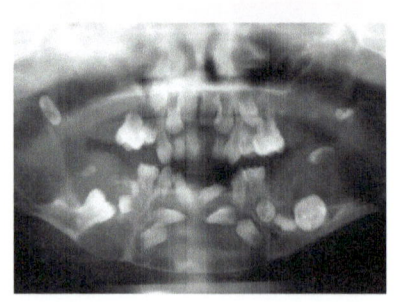

Figura 11.2.3 – Radiografia panorâmica mostrando diversas áreas radiolúcidas multiloculares em uma menina com querubismo.

vas da proteína 3BP2, que participa de diversos processos biológicos, incluindo o aumento da atividade osteoclastogênica e, consequentemente, o aumento de lesões ósseas líticas. Em adição, estudos em modelos animais mostraram aumento do TNF-α pelos macrófagos, sugerindo uma participação do processo inflamatório nesta condição genética. Embora seja uma doença com herança genética dominante, casos esporádicos são encontrados e devem representar mutações espontâneas. A condição é mais comumente encontrada em homens, visto que a penetrância é menos intensa nas mulheres.

O início clínico do querubismo normalmente se dá em tenra idade, antes do primeiro ano de vida. Raramente a doença inicia tardiamente na adolescência ou puberdade, porém em casos leves e moderados, o diagnóstico pode ocorrer entre 10 e 12 anos. As lesões do querubismo normalmente progridem até a puberdade e então se estabilizam e regridem de forma progressiva e lenta. Em geral, são observadas expansões simétricas na região angular da mandíbula, ramo ascendente, região retromolar e região posterior da maxila. Estas áreas são as mais comumente envolvidas pela doença. Tais expansões levam ao aspecto clínico de bochechas aumentadas angelicais e fazem com que os olhos pareçam voltados para cima, expondo a esclera abaixo da íris. A expansão óssea é frequentemente bilateral, embora casos unilaterais sejam aceitos, quando da presença de histórico familiar evidente. Como efeitos oriundos das lesões ósseas, podem-se perceber alterações no posicionamento dental, falha ou atraso na erupção, dificuldades na fonação e deglutição, além da possível presença de linfadenopatia cervical devido à hiperplasia reativa e fibrose.

As alterações radiográficas podem ser vistas antes dos sinais clínicos da doença, sendo normalmente lesões radiolúcidas multiloculares (FIG. 11.2.3). Estas lesões mimetizam cistos e tumores multiloculares em decorrência de septos ósseos que ocorrem entre as massas teciduais. Radiografias panorâmicas e TC possibilitam uma melhor visualização da extensão das lesões ósseas. O envolvimento da maxila é muitas vezes percebido pela rarefação óssea difusa, podendo levar à opacificação dos seios maxilares.

Os aspectos histopatológicos das lesões do querubismo são indistinguíveis da lesão central de células gigantes, sendo necessárias informações clínicas e radiográficas para o diagnóstico diferencial entre estas condições. Em lesões iniciais do querubismo, observa-se um tecido fibroso edematoso e hemorrágico. As células gigantes tendem a ser menores e geralmente agregadas focalmente. Em alguns casos, o querubismo apresenta depósitos eosinofílicos tipo manguito circundando discretos vasos sanguíneos através da lesão. Esta característica microscópica parece patognomônica para o querubismo. Em lesões mais antigas do querubismo, há formação de osso esponjoso, maior fibrosamento tecidual e redução das células gigantes.

O diagnóstico do querubismo é baseado nas características clínicas, radiográficas e história familiar. Os achados laboratoriais bioquímicos dos pacientes com querubismo encontram-se dentro dos limites normais, podendo a fostatase alcalina estar elevada. As funções intelectuais dos pacientes são normais. Presença de lesões de células gigantes tem sido vista, além do querubismo, no hiperparatireoidismo e nas síndromes de Ramon, Jaffe-Campanacci, Noonan e neurofibromatose tipo 1.

Embora não haja um tratamento ideal e definitivo para o querubismo, a regressão espontânea das lesões após a puberdade parece ser comum. Após a quarta década de vida, o contorno facial da maioria dos pacientes encontra-se similar ao normal. Em casos mais graves da doença, com expressivas alterações faciais, a correção cirúrgica tecidual pode ser realizada, com possibilidade de recorrência das alterações. Terapias alternativas utilizando calcitonina e interferon têm sido relatadas. Realização de tratamento ortodôntico para correções de oclusão, confecção de próteses e instalação de implantes dentários tem sido proposta, porém o prognóstico do querubismo ainda permanece imprevisível, podendo ser bastante variado.

HIPERPARATIREOIDISMO

Lesões clássicas esqueléticas ocorrem em menos de 5% dos casos de pacientes com hiperparatireoidismo e incluem principalmente reabsorções ósseas, tumor marrom, cistos e osteopenia generalizada. As alterações ósseas envolvendo a maxila e a mandíbula são importantes do ponto de vista clínico, radiográfico e do diagnóstico diferencial com outras doenças que simulam as alterações observadas no hiperparatireoidismo. Classicamente, o hiperparatireoidismo é classificado nas formas: primária, secundária e hereditária. Casos raros de hiperparatireoidismo podem estar associados à síndrome de Noonan-like. A variante hereditária do hiperparatireoidismo possui herança autossômica dominante, localizada no cromossomo 1q21-q31.

A produção excessiva do hormônio paratireoidiano (PTH) leva à condição denominada hiperparatireoidismo. O PTH é produzido em resposta à redução dos níveis séricos de cálcio pelas glândulas paratireoides.

A forma primária do hiperparatireoidismo resulta da hiperplasia ou adenoma das paratireoides. Raramente pode ser desencadeado por um carcinoma de paratireoide. A hiperprodução de PTH mobiliza cálcio e eleva seu nível plasmático. A ocorrência desta forma de hiperparatireoidismo é principalmente vista em mulheres pós-menopausais, e os sintomas mais comuns incluem alterações renais, hipertensão e outras alterações cardiovasculares. A forma primária do hiperparatireoidismo também pode estar presente em síndromes hereditárias, como a neoplasia endócrina múltipla tipo 1 ou tipo 2a ou a síndrome do hiperparatireoidismo-tumores dos maxilares. Nesta última alteração, podem ser observadas múltiplas lesões na mandíbula que microscopicamente são compatíveis com o FOC.

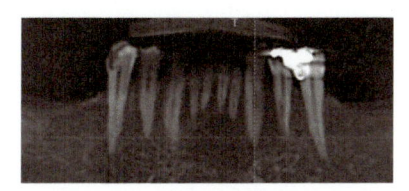

Figura 11.2.4 – Lesão radiolúcida bem delimitada na região anterior da mandíbula, representando o tumor marrom osteoclástico do hiperparatireoidismo.

O hiperparatireoidismo secundário resulta da estimulação prolongada das paratireoides por níveis plasmáticos de cálcio persistentemente reduzidos. A principal causa é a insuficiência renal crônica e atualmente representa a principal causa de lesões osteolíticas em comparação à forma primária do hiperparatireoidismo. Porém, do ponto de vista microscópico, apresenta o mesmo padrão de proliferação osteoclástica do hiperparatireoidismo primário.

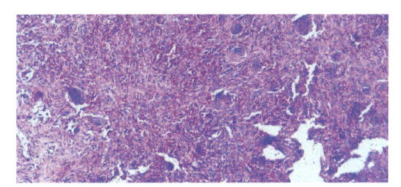

Figura 11.2.5 – Esta fotomicrografia evidencia múltiplas células gigantes multinucleadas em um estroma de tecido conectivo fibroso. Os aspectos são indistinguíveis da LCCG.

Clinicamente, os pacientes com hiperparatireoidismo normalmente são assintomáticos, e a condição pode ser identificada por exames bioquímicos sorológicos de rotina. A tríade clássica do hiperparatireoidismo inclui: **pedras, ossos e roncos abdominais**.

As pedras são normalmente observadas na forma primária da doença, representam os cálculos renais (pedras nos rins e nefrolitíase) e são oriundas dos níveis elevados de cálcio sérico. Os ossos podem apresentar uma extensa variação de alterações radiográficas. Inicialmente pode ser observada reabsorção óssea subperiosteal nos dedos indicador e médio. Perda generalizada da lâmina dura das raízes dentais também pode ser verificada como sinal inicial da doença. Com a evolução do hiperparatireoidismo, pode-se notar alteração na densidade trabecular óssea com aspecto descrito como vidro fosco.

Ainda com a persistência do hiperparatireoidismo, pode-se ver a ocorrência de alterações, como o tumor marrom osteoclástico, a osteíte fibrosa cística e, em fases mais avançadas e terminais, particularmente no hiperparatireoidismo secundário, a osteodistrofia renal, que possui um padrão radiográfico de vidro fosco. O referido tumor marrom, que recebe este nome em função da coloração do espécime tecidual, que varia de vermelho escuro a marrom, possui considerável importância clínica pelo fato de apresentar microscopicamente aspectos indistinguíveis da LCCG **(FIGS. 11.2.4 /11.2.5)**. Assim, perante o diagnóstico histopatológico de LCCG, o paciente deve ser investigado para a exclusão do tumor marrom do hiperparatireoidismo. Deve-se avaliar a função do PTH e de marcadores bioquímicos do sangue, como cálcio, fosfatase alcalina e fósforo.

Além das pedras e ossos da tríade clássica do hiperparatireoidismo, podem-se observar roncos abdominais. Referem-se à possibilidade de desenvolvimento de úlceras pépticas. Raramente pancreatite pode ocorrer, e finalmente podem ser observadas alterações neurológicas, incluindo perda de memória, depressão e psicose.

O tratamento do hiperparatireoidismo primário envolve a remoção cirúrgica das paratireoides, visando reduzir os níveis de PTH até chegar ao normal. Na doença secundária, a falência renal deve, se possível, ser tratada. As lesões ósseas podem responder à administração, por via oral, de vitamina D. Se a hipercalcemia estiver presente há muito tempo, poderá ser necessária a realização de paratireoidectomia. As alterações odontológicas são similares em ambas as formas clínicas do hiperparatireoidismo e devem despertar bastante atenção do cirurgião-dentista diante de alterações ósseas envolvendo a maxila e a mandíbula.

SÍNDROME DE GARDNER

Esta condição genética com herança autossômica dominante foi descrita inicialmente por Gardner em 1953 e faz parte do amplo espectro clínico das poliposes adenomatosas familiares (PAF). É causada por mutações no gene *APC* (polipose adenomatosa do cólon), no cromossomo 5q21. Um terço dos casos da síndrome de Gardner pode ser decorrente de novas mutações genéticas. Possui alta penetrância e expressividade variada, com uma frequência média de 1:8.000 nativivos. As principais manifestações clínicas observadas na síndrome de Gardner incluem polipose intestinal, múltiplos osteomas, cistos epidermoides da pele, anomalias dentais e odontomas.

SAIBA MAIS

Um terço dos casos da síndrome de Gardner pode ser decorrente de novas mutações genéticas.

Os pólipos intestinais encontrados na síndrome de Gardner normalmente se localizam no cólon e reto e são detectados por volta da segunda década de vida. Pelo fato de serem adenomatosos, a transformação maligna aproxima-se de 100% entre a terceira e quarta década de vida. Os pólipos intestinais (FIG. 11.2.6) normalmente são assintomáticos, mas os pacientes podem apresentar quadros clínicos de diarreia, constipação, sangramento retal, anemia e dores abdominais. As principais manifestações extracolônicas da síndrome de Gardner envolvem o esqueleto e se aproximam de 90%, destacando a presença de osteomas. Os osteomas são lesões benignas, caracterizadas pela proliferação de osso compacto, e podem ocorrer em qualquer sítio do esqueleto, porém há um predomínio de manifestações na região craniofacial. Na síndrome de Gardner, estas lesões ósseas manifestam-se antes dos pólipos intestinais ou qualquer outra alteração, sendo importante para o diagnóstico inicial da doença. São comumente múltiplos (ao contrário da forma não sindrômica que se manifesta isolada) e mais frequentes no crânio, seios paranasais e mandíbula, particularmente na região de ângulo. Podem ser vistos ainda na região de côndilo, provocando limitações na abertura bucal. Os osteomas aparecem como radiopacidades, variando de poucos milímetros até vários centímetros de diâmetro, podendo provocar nítidas assimetrias mandibulares (FIGS. 11.2.7 E 11.2.8).

As alterações dentais variam de 22 a 30% dos pacientes acometidos pela síndrome de Gardner e incluem odontomas (mais comumente o tipo complexo), dentes supranumerários, dentes não erupcionados (FIG. 11.2.9) e ainda hipercementose. Os dentes supranumerários, embora frequentes, normalmente não são tão numerosos como na displasia cleidocraniana.

Lesões cutâneas também têm sido observadas na síndrome de Gardner, destacando-se os cistos epidermoides. Tumores desmoides do tecido mole acomentem aproximadamente 12 a 18% dos pacientes afetados, sendo três vezes mais comuns em mulheres. Outras lesões cutâneas incluem os lipomas, fibromas, neurofibromas e leiomiomas. Também é mencionada em pacientes com a síndrome de Gardner a ocorrência de hepatoblastoma, adenocarcinoma pancreático e angiofibroma de nasofaringe. Adicionalmente, é observada a prevalência aumentada de carcinoma de tireoide, com as mulheres demonstrando um aumento de 100 vezes. Lesões pigmentadas em fundo de olho ocorrem entre 55 a 88% dos pacientes com PAF. Esta manifestação oftalmológica correlaciona com mutações no gene *APC*.

Microscopicamente, os osteomas podem apresentar dois padrões histológicos, sendo mais comum a variante composta de osso denso e compacto. Uma lesão individual não apresenta diferenças em relação a lesões encontradas na síndrome de Gardner. A atividade osteoblástica é bastante proeminente (FIG. 11.2.10).

Em relação ao tratamento dos pacientes com a síndrome de Gardner, a principal preocupação refere-se à conversão dos pólipos intestinais em adenocarcinomas invasivos. Em pacientes com idade mais avançada, esta transformação é praticamente de 100%. Colectomia preventiva deve ser estimulada. As demais manifestações extracolônicas devem ser tratadas da mesma forma descrita quando da ocorrência isolada. As lesões ósseas, incluindo os odontomas e as cutâneas, devem ser removidas. Os dentes inclusos devem ser extraídos ou deve-se tentar a movimentação ortodôntica para auxiliar na erupção. Além dos aspectos mencionados, orientação genética, acompanhamento constante e abordagem multiprofissional são desejados nas famílias com a síndrome de Gardner.

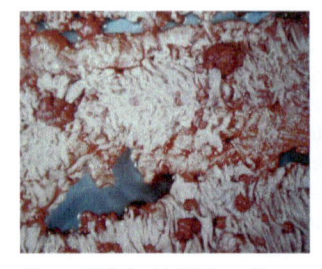

Figura 11.2.6 – Múltiplos pólipos intestinais em paciente do gênero feminino, na segunda década de vida, com o diagnóstico de síndrome de Gardner.

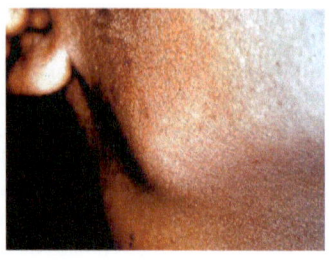

Figura 11.2.7 – Paciente do gênero masculino, com expansão óssea localizada no ângulo mandibular, do lado direito, com diagnóstico de osteoma. Paciente com o diagnóstico de síndrome de Gardner.

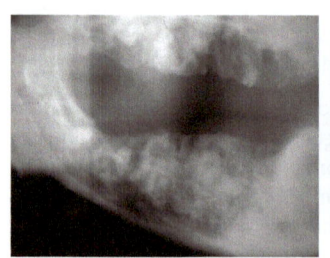

Figura 11.2.8 – Paciente do gênero masculino, desdentado, com múltiplos osteomas em mandíbula e maxila, com o diagnóstico de síndrome de Gardner.

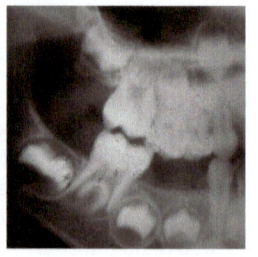

Figura 11.2.9 – Paciente do gênero feminino, com diagnóstico de síndrome de Gardner, mostrando dentes não erupcionados.

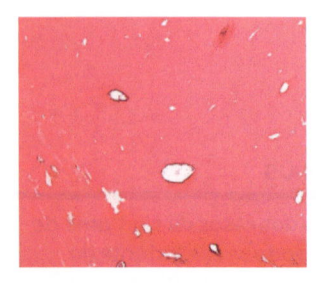

Figura 11.2.10 – Aspecto microscópico de um osteoma, apresentando-se de forma compacta. As características histopatológicas de uma lesão isolada não possibilitam a diferenciação de uma lesão em paciente com a síndrome de Gardner.

AGRADECIMENTOS

Fundação de Amparo à Pesquisa do Estado de Minas Gerais (FAPEMIG), Conselho Nacional de Desenvolvimento Científico e Tecnológico (CNPq) e aos professores da disciplina de Estomatologia da Unimontes.

Doenças das glândulas salivares

12.1 Lesões não neoplásicas

LUIZ ALCINO GUEIROS

MUCOCELE

Mucocele é uma das lesões benignas mais comuns da boca e a mais comum das glândulas salivares menores. É observada frequentemente em crianças e em pacientes jovens, com pico de incidência entre 10 e 29 anos. Na boca, ocorre frequentemente no lábio inferior, seguido de mucosa jugal e ventre lingual, embora também ocorra em outras regiões, como seio maxilar e cavidade nasal.

A mucocele é uma lesão associada a trauma local, que promove rompimento do ducto excretor de uma glândula salivar menor e consequente extravasamento de saliva no tecido conectivo adjacente com indução de reação inflamatória. O hábito de sugar os lábios e o uso de *piercing* eventualmente estão associados ao desenvolvimento de mucoceles. Na maioria dos casos, seu diagnóstico é realizado adequadamente por meio do exame clínico.

ASPECTOS CLÍNICOS E HISTOLÓGICOS

A mucocele ocorre principalmente na mucosa do lábio inferior (60% dos casos), sendo também observada na mucosa jugal e ventre lingual, neste caso sendo chamada de **mucocele de Blandin-Nunn**. Caracteristicamente, as mucoceles apresentam-se como nódulos flutuantes, levemente azuladas, translúcidas ou de coloração normal da mucosa. A coloração azulada resulta da congestão vascular promovida pela distensão dos vasos da porção superior da lesão, causada pelo acúmulo de saliva. A lesão apresenta forma de cúpula, que pode apresentar variação de tamanho entre 1 ou 2 mm e raras vezes apresenta mais de 1,5 cm de diâmetro. Não há predileção por sexo, e a sua duração poderá variar de poucos dias a vários anos. Frequentemente as lesões se rompem espontaneamente e recidivam repetidas vezes pelo acúmulo continuado de muco.

Algumas apresentações menos frequentes das mucoceles podem ser observadas. Mucoceles congênitas são lesões raras e formadas ainda intraútero; são observadas na sala de parto e acometem principalmente o lábio inferior. Mucoceles superficiais são uma forma incomum da lesão e podem se assemelhar a doenças mucocutâneas, uma vez que se rompem formando úlceras rasas. Mucoceles múltiplas são uma forma extremamente rara da lesão quando observada em pacientes saudáveis

OBJETIVOS DE APRENDIZAGEM

- Estudar as lesões não neoplásicas, como mucocele, rânula, cisto do ducto salivar, sialoadenite e síndrome de Sjögren
- Compreender a etiologia, a patogênese e os aspectos clínicos e histopatológicos dessas lesões, bem como conhecer seu diagnóstico e tratamento

MUCOCELE

Caracteriza-se pela presença de um pseudocisto formado pelo **extravasamento de muco** nos tecidos moles, resultado da ruptura de um ducto de glândula salivar menor. Assim, observa-se um nódulo indolor de consistência amolecida contendo saliva em seu interior.

SAIBA MAIS

Mucoceles múltiplas podem indicar a presença de doença do enxerto contra o hospedeiro (DECH) após um transplante de medula óssea alogênico, quando acometem principalmente o palato. Nestes casos, as mucoceles se apresentam como um importante marcador clínico do DECH (FIG. 12.1.1 / TAB. 12.1.1).

Microscopicamente, a mucocele é caracterizada pela presença de mucina envolvida por tecido de granulação e quantidade variável de células inflamatórias, principalmente neutrófilos e macrófagos espumosos (FIG.12.1.2).

TRATAMENTO E PROGNÓSTICO

Lesões pequenas e superficiais podem se resolver espontaneamente após um curto período de tempo. Contudo, a maioria das lesões possui como tratamento de escolha a excisão cirúrgica. A exérese com laser de alta potência e a criocirurgia também têm sido sugeridas como alternativas terapêuticas. Durante a excisão cirúrgica, deve-se realizar a dissecção cuidadosa da glândula afetada e das glândulas adjacentes à glândula a fim de evitar formação de nova lesão pelo rompimento de um ducto glandular adjacente.

As mucoceles raramente causam problemas relevantes. Desconforto, interferência com a fala, mastigação e deglutição além de aumento de volume labial podem ocorrer, dependendo da localização e da extensão da lesão. A parestesia é uma complicação pós-operatória observada com alguma frequência nas cirurgias realizadas no lábio inferior. Felizmente, grande parte dos casos evolui satisfatoriamente, com resolução completa após 30 a 90 dias. Recidivas raramente são observadas quando a cirurgia é realizada adequadamente.

Figura 12.1.1 – Aspecto da mucocele em lábio inferior. (A) Visão extraoral com discreta assimetria labial. (B) Visão da mucosa labial, evidenciando nódulo avermelhado com área central ulcerada. (C) Herniação da lesão após a incisão do lábio.

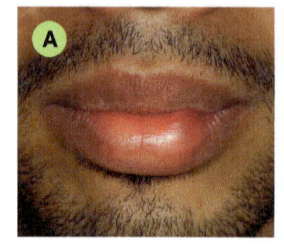

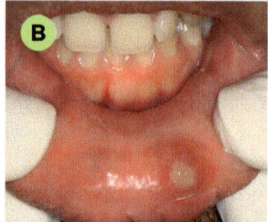

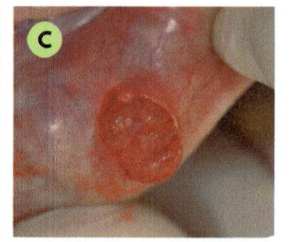

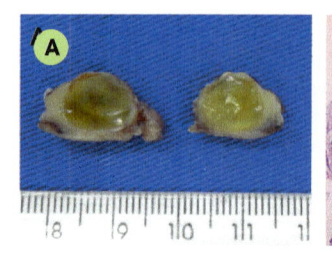

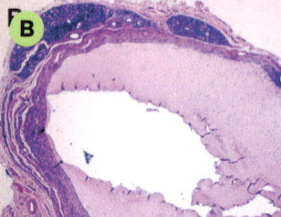

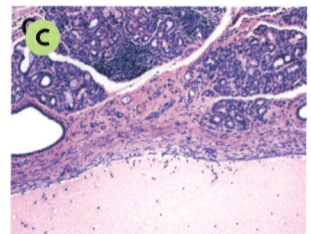

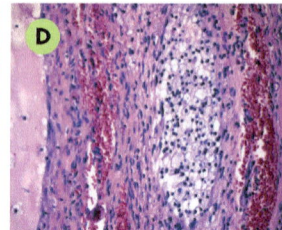

Figura 12.1.2 – (A) Visão macroscópica da mucocele mostrando área central com material mucoide. (B) Extravasamento de muco com ausência de revestimento epitelial. (C) Lesão adjacente a GSM. (D) Área adjacente ao extravasamento de muco, rica em macrófagos espumosos.

TABELA 12.1.1 – Tipos clínicos dos fenômenos de extravasamento e retenção de muco, fatores etiológicos associados e tratamentos utilizados

Tipo clínico	Fatores associados	Tratamento
Mucocele simples	Trauma	Exérese
Mucocele congênita	Sucção de dedos (intraútero)	Exérese
Mucocele superficial	Inflamação crônica, estomatite alérgica	Exérese ou tratamento da doença de base
Mucoceles múltiplas	Trauma, DECH	Exérese ou tratamento da doença de base
Rânula	Trauma, obstrução ductal, HIV	Exérese, marsupialização, micromarsupialização, exérese da glândula submandibular
Cisto do ducto salivar	Obstrução ductal com metaplasia escamosa	Exérese

RÂNULA

Semelhante à mucocele, a formação da rânula se deve à ruptura do ducto excretor, ou eventualmente dos ácinos glandulares, seguida por extravasamento e acúmulo de saliva nos tecidos adjacentes. Além do trauma, a obliteração do ducto também pode levar a sua ruptura. Estudos recentes sugerem que as rânulas podem ser uma forma de doença glandular associada ao HIV, muito embora esta hipótese ainda careça de confirmações adicionais.

ASPECTOS CLÍNICOS E HISTOLÓGICOS

A rânula bucal apresenta-se clinicamente como um aumento volumétrico no assoalho de boca, de coloração azulada ou translúcida, de consistência mole, móvel, indolor à palpação, de evolução rápida, com história de remissão e exacerbação espontânea. As lesões mais profundas podem ter coloração normal. Geralmente, a rânula manifesta-se em forma de cúpula, localizando-se lateralmente à linha média, apresentando 2 a 3 cm de diâmetro. Contudo, por vezes, estende-se por todo o assoalho da boca e dificulta o posicionamento da língua.

Rânulas são classicamente divididas em simples e mergulhante (ou cervical). Rânulas simples são lesões que permanecem confinadas ao espaço sublingual, enquanto as rânulas mergulhantes estendem-se para além desta região. Admite-se que as rânulas mergulhantes possam surgir como resultado de extravasamento de mucina da glândula sublingual e estender-se entre os espaços naturais do músculo milo-hióideo, permitindo extravasamento do muco para os planos de tecido mole supra-hióideos, causando tumefação no pescoço. Uma tumefação concomitante no assoalho da boca pode estar ou não presente. Se a única apresentação é um inchaço cervical, a suspeita clínica de rânula torna-se mais difícil, e a lesão deve ser avaliada com mais cuidado (FIG. 12.1.3).

DIAGNÓSTICO, TRATAMENTO E PROGNÓSTICO

O diagnóstico das rânulas simples é eminentemente clínico, baseado na observação de uma lesão azulada ou translúcida, nodular e flutuante em assoalho bucal. Contudo, lesões mais profundas normalmente apresentam coloração semelhante à mucosa e podem lembrar algumas patologias como cisto dermoide/epidermoide, cisto do ducto tireoglosso, cisto do arco branquial, higromas císticos, lipomas e hemangiomas. O uso de exames de imagem é muitas vezes necessário na avaliação do aumento de volume cervical. A ultrassonografia é o método utilizado com maior frequência em casos de suspeita de rânula mergulhante, mas a tomografia computadorizada ou ressonância magnética podem ser igualmente úteis para avaliar o envolvimento glandular e delimitar a extensão da lesão. A aspiração da lesão também pode ser útil em casos de suspeita de rânula mergulhante, sendo rica em saliva.

O tratamento das rânulas inclui várias alternativas, variando desde a marsupialização, até a excisão da glândula sublingual, com possibilidade de apenas exérese da lesão. A enucleação da lesão por vezes é difícil devido a sua fina parede, levando ao seu rompimento durante a cirurgia e a altos índices de recidiva (40 a 70%). A marsupialização requer remoção do teto da lesão intraoral, permitindo, assim, que o ducto da glândula restabeleça a comunicação com a cavidade oral. Esperam-se menores taxas de recidiva com a marsupialização (cerca de 13%), sendo esta uma técnica adequada como primeira opção terapêutica. Uma forma alternativa de marsupialização, a micromarsupialização, prevê a realização de vários pontos de sutura na porção superior da lesão, visando drenar a saliva pelos orifícios do fio; ela tem sido sugerida como um método interessante principalmente para pacientes pediátricos. A exérese da glândula sublingual é uma alternativa mais radical e associada a maior resolutividade e menor taxa de recidiva, sendo reservada aos casos de múltiplas recidivas após outros métodos. As complicações mais frequentes do tratamento cirúrgico das rânulas incluem lesão do ducto de Wharton, parestesia da língua e recidiva da lesão.

RÂNULA

Forma de mucocele que se origina das glândulas sublinguais, devido à ruptura do ducto excretor, normalmente após sua obstrução. As rânulas são observadas como nódulos contendo saliva localizados no assoalho da boca, e eventualmente o acúmulo de saliva pode se estender aos tecidos faciais mais profundos, caracterizando a rânula mergulhante.

SAIBA MAIS

O termo *rânula* é derivado da palavra latina *Rana*, devido à semelhança com o aspecto translúcido do ventre de uma rã.

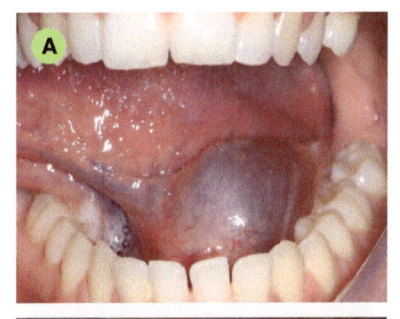

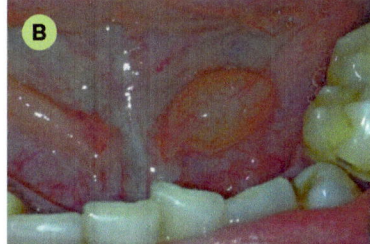

Figura 12.1.3 – Aspecto clínico da rânula. As lesões localizam-se em assoalho bucal e podem apresentar coloração variando de arroxeado (A) a discretamente amarelado (B).

LEMBRETE

A aparência microscópica de uma rânula é semelhante à das mucoceles, embora esteja em outra localização. A mucina extravasada é circundada por tecido de granulação reacional que caracteristicamente contém histiócitos espumosos.

CISTO DO DUCTO SALIVAR

O cisto do ducto salivar (CDS) (cisto de retenção do muco; sialocisto), diferentemente das mucoceles, é formado pela retenção da saliva no interior de um ducto excretor obliterado e dilatado. Contudo, a aparência clínica assemelha-se muito às mucoceles, sendo praticamente impossível sua diferenciação clínica.

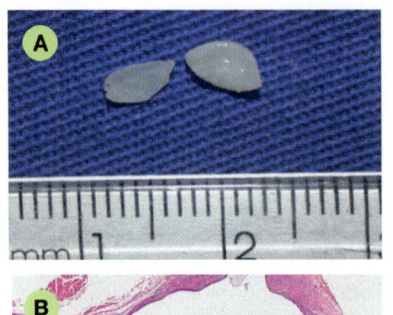

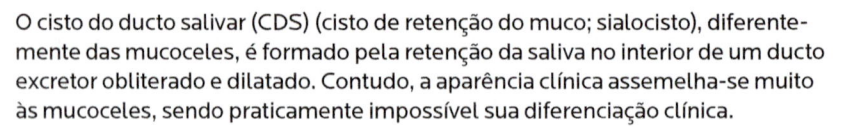

O CDS é causado pela obstrução parcial de um ducto salivar devido a inflamação, cálculo, plugue de saliva ou crescimento tumoral, com subsequente dilatação ductal e permanência do limitante epitelial. Estreitamento ductal também já foi relatado, principalmente em indivíduos idosos.

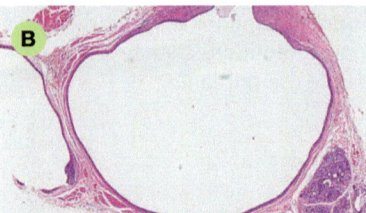

ASPECTOS CLÍNICOS E HISTOLÓGICOS

O CDS apresenta-se como uma lesão nodular de coloração azulada ou semelhante à mucosa normal, amolecida e indolor à palpação. É observado com mais frequência no lábio superior e raramente no lábio inferior, ocorrendo também em mucosa jugal, assoalho, língua e porção retromolar. Seu pico de ocorrência está localizado entre a sétima e oitava década de vida. Os cistos das glândulas salivares maiores são mais comuns na parótida, apresentando-se como uma tumefação de crescimento lento.

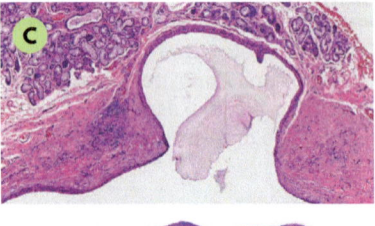

Histologicamente, o CDS é revestido por epitélio dos diferentes segmentos do sistema de ductos salivares. Assim, o revestimento epitelial pode ser composto por células planas, cuboidais ou colunares. Contudo, comumente, os CDSs são revestidos por duas camadas de células epiteliais com presença de células oncocíticas esparsas. Um material de secreção, incluindo cristaloides e projeções papilares focais preenchendo o lúmen ou transformação epitelial, podem ser observados com metaplasia escamosa, células caliciformes ou ainda células claras. A parede conjuntiva do cisto normalmente encontra-se levemente inflamada (FIG. 12.1.4).

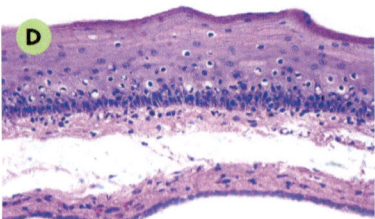

DIAGNÓSTICO, TRATAMENTO E PROGNÓSTICO

O CDS é frequentemente semelhante às mucoceles, sendo difícil sua diferenciação clínica. Contudo, lesões localizadas no lábio superior podem se assemelhar a tumores de glândula salivar menor. Assim, a consistência amolecida da lesão associada à presença de saliva à aspiração sugerem fortemente seu diagnóstico.

Estas lesões raramente apresentam resolução espontânea e, portanto, a remoção cirúrgica é indicada. Diversos tratamentos têm sido descritos, incluindo excisão cirúrgica conservadora, criocirurgia e cirurgia com laser de alta potência. Independentemente do método da cirurgia, recidivas raramente são observadas.

Figura 12.1.4 – Aspecto microscópico do CDS. (A) Visão macroscópica da peça cirúrgica, com conteúdo mucoide de aspecto translúcido. (B) Coleção de muco revestida por epitélio de um ducto glandular dilatado. (C) Observa-se a presença de discreto infiltrado inflamatório e um limitante epitelial delgado. (D) Limitante epitelial adjacente ao epitélio de revestimento.

SIALOADENITES

A sialoadenite, ou inflamação das glândulas salivares, é uma causa comum de aumento de volume destes órgãos e pode se apresentar de forma aguda ou crônica. Sua origem pode ser infecciosa, de natureza viral ou bacteriana, obstrutiva ou inflamatória.

Frequentemente, as formas agudas evoluem com aumento de volume glandular e dor, podendo estar associadas a febre, trismo, drenagem purulenta pelo ducto excretor e elevação dos marcadores inflamatórios no sangue. Por outro lado, as formas crônicas apresentam aumento de volume com dor ausente ou leve, por vezes exacerbada durante as refeições, e podem apresentar episódios de agudização.

A **sialoadenite aguda** é uma inflamação aguda das glândulas salivares, causada por infecções virais ou bacterianas, afetando mais comumente a glândula parótida e sendo bilateral em 10 a 25% dos casos.

As **sialoadenites virais** podem apresentar diversos agentes etiológicos. A parotidite viral endêmica (caxumba) é uma forma comum de sialoadenite, principalmente em crianças, causada por um paramyxovírus e transmitida por contato direto ou pela saliva contaminada. Outros vírus também podem envolver as glândulas salivares, entre os quais destacam-se Coxsackie A, ECHO, coriomeningite, parainfluenza e citomegalovírus (em neonatos).

Os principais tipos de **sialoadenites bacterianas** são: parotidite aguda supurativa, frequentemente causada por cocos gram-positivos; sialoadenite aguda cirúrgica (pós-operatória), causada principalmente por *Staphylococcus aureus*; parotidite bacteriana recidivante, que em grande parte é causada por *Streptococcus aureus*, *Streptococcus pneumoniae* e outros estreptococos alfa-hemolíticos; sialoadenite recidivante do adulto; e sialoadenite tuberculosa, pouco comum.

As **formas crônicas** de sialoadenite frequentemente são causadas pela obstrução do ducto excretor de uma glândula salivar maior, na maioria das vezes as glândulas submandibulares e raramente as parótidas. A presença de cálculo é a principal causa de obstrução ductal, mas a formação de plugues ou tampões de saliva, o estreitamento ductal ou a presença de tumores também são possíveis causas deste quadro. A sialoadenite crônica também pode estar assoaicada a doenças inflamatórias sistêmicas, incluindo síndrome de Sjögren (tópico seguinte), sarcoidose ou síndrome IgG4 (FIG. 12.1.5).

ASPECTOS CLÍNICOS E HISTOLÓGICOS

As parotidites virais podem variar discretamente de acordo com o vírus causal. A parotidite viral endêmica se estabelece após um período de incubação de 2 a 3 semanas e o paciente evolui com súbito edema doloroso e (normalmente) bilateral das parótidas, acompanhado de febre, mal-estar e trismo. Eventualmente, as glândulas sublinguais também podem estar envolvidas.

A infecção bacteriana do parênquima salivar geralmente ocorre pela migração retrógrada de bactérias provenientes da cavidade bucal através do ducto da glândula. Essas infecções normalmente acometem a glândula parótida, uma vez que esta produz saliva com menor atividade bacteriostática que a glândula submandibular. A migração ocorre na presença de alguns fatores, principalmente a redução significativa do fluxo salivar, associada ao comprometimento da resistência do hospedeiro e má higiene bucal. Hipossalivação intensa por desidratação, radioterapia em região de cabeça e pescoço e síndrome de Sjögren são causas comuns de sialoadenite bacteriana. A sintomatologia que acompanha este quadro envolve aumento no volume da glândula, dor (exacerbada durante as refeições, devido à maior produção de saliva), edema, eritema, diminuição ou ausência de fluxo salivar na glândula afetada e secreção purulenta. O quadro também pode ser acompanhado de febre baixa, trismo, prostração e linfoadenopatia.

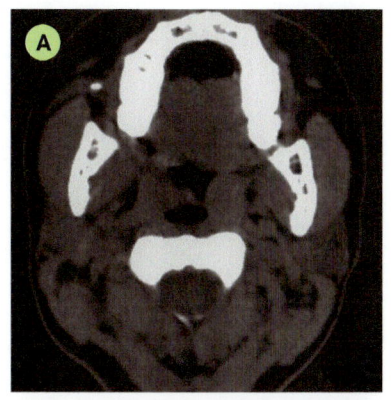

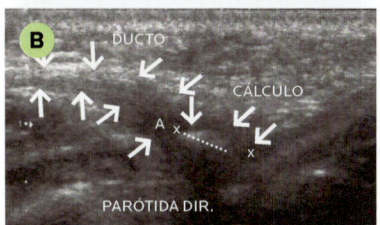

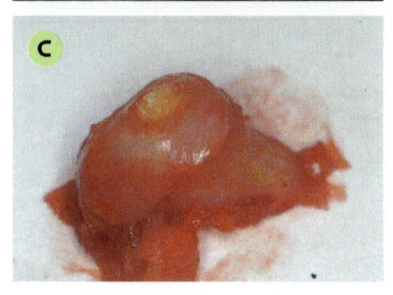

Figura 12.1.5 – Sialólito em ducto parotídeo. (A) Corte axial de tomografia computadorizada evidenciando presença de pequeno nódulo calcificado em região do ducto da parótida direita. (B) Imagem de ultrassonografia realçando dilatação e obliteração parcial do ducto parotídeo causadas pela presença do sialólito. (C) Aspecto da peça cirúrgica com presença de material calcificado se exteriorizando no tecido mole.

A sialodenite aguda é diagnosticada por meio do exame clínico acrescido de exames complementares. O aumento da velocidade de hemossedimentação e dos níveis de proteína C reativa acompanham quadros inflamatórios agudos. A ultrassonografia mostra-se capaz de detectar alterações na estrutura glandular, sendo bastante útil ao diagnóstico. **A sialografia está contraindicada nos casos de sialoadenites agudas**, uma vez que a injeção de contraste pelo ducto pode exacerbar o quadro inflamatório glandular. Além disso, a instrumentação do ducto pode causar irritação, acarretando em edema traumático e diminuindo ainda mais a drenagem da saliva infectada.

Normalmente, a sialodenite crônica é causada por sialolitíase, sendo diagnosticada por meio do exame clínico e radiográfico. Por vezes os pacientes evoluem durante vários anos com cálculos salivares expressivos sem apresentar sintomas relevantes, sendo estes percebidos durante exame clínico (aumento de volume em assoalho bucal) ou exame radiográfico de rotina. No exame radiográfico, os sialólitos aparecem como massas radiopacas de tamanho bastante variável, mas cálculos recentes podem não ser visualizados em radiografias devido à sua baixa mineralização. Assim, cerca de 20% dos sialólitos são radiolúcidos e não são visualizados em radiografias de rotina, e nesses casos a ultrassonografia é o método de escolha para sua avaliação. Outros métodos, como tomografia computadorizada, ressonância magnética e sialoendoscopia, também podem ser úteis.

Em relação aos aspectos histopatológicos, a sialoadenite aguda apresenta acúmulo de neutrófilos parênquima glandular, infiltrando o sistema ductal e ácinos. A sialoadenite crônica é caracterizada pela infiltração dispersa ou em placa do parênquima salivar por linfócitos e plasmócitos. A destruição acinar, com presença de fibrose e acúmulo linfocítico periductal, são consequências da inflamação crônica.

TRATAMENTO E PROGNÓSTICO

O tratamento da sialodenite pode ser variado, dependendo do tipo, da etiologia e das possíveis associações. As formas virais são tratadas com repouso, hidratação e medidas de suporte até a remissão do quadro. Geralmente, o tratamento da sialoadenite bacteriana aguda consiste em antibioticoterapia apropriada e reidratação do paciente para estimular o fluxo salivar. Infecções por *Staphylococcus aureus* são resistentes à penicilina e devem ser tratadas pela associação com clavulanato ou substituição do fármaco. Embora a incisão e a drenagem sejam utilizadas em menor frequência, estas condutas assumem um papel importante nos casos em que há formação de abscesso. O tratamento dos casos incipientes de sialoadenite crônica que se desenvolvem em decorrência do bloqueio ductal consiste na remoção do sialólito ou de outra obstrução.

SÍNDROME DE SJÖGREN

A SÍNDROME DE SJÖGREN

Doença inflamatória sistêmica de natureza autoimune caracterizada primordialmente pela limitação funcional das glândulas lacrimais, salivares e outras glândulas exócrinas. A queixa de boca e olhos secos é acompanhada de infiltração linfocitária no parênquima glandular, associada à presença de autoanticorpos.

SAIBA MAIS

A síndrome de Sjögren também é chamada de síndrome de Gougerot Sjögren ou epitelite autoimune.

PARA PENSAR

A grande variação na apresentação clínica da SS frequentemente leva a um importante retardo diagnóstico, de modo que o paciente tem a doença reconhecida em média 10 anos após o início dos sintomas.

LEMBRETE

Apesar de sua ocorrência relativamente comum, a SS ainda permanece subdiagnosticada, subtratada e pouco compreendida.

SAIBA MAIS

Devido ao papel significativo das CEGs na patogênese da SS, diversos autores sugerem ela seja chamada de epitelite autoimune.

A síndrome de Sjögren (SS) comumente se inicia entre a quarta e a quinta década de vida e apresenta uma grande predileção pelo sexo feminino, com uma relação mulher:homem de 9:1. Apesar de incomum, indivíduos jovens e crianças também podem apresentar SS.

A SS é classicamente categorizada em **primária** (SSp), quando ocorre isoladamente, ou como **secundária** (SSs), quando em associação com outra doença autoimune sistêmica, tal como LES ou artrite reumatoide (AR). Sua apresentação clínica pode variar bastante, desde leves sintomas *sicca*, artralgia e fadiga, a doença sistêmica grave, incluindo vasculites, glomerulonefrite e neuropatias.

Poucos estudos avaliaram de forma sistemática os dados epidemiológicos da SS. Sua incidência tem sido relatada entre 3,9 a 5,3/100.000 habitantes, avaliada em países nórdicos. Por sua vez, os dados de prevalência variam grandemente conforme o sexo e o critérios de classificação utilizado (ver tópico Diagnóstico). Assim, a prevalência da SSp varia de 0,3 a 2,7%, havendo também uma importante variação geográfica. A prevalência de SSs varia de acordo com a doença associada, sendo da ordem de 9 a 19% no LES, de 4 a 31% na AR e de 14 a 20,5% na esclerose sistêmica.

A patogênese da SS ainda permanece desconhecida, embora provavelmente esteja associada a fatores extrínsecos (principalmente vírus, como EBV, cmV e HTLV) e intrínsecos (genéticos, hormonais e imunológicos), possivelmente atuando em associação. Classicamente, considera-se a SS uma doença mediada por células T, responsáveis pela infiltração das glândulas salivares menores (GSM). Contudo, estudos recentes sugerem que o infiltrado inflamatório varia conforme a gravidade da lesão, sendo as células T predominantes na lesão inicial e as células B na lesão avançada das GSM. Lesões intermediárias apresentam maior predomínio de células T regulatórias (Tregs).

A regulação da autoimunidade nas glândulas salivares é um processo complexo, mas evidências atuais ratificam o papel das células do epitélio glandular (CEG) na patogênese da SS, uma vez que estas são capazes de mediar o desenvolvimento, a manutenção e a progressão da resposta inflamatória autoimune local. Diversas moléculas imunocompetentes envolvidas na imunidade inata e adquirida são produzidas pelas CEGs, assumindo papel chave no recrutamento, ativação, diferenciação, expansão e organização do infiltrado linfocitário nas glândulas exócrinas. Desta forma, as CEGs promovem a formação de estruturas semelhantes a folículos linfoides no estroma glandular e estão intimamente envolvidas na exposição de proteínas intracelulares ao sistema imune.

ASPECTOS CLÍNICOS, RADIOGRÁFICOS E HISTOLÓGICOS

A SS não é uma doença rara, correspondendo à segunda doença autoimune mais comum após a artrite reumatoide. É caracterizada pela redução do fluxo salivar e lacrimal, acompanhada de queixa de boca seca (xerostomia) ou de olho seco (xeroftalmia). Associado aos quadros orais e oculares, o paciente frequentemente apresenta aumento de volume de glândulas salivares maiores, que normalmente é bilateral e indolor ou levemente sensível à palpação. Ainda, manifestações sistêmicas são comuns e podem variar conforme a atividade da doença.

As manifestações orais da SS são reflexo e consequência da hipossalivação. Dessa forma, o quadro clínico apresenta-se semelhante a outras condições que evoluem com hipossalivação intensa, como a radioterapia em região de cabeça e pescoço e DECH. Os pacientes afetados apresentam efeitos imediatos da redução do fluxo salivar, que incluem candidíase de repetição, ardência bucal, atrofia das papilas linguais, halitose e dor ao uso de próteses totais.

O principal efeito tardio da hipossalivação prolongada é a **cárie de evolução rápida**, que corresponde a um problema significativo e muitas vezes de difícil manejo clínico. As cáries normalmente iniciam-se na região cervical dos dentes, podendo levar à decaptação coronária, além de apresentar-se nas bordas incisais dos dentes anteriores. Uma vez que o sabor doce é com frequência o menos afetado, alimentos cariogênicos são comumente a base da dieta destes pacientes, dificultando ainda mais a abordagem do paciente com SS (FIG. 12.1.6).

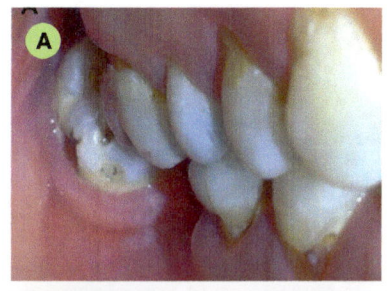

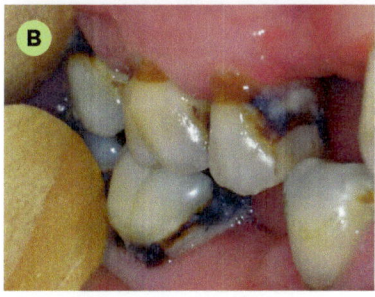

Figura 12.1.6 – Efeitos da hipossalivação prolongada nos dentes de pacientes portadores de síndrome de Sjögren. (A) Cárie dentária em região cervical de pré-molares e molares. (B) Cárie dentária apresentando-se como manchas escuras na região cervical de pré-molares e molares.

A ocorrência de aumento recorrente das glândulas salivares maiores é frequentemente observado nos pacientes com SS, principalmente na forma primária. Em crianças, este quadro está presente antes mesmo da detecção de autoanticorpos no sangue. No passado, a tumefação difusa das glândulas salivares maiores era caracterizada como doença de Mikulicz, mas normalmente correspondem a SS ou, mais raramente, a doença esclerosante associada a IgG4 (infiltração plasmocitária no parênquima glandular com aumento dos níveis séricos de IgG4). Frequentemente observa-se o aumento de volume indolor e bilateral das glândulas salivares, persistente ou intermitente, que está associado a formas mais graves da SS e, nos adultos, a um **maior risco de desenvolvimento de LNH de células B**. Por outro lado, o aumento de volume glandular na SS também pode ser agudo, causado por infecção ascendente e por vezes associado a dor, trismo, febre e drenagem de pus pelo ducto glandular, caracterizando a sialoadenite bacteriana retrógrada (FIG. 12.1.7).

A redução da quantidade e alteração na qualidade da secreção lacrimal caracterizam um quadro de *ceratoconjuntivite sicca* e representam o principal sintoma para muitos pacientes com SS. A instabilidade do filme lacrimal produz desconforto e alterações na visão, e pode levar a dano à superfície ocular. A perda da capacidade lubrificante da lágrima resulta em maior força contra a superfície ocular ao piscar, podendo alterá-la. Ainda, a lágrima é mais concentrada no olho ressecado, o que aumenta sua osmolaridade e pode induzir inflamação da córnea. A xeroftalmia está também associada a uma redução da secreção aquosa com manutenção da secreção mucosa, o que pode ser responsável pela sensação de aspereza (arenosa) nos olhos. Os pacientes também referem fotofobia e ardência ocular.

O principal sintoma sistêmico da SS é a fadiga, que, semelhantemente aos demais sintomas, pode variar grandemente em intensidade. A dor articular também é frequente e pode representar uma manifestação da AR ou uma complicação isolada da SS. O ressecamento da pele promove uma maior sensibilidade ao frio ou calor, e, quando a secura envolve a mucosa vaginal, pode ocorrer ardência, candidíase recorrente e dispareunia.

Quadros mais graves incluem neuropatia periférica, manifestada por dor ou dormência. Ainda, a SS está associada a um agrupamento de doenças autoimunes, de modo que pacientes com SS frequentemente apresentam outras doenças autoimunes associadas. Além da AR e LES, esclerose sistêmica, tireoidite de Hashimoto e cirrose biliar com alguma frequência ocorrem associadas a SS. A principal complicação sistêmica da SS é um risco aumentado em cerca de 44 vezes de desenvolvimento de LNH de células B, sendo o principal o linfoma da zona marginal extranodal (ou linfoma MALT) (TAB. 12.1.2).

Microscopicamente, a SS é caracterizada pela presença de sialoadenite linfocítica focal (SLF), com presença de escore de foco maior que 1/4 mm². A SLF é caracterizada pela presença de focos linfocíticos, caracterizados por agregados de 50 ou mais linfócitos com localização perivascular ou periductal em região adjacente a ácino mucoso de aparência normal em lóbulos sem dilatação ductal ou fibrose intersticial. A presença de plasmócitos deve ser pequena. O escore de foco é então estabelecido contando-

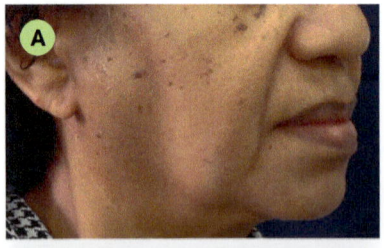

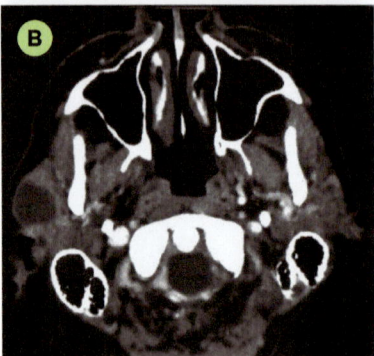

Figura 12.1.7 – Aumento de volume parotídeo em paciente com SS. (A) Aspecto clínico, evidenciando nódulo em parótida direita. (B) Corte axial de tomografia computadorizada, mostrando nódulo em parótida direita sem realce na presença do contraste.

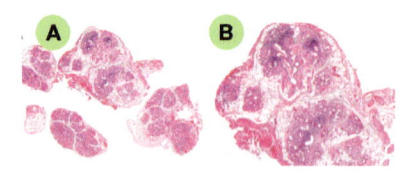

Figura 12.1.8 – SS. (A) Aspecto microscópico de biópsia de glândula salivar menor, com presença de 5 focos linfocitários em 1 lóbulo glandular (B).

-se o número total de focos e dividindo-o pela área glandular total analisada, e este valor deve ser maior ou igual a 1 foco por 4 mm² de área (FIG. 12.1.8).

DIAGNÓSTICO, TRATAMENTO E PROGNÓSTICO

A SS não possui um marcador que, avaliado isoladamente, seja capaz de diagnosticá-la. Assim, considerando a ampla variedade de apresentação clínica, diversos **critérios de classificação** foram propostos ao longo dos anos para facilitar a identificação da doença. Desde 2002, o critério mais utilizado é o proposto pelo Grupo de Consenso Americano & Europeu,[1] que considera aspectos subjetivos e objetivos da SS. Mais recentemente, o Colégio Americano de Reumatologia[2] propôs pela primeira vez um critério de classificação baseado em aspectos unicamente objetivos.

O diagnóstico diferencial da SS deve ser feito com a sialoadenite associada a IgG4. Esta, porém, evolui com aumento de volume de glandular, normalmente associado à xerostomia e à xeroftalmia na ausência de anti-SSA, anti-SSB, fator reumatoide ou anticorpo antinuclear. Altos níveis de IgG4 são detectados no soro, e o infiltrado inflamatório glandular é linfoplasmocitário, com aumento da proporção de plasmócitos IgG4 positivos. Pseudotumor orbitário e pancreatite esclerosante são quadros frequentemente encontrados na síndrome de IgG4 (TAB. 12.1.3).

A SS é uma doença crônica que não apresenta cura, podendo ser controlada, sendo necessário para isso um grande envolvimento do paciente e de uma equipe multiprofissional. Considerando o fundo autoimune e o envolvimento oral e ocular da SS, o paciente deve ter o tratamento coordenado por um reumatologista, com participação de um oftalmologista e um cirurgião-dentista, idealmente um estomatologista. Manifestações extraglandulares devem ser controladas com corticosteroides, hidroxicloroquina ou imunossupressores. Novas terapias têm mostrado resultados importantes e incluem o rituximabe (anti-CD20) e o apratuzumabe (anti-CD22); o primeiro é utilizado de forma mais ampla e é capaz de levar a uma redução significativa da atividade da doença.

O envolvimento ocular deve ser rigorosamente monitorado por um oftalmologista, de modo a evitar complicações do ressecamento ocular, como sensação de corpo estranho, ceratite e perda da acuidade visual. O uso de lubrificantes oculares em forma de colírio ou gel oftálmico reduz significativamente os sintomas, e casos mais extremos podem ser tratados com fechamento provisório ou definitivo dos pontos lacrimais.

A hipossalivação associada a SS deve ser tratada de forma individualizada, considerando sua intensidade e a capacidade do paciente de aderir ao trata-

TABELA 12.1.2 – **Envolvimento oral, ocular e sistêmico da síndrome de Sjögren**

Oral	Ocular	Sistêmico
Xerostomia	Xeroftalmia	Fadiga
Candidíase	Ardência	Artralgia
Despapilação lingual	Fotofobia	Fenômeno de Raynauld
Aumento das glândulas salivares	Sensação de corpo estranho	Xerose cutânea
Cárie rampante		Secura vaginal
Halitose		Candidíase vaginal
		Neuralgia periférica
		Doenças autoimunes
		Linfoma

TABELA 12.1.3 – Critérios de classificação da síndrome de Sjögren do Grupo de Consenso Americano e Europeu e do Colégio Americano de Reumatologia

GCAE, 2002	CAR, 2012
1. **Sintomas oculares** 2. **Sintomas orais** 3. **Sinais oculares** • Teste de Schirmer ou Escore de Rosa Bengala 4. **Histopatologia** • Escore de foco ≥ 1 5. **Envolvimento de glândulas salivares** • Sialometria • Sialografia • Cintilografia de glândulas salivares 6. **Autoanticorpos** • Anti-SSA ou Anti-SSB	1. **Autoanticorpos** • Anti-SSA e/ou Anti-SSB OU (FR + FAN com título ≥ 1:320) 2. **Histopatologia** • Escore de foco ≥ 1 3. **Escore de coloração ocular ≥ 3**
REGRAS DE CLASSIFICAÇÃO 1. **SSp** • Presença de 4 dos 6 itens, que deve incluir os itens 4 ou 6 • Presença de 3 dos 4 itens objetivos (itens 3, 4, 5 e 6) 2. **SSs** • Paciente com doença do tecido conectivo com presença dos itens 1 ou 2 além de 2 dos itens 3, 4 ou 5	REGRAS DE CLASSIFICAÇÃO 1. **Positividade para 2 dos 3 itens** 2. **Não avalia a forma secundária da doença**

Escore de foco = coleção de mais de 50 linfócitos (adjacentes a ácino de aparência normal) por área de 4 mm².
Escore de coloração ocular = método que considera o uso de 2 corantes oculares proposto especificamente para fins de avaliação do envolvimento ocular da SS.

Fonte: Vitali e colaboradores[1] e Shiboski e colaboradores.[2]

mento proposto. O uso de lubrificantes orais, ou saliva artificial, pode promover importante alívio sintomático; diversas formulações apresentam composições distintas com efeito e aceitação pelo paciente variáveis. O uso de chicletes sem açúcar e drogas sialogogas é um importante método para estimular o fluxo salivar. Soluções ou gel de flúor (em moldeira individualizada) são capazes de controlar a atividade de cárie. Os pacientes devem estar conscientes da importância de evitar alimentos ricos em açúcar, manter uma higiene bucal adequada e usar cremes dentais de alta concentração de flúor para um controle adequado da atividade de cárie. Ardência bucal e disgeusia normalmente estão associadas à candidíase, que deve ser tratada com antifúngicos tópicos ou sistêmicos. Outra alteração eventualmente observada na SS é a sialoadenite bacteriana retrógrada, que deve ser tratada com antibióticos e estimulação do fluxo salivar.

O prognóstico da SS varia grandemente de acordo com seu envolvimento sistêmico. Contudo, mesmo formas mais leves da doença promovem importante alteração da qualidade de vida.

12.2 Neoplasias benignas

PABLO AGUSTIN VARGAS

As neoplasias de glândulas salivares representam um grupo heterogêneo de lesões que corresponde aproximadamente entre 3 a 10% de todas as neoplasias de cabeça e pescoço. Segundo a OMS,[1] a incidência global anual destas neoplasias varia entre 0,4 e 13,5 casos a cada 100 mil habitantes. Entretanto, algumas vezes, a incidência e a frequência destas neoplasias podem apresentar pequenas diferenças dependendo da região geográfica em que ocorrem. As neoplasias benignas (75%) são mais frequentes que as malignas (25%). A incidência das neoplasias salivares benignas praticamente não varia conforme o tipo de glândula salivar, exceção feita ao tumor de Warthin (TW), que ocorre quase exclusivamente na parótida, e ao adenoma canalicular (AC), que afeta principal-

OBJETIVO DE APRENDIZAGEM

• Conhecer as neoplasias benignas que acometem as glândulas salivares, como o adenoma pleomorfo, o tumor de Whartin e o adenoma canalicular

mente as GSMs labiais. A glândula sublingual é raramente afetada pelas neoplasias de glândulas salivares, sendo que as glândulas mais comumente afetadas são a glândula parótida e as GSMs localizadas na região palatina.

As neoplasias benignas tendem a ocorrer em pacientes adultos entre a quarta e a quinta década de vida, sendo raramente observadas em crianças e adolescentes. A maioria dos tumores salivares benignos é de origem epitelial (adenomas), sendo os mais comuns o adenoma pleomorfo (AP), o TW e o AC. Entre as neoplasias benignas, o AP pode sofrer processo de malignização para carcinoma ex-AP.

ADENOMA PLEOMORFO

Este tumor apresenta uma discreta predileção por mulheres e pode ocorrer em qualquer faixa etária, com preferência pela quarta e quinta décadas de vida. Em relação ao sítio, ocorre preferencialmente na parótida (FIG.12.2.1), seguida de palato, glândula submandibular, lábio e mucosa jugal. Ainda não há um fator etiológico claro relacionado ao desenvolvimento do AP.

Clinicamente, o AP se apresenta como nódulo solitário não doloroso, fixo na maioria das vezes, de consistência endurecida e crescimento lento (de 1 ano a décadas), medindo em média 3 cm de diâmetro no momento do diagnóstico; porém, caso o paciente não procure tratamento, o AP pode atingir dimensões maiores que 10 cm de diâmetro, levando a uma deformidade facial (FIG. 12.2.2).

Macroscopicamente, o AP é encapsulado nas glândulas salivares maiores e parcialmente encapsulado nas GSMs. Microscopicamente, é composto por células epiteliais (estruturas ductais) e mioepiteliais (plasmocitoides) distribuídas em vários padrões morfológicos com áreas de diferenciação mesenquimal (condromixoide). Em 37% dos casos, predomina o componente epitelial; em 52%, há predomínio do componente mesenquimal; nos demais 11%, ambos os componentes são distribuídos na mesma proporção. Quando há predomínio de células plasmocitoides, principalmente em AP palatino, devem-se encontrar áreas ductais ou mixoides para a emissão do diagnóstico de AP. As células epiteliais formam estruturas ductais associadas a células não ductais, apresentando formas variáveis (FIG. 12.2.3). O estroma pode apresentar diferenciação mixoide, hialino, cartilaginoso, ósseo e calcificações (FIG. 12.2.4).

Também podem ser observadas no AP células fusiformes, claras, escamosas (pérolas córneas), basaloides, cúbicas, oncocíticas e células produtoras de muco distribuídas em um padrão morfológico trabecular, ductal, cístico e sólido. Algumas vezes, podem ser encontradas áreas de fibrose ou necrose, provavelmente derivadas da realização prévia de uma punção aspirativa por agulha fina. O índice de proliferação celular (Ki-67 ou Mcm-2) é normalmente baixo, não ultrapassando os 10% de proliferação, e 2% dos casos podem apresentar algum grau de atipia celular.

Basicamente, o tratamento do AP consiste em remoção cirúrgica completa da lesão. Na parótida, dependendo do tamanho e da localização do tumor (lobo superficial ou lobo profundo), pode ser realizada a parotidectomia superficial (mais comum) ou total, e sempre que possível tenta-se preservar o nervo facial.

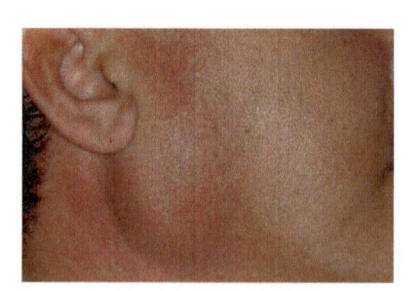

Figura 12.2.1 – Aspectos clínicos do AP acometendo glândula salivar maior. Neste caso, a lesão nodular de consistência fibrosa acometia a glândula parótida direita.

LEMBRETE

No palato, o AP pode causar disfagia e acarretar a destruição do osso palatino.

SAIBA MAIS

Cerca de 8% dos AP podem recidivar, provavelmente devido à remoção incompleta da lesão.

LEMBRETE

O AP é a neoplasia mais comum que acomete as glândulas salivares maiores e menores, sendo responsável por cerca de 50 a 70% de todos os tumores de glândulas salivares.

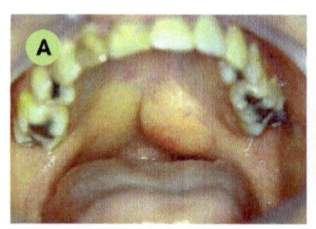

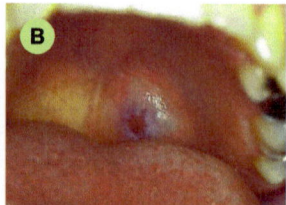

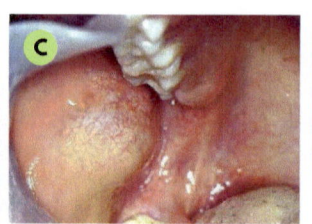

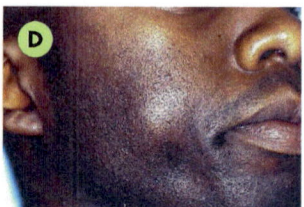

Figura 12.2.2 – Aspectos clínicos do AP. (A) Tumefação de superfície lisa assintomática em região anterior de palato mole, lado esquerdo. (B) Tumefação com superfície ulcerada em palato mole/duro. (C)Tumefação em mucosa jugal direita com superfície exibindo telangiectasias. (D) Aspecto extraoral do caso exibido em C demonstrando a tumefação visível na face do lado direito do paciente.

Na glândula submandibular, remove-se completamente o AP juntamente com a glândula. A remoção do AP em GSMs é feita através de enucleação total da lesão.

A radioterapia não é recomendada para o tratamento de AP. Este tumor possui um excelente prognóstico desde que o tumor seja removido completamente. O índice de recidiva é baixo, mas é necessário dar atenção especial a estes casos, pois APs recidivados podem progredir para carcinoma ex-AP.

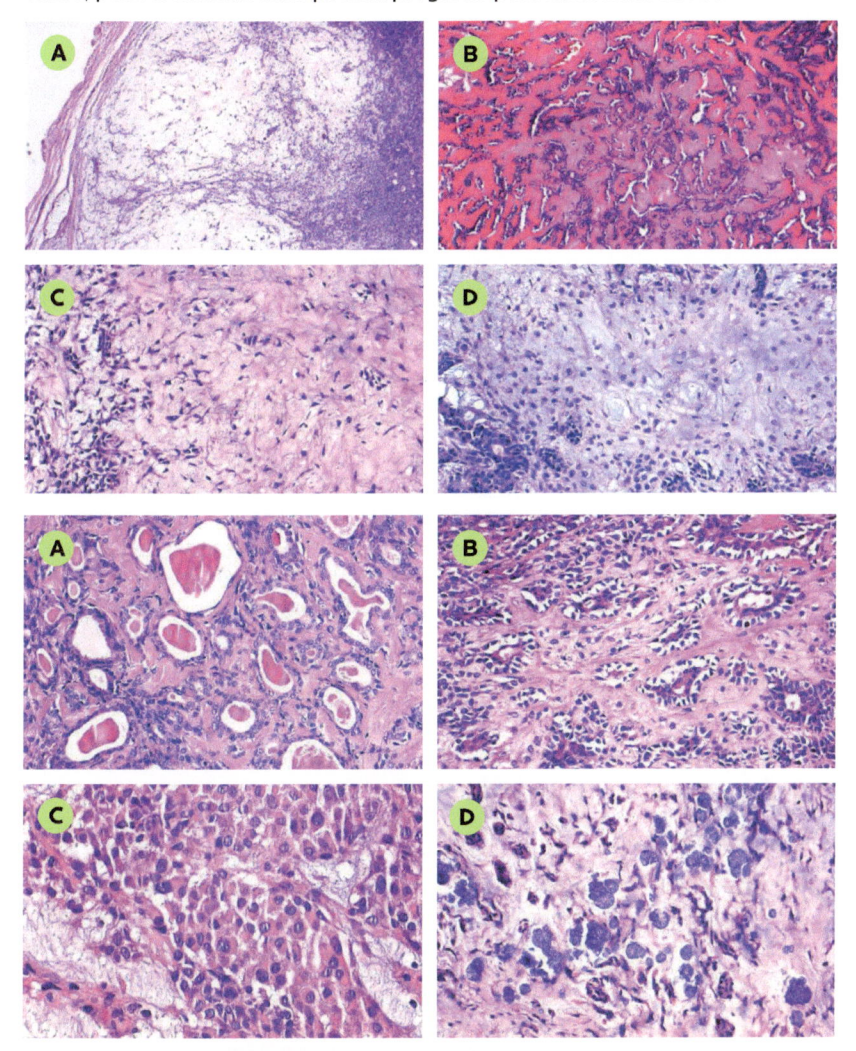

Figura 12.2.3 – Aspectos microscópicos do AP. (A) Presença de cápsula fibrosa circundando o tumor que contém uma área de estroma com aspecto mixoide seguida de uma região hipercelularizada (margem direita da imagem). (B) Intensa hialinização do estroma também é uma característica frequentemente identificada em AP. (C) Estroma com aspecto mixoide. (D) Áreas condroides podem ser observadas no AP. (HE, A 50X; B 100X; C e D 200X)

Figura 12.2.4 – Aspectos microscópicos do AP. (A) Presença de estruturas ductais circundadas por uma camada de células epiteliais luminais contendo material eosinofílico em seu interior. (B) O padrão de organização epitelial (células luminais com citoplasma eosinofílico) –mioepitelial (camada externa de células contendo citoplasma claro) também pode ser encontrado em AP. (C) Células mioepiteliais apresentando núcleo deslocado para periferia em um citoplasma amplo e eosinofílico apresentando o aspecto de células plasmocitoides, são comuns no AP. (D) Pseudorrosetas de colágeno levemente basofílicas podem ser identificadas em uma pequena parcela de casos. (HE, A 50X; B 100X; C e D 200X)

TUMOR DE WHARTIN

Tumor de Whartin (TW) é a segunda neoplasia benigna mais comum das glândulas salivares (8 a 13% dos tumores parotídeos). Acomete quase exclusivamente a parótida, principalmente na região caudal, mas, segundo a literatura científica, pode ocorrer em linfonodos extraparotídeos.

O TW acomete três vezes mais homens do que mulheres, principalmente fumantes entre a quinta e a oitava década de vida. Cerca de 10% destes tumores são multifocais e 8% são bilaterais. A maioria dos TW é nodular, encapsulada, indolor, de consistência firme ou flutuante à palpação, com 1,5 a 7,5 cm de diâmetro (4 cm em média); porém, há relatos em que o tumor atingiu 20 cm de diâmetro.

A patogenia continua incerta, mas acredita-se que o TW possa se originar de restos salivares ectópicos presentes nos linfonodos intraparotídeos. Em um trabalho que realizamos com pacientes autopsiados que foram a óbito devido à

LEMBRETE

Tumor de Wartin extraparotídeo é extremamente raro sendo que, pessoalmente, nunca diagnosticamos um caso desse tipo em nosso serviço; porém, cistoadenoma papilífero não é infrequente em GSMs.

Figura 12.2.5 – TW. (A) Tumefação assintomática de consistência fibrosa em região parotídea, lado direito. (B) Aspecto microscópico exibindo predomínio do limitante epitelial composto de células oncocíticas adjacentes ao estroma linfoide. (C) Formação de centros germinativos no estroma linfoide é frequentemente encontrada. (D) O limitante epitelial é formado por duas camadas de células oncocíticas colunares que exibem núcleos polarizados; a camada superficial possui núcleos hipercromáticos, enquanto a camada basal revela núcleos arredondados com cromatina menos condensada. (HE, B 50X; C 100X; D 400X)

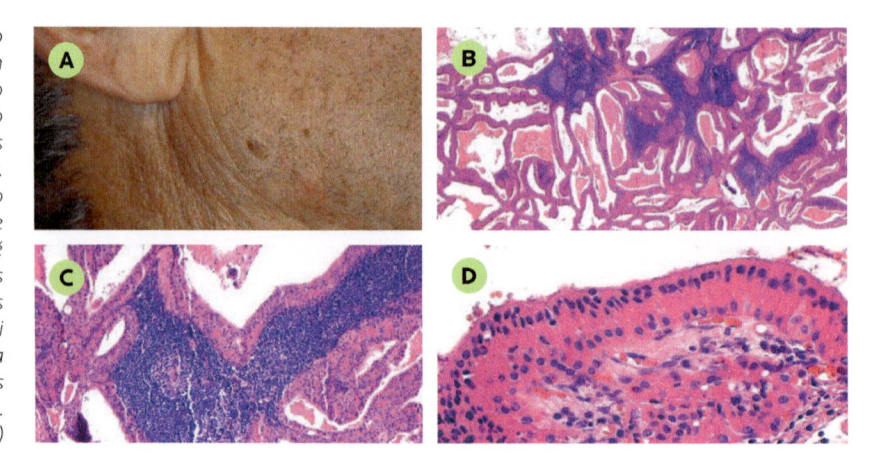

Aids, encontramos um caso de TW surgindo em linfonodo intraparotídeo sem apresentar repercussão clínica no momento do óbito do paciente. Este achado corrobora a hipótese de que as estruturas salivares e linfoides provavelmente são os precursores histogenéticos do TW.

Macroscopicamente, o tumor apresenta áreas acinzentadas com espaços císticos preenchidos por secreção serosa ou mucinosa, podendo ter consistência semissólida. Microscopicamente, estes espaços são revestidos por uma dupla camada de células epiteliais cuboidais ou poligonais oncocíticas, as quais são ricas em mitocôndrias, denso estroma linfoide com centros germinativos e projeções papilíferas; ocasionalmente, metaplasia escamosa pode ser observada (FIG. 12.2.5). Os linfonodos intraparotídeos são muitas vezes invadidos por elementos glandulares, principalmente ductos estriados, que se misturam com o tecido linfoide.

O tratamento do TW é similar ao do AP, isto é, remoção cirúrgica completa da lesão, podendo ser realizada a parotidectomia superficial ou total, e sempre que possível tenta-se preservar o nervo facial. O TW apresenta um excelente prognóstico pós-operatório, recorrências não são esperadas, e há pouquíssimos relatos de transformação maligna desta lesão. Em nossa experiência nunca diagnosticamos uma transformação maligna de TW.

ADENOMA CANALICULAR

Acredita-se que esta neoplasia derive exclusivamente da porção ductal excretora do sistema de ductos das glândulas salivares, sendo, desta forma, desprovida de células mioepiteliais/basais na sua composição celular.

Estudos epidemiológicos mais recentes têm atribuído ao adenoma canalicular (AC) uma frequência aproximada de 2 a 10% das neoplasias de glândulas salivares, sendo esta variação comumente atribuída a diferenças metodológicas observadas nos diferentes levantamentos.

O AC revela um curso clínico indolente com crescimento lento e longo tempo de evolução, não causando qualquer sintomatologia dolorosa aos pacientes. Os indivíduos são afetados principalmente na sétima década de vida, e uma discreta predileção pelo sexo feminino parece estar presente.

Um nódulo de tamanho variável, de superfície lisa, coloração semelhante à da mucosa de revestimento adjacente e consistência fibrosa é a apresentação clínica mais comum. O lábio superior é a região anatômica mais afetada, seguida em menor frequência pelo palato e mucosa jugal. Apesar de o tumor ser geralmente único, com frequência são descritas lesões bilaterais ou múltiplas.

Macroscopicamente, o AC apresenta-se como uma lesão sólida e homogênea. Na maioria dos casos, seus aspectos histopatológicos não representam um desafio diagnóstico, sendo a lesão composta por cordões de

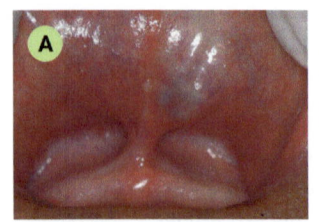

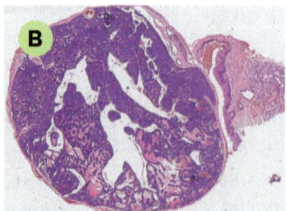

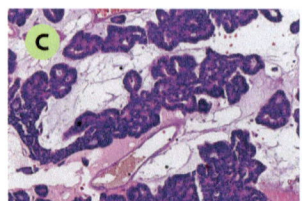

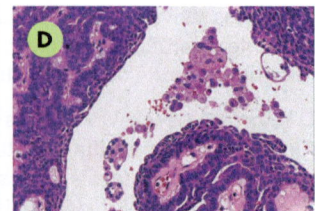

Figura 12.2.6 – Aspectos clínico e microscópicos de AC. (A) Apresentação clínica do tumor exibindo nódulo assintomático, de coloração semelhante à mucosa, localizado em lábio superior próximo ao freio labial. (B) Imagem microscópica em pequeno aumento mostrando a íntima relação entre a neoplasia e o epitélio de superfície. A lesão apresenta-se bem delimitada com cápsula fibrosa periférica. (C) As células neoplásicas arranjam-se em cordões compostos por apenas uma camada celular. O estroma é bastante frouxo com inúmeros vasos sanguíneos de diferentes calibres. (D) Macrófagos espumosos são comumente identificados como um componente estromal deste tumor. (HE, B 50X; C 100X; D 200X)

células neoplásicas colunares a cuboidais que exibem citoplasma eosinofílico abundante e núcleo oval de tamanho uniforme e pequenos nucléolos evidentes **(FIG. 12.2.6)**. Os cordões celulares possuem apenas uma camada celular, estando estas camadas posicionadas de forma oposta umas às outras, ou mais afastadamente entre si, o que origina um padrão pseudocístico característico desta lesão. Áreas de maior densidade celular com a presença de células com formato basaloide podem ser identificadas. Atipias celulares e figuras de mitose estão comumente ausentes. O estroma da lesão possui um proeminente componente vascular, assim como tecido conectivo arranjado frouxamente, contendo fibroblastos e escassos macrófagos espumosos. Reações imuno-histoquímicas negativas para marcadores de células mioepiteliais como p63, actina de músculo liso e citoqueratinas de alto peso molecular confirmam a ausência deste componente celular na composição do AC e servem como auxiliares na sua diferenciação diagnóstica em relação ao adenoma de células basais nos casos com dificuldade diagnóstica no HE.

O tratamento do AC compreende a remoção cirúrgica conservadora da lesão. Recorrências não são esperadas e, quando presentes, provavelmente representam uma deficiência do procedimento cirúrgico primário ou uma lesão multifocal, sendo, portanto, o prognóstico excelente para este tumor benigno.

> **ADENOMA CANALICULAR**
>
> Tumor epitelial benigno diagnosticado principalmente em GSMs da cavidade oral.
>
> **SAIBA MAIS**
>
> Durante muitos anos o AC foi descrito como uma variante do adenoma de células basais e, por isto, estas duas entidades foram agrupadas sob a denominação de adenomas monomórficos, sendo aceitas de forma independente apenas com a publicação da segunda edição da classificação de tumores de glândulas salivares da OMS,[1] apesar de o termo AC já ter sido utilizado desde 1955 por Bhaskar e Weinmann.[2]

12.3 Neoplasias malignas

ALBINA M. ALTEMANI

As neoplasias malignas de glândulas salivares são mais raras que as benignas, correspondendo a 0,5% dos cânceres em geral e a 5% daqueles que acometem cabeça e pescoço. A incidência de neoplasia maligna varia conforme a glândula salivar. Na parótida, 15 a 30% dos tumores são malignos; na glândula submandibular, 40%; na sublingual, 70 a 90%; e nas GSMs, cerca de 50%. Em algumas glândulas menores, como as linguais e retromolares, 100% dos tumores são malignos.

As neoplasias malignas tendem a ocorrer em pacientes mais velhos, sendo raramente observadas em crianças e adolescentes. A maioria dos tumores salivares malignos é de origem epitelial (carcinomas), e existe uma larga variedade de tipos histológicos, sendo que os mais comuns são o carcinoma mucoepidermoide (CME) e o carcinoma adenoide cístico (CAC). Alguns tipos de tumores salivares ocorrem principalmente na cavidade oral, sendo que o adenocarcinoma polimórfico de baixo grau (APBG) acomete quase exclusivamente essa região. As neoplasias com tamanho maior que 4 tendem a ter pior prognóstico.

> **OBJETIVO DE APRENDIZAGEM**
>
> - Estudar as neoplasias malignas que acometem as glândulas salivares, como o carcinoma mucoepidermoie, o carcinoma adenoide cístico e o adenocarcinoma polimórfico de baixo grau.
>
> **ATENÇÃO**
>
> Para todos os tipos histológicos de carcinomas salivares, o estadiamento da neoplasia é um importante fator prognóstico.

CARCINOMA MUCOEPIDERMOIDE

Acomete principalmente mulheres e, embora seja predominante entre a terceira e a sétima década de vida, é a neoplasia salivar maligna mais comum entre crianças. Em relação ao sítio, ocorre em frequências semelhantes em glândulas maiores (preferencialmente na parótida) e menores (preferencialmente no palato). Quanto à etiologia, o tratamento radioterápico prévio é um fator relevante, com um período de 7 a 32 anos de latência entre a exposição e o aparecimento do CME.

A apresentação clínica do CME varia com a localização da lesão (glândula maior ou menor) e com o grau histológico da neoplasia **(FIG. 12.3.1)**. Nas glândulas maiores, o CME de baixo grau geralmente se apresenta como nódulo solitário não doloroso, de crescimento lento (de um ano a décadas) **(FIG. 12.3.2)**. Em contraste, o CME de alto grau tende a formar massa dolorosa, que aumenta rapidamente de volume. Nas glândulas menores, o tumor pode causar dor, disfagia e parestesia.

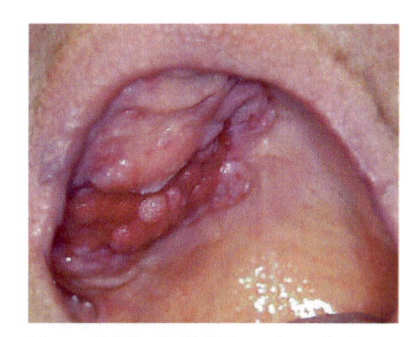

Figura 12.3.1 – CME. Extensa tumefação em palato duro exibindo superfície irregular eritematosa.

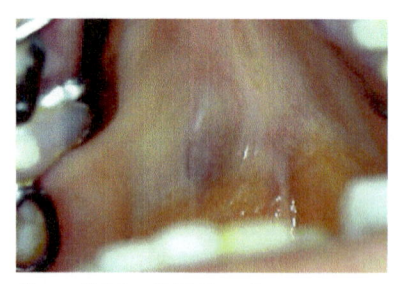

Figura 12.3.2 – CME. Tumefação em palato duro de superfície lisa e coloração azulada frequentemente associada ao subtipo de baixo grau do tumor.

Macroscopicamente, o CME pode apresentar áreas císticas com conteúdo mucoide; os limites são imprecisos ou, em áreas, bem demarcados e com cápsula incompleta. Microscopicamente, é composto por uma mistura de células escamosas, intermediárias e mucosas, em proporções variáveis **(FIG. 12.3.3)**. As células intermediárias são pequenas, com núcleo basófilo e citoplasma eosinófilo, ou maiores, com núcleo vesicular e citoplasma mais abundante. Entre as células escamosas não é comum observar queratinização, porém esse evento ocorre em lesões inflamadas.

O CME apresenta vários padrões de crescimento: cístico, glandular, sólido, cordonal e papilífero. Nos sistemas de gradação são valorizados: proporção de espaços císticos em relação ao crescimento sólido, proporção de tipos celulares, grau de anaplasia nuclear, necrose, mitoses, invasão de nervos e ossos.

A neoplasia de baixo grau caracteriza-se pela presença de cistos, geralmente grandes, revestidos por uma mistura de células mucosas, intermediárias e epidermoides, com predomínio das mucosas **(FIG. 12.3.4)**. Pleomorfismo celular, mitoses e necrose estão ausentes.

O tumor de alto grau mostra proliferação celular predominantemente sólida com atipias acentuadas que podem simular carcinoma de células escamosas (epidermoide), pois as células mucosas são escassas e difíceis de serem identificadas, necessitando de colorações histoquímicas para muco **(FIG. 12.3.5)**. A atividade mitótica é elevada, e podem ser encontradas necrose, hemorragia e invasão neural.

O tratamento do CME tem relação com o estadiamento e com o grau histológico do tumor. Para o CME de baixo grau é indicada a remoção cirúrgica completa da lesão, com margens livres e, apenas em casos com suspeita de metástase linfonodal, é acrescentado o esvaziamento cervical. Nos CMEs de alto grau, além da remoção cirúrgica com margens livres, o esvaziamento cervical é geralmente incluído no tratamento, devido à alta frequência de metástase linfonodal. A radioterapia pós-operatória é recomendada para tumores com estadiamento alto, particularmente para CME de alto grau com margens comprometidas.

Quanto ao prognóstico, a frequência de mortalidade nos tumores de baixo grau é 0%, enquanto naqueles de alto grau varia de 46 a 65%. Recentemente, mostrou-se que muitos CME apresentam a translocação t(11; 19) (q21;p13), e o oncogene derivado dessa fusão foi denominado *MECT1-MAML2*. A proteína resultante desse oncogene é detectada em todos os três tipos principais de células do CME, e os pacientes positivos para a proteína de fusão apresentam um risco significativamente menor de recidiva local, metástases e morte relacionada ao tumor.

LEMBRETE

A gradação histológica do CME é importante, pois tem correlação com o prognóstico e deve constar do laudo diagnóstico.

Figura 12.3.3 – CME. (A-B) Carcinoma constituído por uma mistura de células escamosas, intermediárias e mucosas. (B) Observa-se ausência de atipias celulares nas células intermediárias e mucosas.

Figura 12.3.4 – (A-B) CME de baixo grau contendo cistos grandes, revestidos por uma mistura de células mucosas, intermediárias e epidermoides. (B) Nota-se predomínio de células mucosas revestindo os cistos.

Figura 12.3.5 – (A-B) CME de alto grau. Observar proliferação celular predominantemente sólida na submucosa. O epitélio escamoso de revestimento da mucosa apresenta-se hiperplásico. (B) Observam-se as atipias acentuadas que podem simular carcinoma de células escamosas (epidermoide). As células com citoplasma vacuolado são as mucosas.

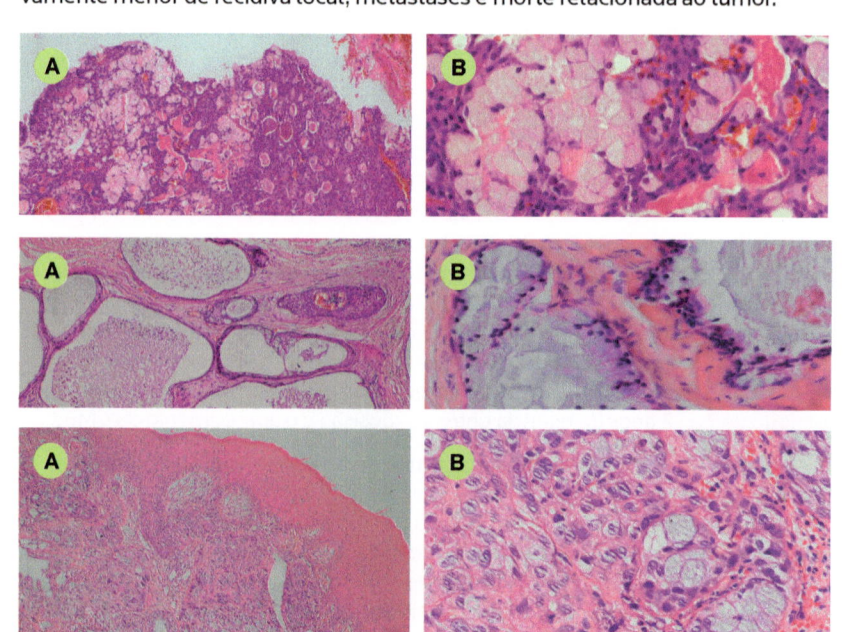

CARCINOMA ADENOIDE CÍSTICO

CAC corresponde a cerca de 10% das neoplasias malignas da glândula salivar, afeta igualmente homens e mulheres e ocorre em uma larga faixa etária, com predomínio entre a quinta e a sexta década de vida. Entre as glândulas maiores, é a neoplasia maligna mais comum da submandibular, e representa quase a metade das neoplasias epiteliais das glândulas menores, sendo que as mais acometidas são as do palato. Quanto à etiologia, não há fatores predisponentes conhecidos.

Clinicamente, os sintomas variam de acordo com o local do tumor, mas, em geral, a neoplasia cresce lentamente, podendo causar dor e paralisia de nervo craniano devido à frequente infiltração do perineuro. O CAC é extensamente infiltrativo; portanto, comumente a massa tumoral apresenta fixação aos tecidos adjacentes e/ou ulcera a mucosa suprajacente (FIG. 12.3.6).

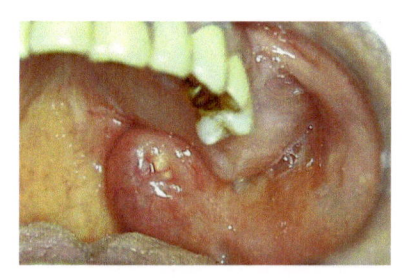

Figura 12.3.6 – CAC. Lesão tumoral em palato mole de consistência fibrosa e superfície lisa, exibindo evidente telangiectasia superficial.

Macroscopicamente, o tumor é sólido, brancacento, não encapsulado e infiltra o parênquima adjacente. Microscopicamente, é constituído por células epiteliais e mioepiteliais (FIG. 12.3.7), com predominância das últimas, as quais têm aspecto histológico basaloide, semelhante ao das células do carcinoma basocelular da pele.

As células carcinomatosas apresentam-se sob três padrões de crescimento: cribriforme, tubular e sólido.

Arranjo cribriforme: é o mais comum. As células mioepiteliais formam agrupamentos sólidos que contêm espaços pseudocísticos em seu interior, o que lhes confere o aspecto de queijo suíço. Os espaços pseudocísticos são porções do estroma circundadas pelas células neoplásicas (FIG. 12.3.8).

Arranjo tubular: a dupla população celular epitelial e mioepitelial é mais evidente; as primeiras têm citoplasma eosinófilo e revestem pequenas luzes, enquanto as mioepiteliais são mais externas e possuem citoplasma claro e núcleos angulosos (FIG. 12.3.7).

Arranjo sólido: As células mioepiteliais basaloides formam agrupamentos de vários tamanhos e formatos, com pouca tendência a estruturar espaços císticos ou túbulos (FIG. 12.3.9).

Em um mesmo tumor, geralmente encontram-se os três tipos de arranjo, sendo o diagnóstico do subtipo histológico dado pelo componente predominante. Do ponto de vista imuno-histoquímico, as células mioepiteliais são positivas para actina músculo liso (FIG. 12.3.7B), p63, vimentina, calponina e citoqueratina (em intensidade fraca), enquanto as epiteliais são positivas para citoqueratinas (pancitoqueratina, CK-7, CK-14, CK-18, CK-19), proteína S-100, EMA e CEA. Além desses marcadores, Ckit (CD-117) pode ser intensamente positivo no CAC.

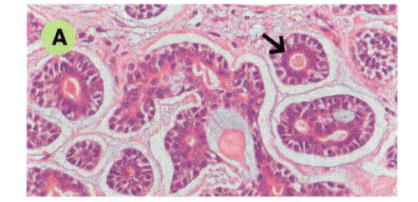

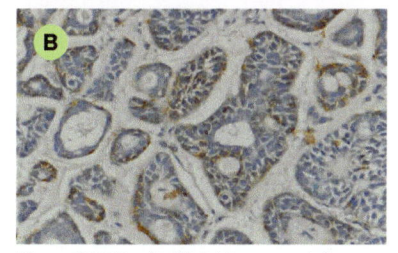

Figura 12.3.7 – (A-B) CAC com padrão tubular de crescimento. Observar a dupla população celular: as células mioepiteliais são mais externas e apresentam núcleo hipercromático e angulado; as células epiteliais formam uma camada que reveste a luz ductal (seta). (B) As células mioepiteliais são coradas pelo anticorpo antiactina de músculo liso (cor marrom).

O tratamento do CAC é a ressecção cirúrgica ampla com margens livres. A radioterapia não é curativa, mas é útil para controlar doença microscópica residual após a cirurgia, como tratamento da recidiva local ou como tratamento

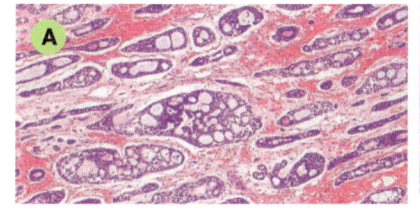

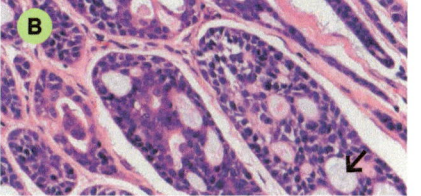

Figura 12.3.8 – (A-B) CAC com padrão de crescimento cribriforme. As células mioepiteliais formam agrupamentos que contêm espaços pseudocísticos em seu interior, conferindo o aspecto de queijo suíço. (B) Os espaços pseudocísticos são porções do estroma circundadas pelas células neoplásicas (seta).

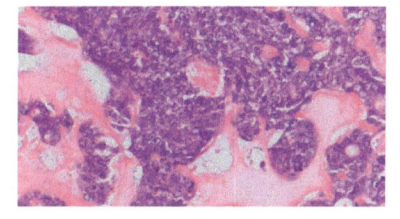

Figura 12.3.9 – CAC com padrão de crescimento sólido. As células mioepiteliais basaloides formam agrupamentos com pouca tendência a estruturar espaços císticos ou túbulos.

paliativo para neoplasias não ressecáveis. Devido ao caráter amplamente infiltrativo do CAC, a recidiva local não é um evento raro.

Quanto ao prognóstico, a ressecção incompleta do tumor na primeira cirurgia, o arranjo histológico predominantemente sólido, a doença recidivante e as metástases a distância são fatores associados com pior evolução. A metástase linfonodal é menos frequente que a distante, que afeta particularmente o pulmão. Apesar do curso longo e indolente, o CAC apresenta alta taxa de mortalidade após 10 a 20 anos de sobrevida.

ADENOCARCINOMA POLIMÓRFICO DE BAIXO GRAU

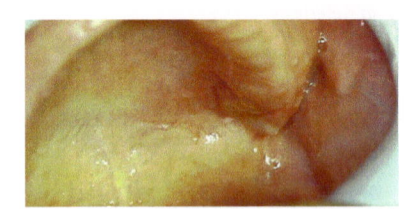

Fig. 12.3.10 – APBG. Discreta tumefação em região posterior de palato duro com telangiectasias.

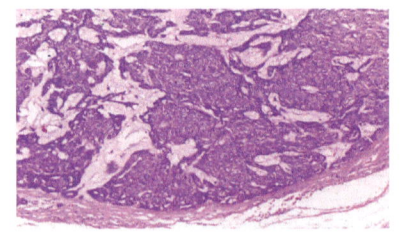

Figura 12.3.11 – APBG. A neoplasia forma agrupamentos sólidos, tendo de permeio estroma mucoide.

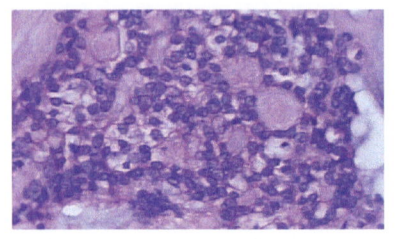

Figura 12.3.12 – APBG. Observar os núcleos uniformes, sendo a cromatina fina, clara e homogênea.

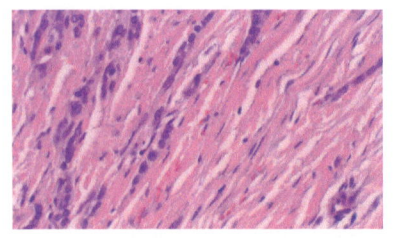

Figura 12.3.13 – APBG. Notar a infiltração carcinomatosa em forma de células isoladas formando fila indiana na periferia do tumor.

O reconhecimento do APBG ocorreu em 1983, quando também foi denominado de carcinoma do ducto terminal. Trata-se de uma neoplasia de baixo grau de malignidade que ocorre quase exclusivamente na cavidade oral, sendo o segundo tumor maligno mais frequente nessa região. A maioria deles é encontrada no palato. O APBG corresponde a 8% das neoplasias das GSMs e a 19% quando se consideram apenas as neoplasias malignas. Acomete mais mulheres que homens, em uma larga faixa etária, mas com pico de incidência entre a sexta e a oitava década de vida. Quanto à etiologia, não há fatores predisponentes conhecidos.

Clinicamente apresenta-se como massa ou tumefação não dolorosa (FIG. 12.3.10). Menos frequentemente pode ocorrer odinofagia e otalgia. O crescimento é geralmente lento, e os sintomas variam de semanas a décadas (20 a 30 anos de história).

Macroscopicamente, o tumor apresenta-se como lesão circunscrita, porém não encapsulada. Microscopicamente, caracteriza-se por padrão arquitetural variado (polimórfico), com áreas sólidas, tubulares, cribriformes, trabeculares, císticas e papilíferas; os núcleos são uniformes, sendo a cromatina fina, clara e homogênea; mitoses são raras (FIGS. 12.3.11 / 12.3.12). A neoplasia tem crescimento infiltrativo, sendo muito comum a infiltração carcinomatosa em forma de células isoladas formando fila indiana na periferia do tumor (FIG. 12.3.13) ou em forma de diminutas estruturas ductais revestidas por uma única camada celular. Outros achados frequentes no tumor são: arranjo celular enrodilhado em forma de alvo em torno de nervo ou vaso, estroma tumoral mucoide/hialino e infiltração carcinomatosa perineural.

O tratamento é a remoção cirúrgica completa da lesão com margens livres; a ressecção cervical é realizada apenas se há suspeita de metástases linfonodais. A radioterapia pode ser usada quando as margens cirúrgicas estão comprometidas por tumor ou há recidiva da lesão.

O prognóstico após remoção cirúrgica completa é bom, porém recidivas aparecem em 25% dos casos e às vezes muitos anos após o tratamento inicial. Metástases em linfonodos regionais ocorrem em 10% dos pacientes, mas metástases a distância e morte atribuída ao tumor são raras.

Referências

CAPÍTULO 1 – INFLAMAÇÃO

Capítulo 1.1 – Inflamação e reparação

Leituras Recomendadas

Ammirati E, Moroni F, Pedrotti P, Scotti I, Magnoni M, Bozzolo EP, et al. Non-invasive imaging of vascular inflammation. Front Immunol. 2014;18;5:399.

Adefuye A, Katz AA, Sales KJ. The regulation of inflammatory pathways and infectious disease of the cervix by seminal fluid. Patholog Res Int. 2014;2014:748740.

Rose CD, Neven B, Wouters C. Granulomatous inflammation: the overlap of immune deficiency and inflammation. Best Pract Res Clin Rheumatol. 2014;28(2):191-212.

Kendall RT, Feghali-Bostwick CA. Fibroblasts in fibrosis: novel roles and mediators. Front Pharmacol. 2014;27;5:123.

Wang J, Arase H. Regulation of immune responses by neutrophils. Ann N Y Acad Sci. 2014;1319:66-81.

Capítulo 1.2 – Lesões periapicais e doença periodontal

Referência

1. Brasil. Ministério da Saúde. Pesquisa nacional de saúde bucal: principais resultados [Internet]. Brasília: MS; 2012 [capturado em 09 set. 2015]. Disponível em: http://bvsms.saude.gov.br/bvs/publicacoes/pesquisa_nacional_saude_bucal.pdf

Leituras Recomendadas

Cekici A, Kantarci A, Hasturk H, Van Dyke TE. Inflammatory and immune pathways in the pathogenesis of periodontal disease. Periodontol 2000. 2014;64(1):57-80.

Nadalin MR, Fregnani ER, Silva-Sousa YT, Cruz Perez DE. Presence of myofibroblasts and matrix metalloproteinase 2 in radicular cysts, dentigerous cysts, and keratocystic odontogenic tumors: a comparative immunohistochemical study. J Endod. 2012;38(10):1363-7.

Nair PN. New perspectives on radicular cysts: do they heal? Int Endod J. 1998;31(3):155-60.

Nair PN. Pathogenesis of apical periodontitis and the causes of endodontic failures. Crit Rev Oral Biol Med. 2004;15(6):348-81.

Santos LC, Vilas Bôas DS, Oliveira GQ, Ramos EA, Gurgel CA, Santos JN. Histopathological study of radicular cysts diagnosed in a Brazilian population. Braz Dent J. 2011;22(6):449-54.

CAPÍTULO 2 – NEOPLASIAS E ONCOGÊNESE

Referências

1. International Agency for Research on Cancer. Globocan 2012: estimated câncer incidence, mortality and prevalence worldwide in 2012 [Internet]. Lyon: IARC; 2012 [capturado em 25 ago. 2015]. Disponível em: http://globocan.iarc.fr/.

2. Instituto Nacional de Câncer José Alencar Gomes da Silva. Estimativa 2014: incidência de câncer no Brasil [Internet]. Rio de Janeiro: INCA; 2014[capturado em 25 ago. 2015]. Disponível em: http://www.inca.gov.br/estimativa/2014/estimativa-24042014.pdf.

3. Union for International Cancer Control [Internet]. Geneva: UICC; c2015 [capturado em 25 ago. 2015]. Disponível em: http://www.uicc.org/.

4. Hanahan D, Weinberg RA. Hallmarks of cancer: the next generation. Cell. 2011;144(5):646-74.

5. Polanska H, Raudenska M, Gumulec J, Sztalmachova M, Adam V, Kizek R, et al. Clinical significance of head and neck squamous cell cancer biomarkers. Oral Oncol. 2014;50(3):168-77.

Leituras Recomendadas

Chammas R. Biologia do câncer: uma breve introdução. In: Hoff PMG, organizador. Tratado de oncologia. São Paulo: Atheneu; 2012. p. 3-7.

Kumar V, Abbas AK, Fausto N, Mitchell RN. Robbins: bases patológicas das doenças. 7. ed. Rio de Janeiro: Elsevier; 2005.

Rubin E, Rubin R, Aaronson S. Neoplasia. In: Rubin E, Gorstein F, Rubin R, Schwarting R, Strayer D. Rubin patologia: bases clinicopatológicas da medicina. 4. ed. Rio de Janeiro: Guanabara Koogan; 2006. p. 165-213.

Sobral LM, Bufalino A, Lopes MA, Graner E, Salo T, Coletta RD. Myofibroblasts in the stroma of oral cancer promote tumorigenesis via secretion of activin A. Oral Oncol. 2011;47(9):840-6.

CAPÍTULO 3 – DOENÇAS INFECCIOSAS

Referência

1. World Health Organization. WHO model prescribing information: drugs used in leprosy [Internet]. Geneva: WHO; 1998 [capturado em 09 set. 2015]. Disponível em: http://apps.who.int/medicinedocs/pdf/h2988e/h2988e.pdf

Leituras Recomendadas

Abreu e Silva MÀ, Salum FG, Figueiredo MA, Cherubini K. Important aspects of oral paracoccidioidomycosis--a literature review. Mycoses. 2013;56(3):189-99.

Alawi F. An update on granulomatous diseases of the oral tissues. Dent Clin North Am. 2013;57(4):657-71.

Bocca AL, Amaral AC, Teixeira MM, Sato PK, Shikanai-Yasuda MA, Soares Felipe MS Paracoccidioidomycosis: eco-epidemiology, taxonomy and clinical and therapeutic issues. Future Microbiol. 2013;8(9):1177-91.

Dave B, Bedi R. Leprosy and its dental management guidelines. Int Dent J. 2013;63(2):65-71.

Dineshshankar J, Sivakumar M, Karthikeyan M, Udayakumar P, Shanmugam KT, Kesavan G. Immunology of oral candidiasis J Pharm Bioallied Sci. 2014;6(Suppl 1):S9-S12.

Ferreira MS, Borges AS. Histoplasmosis. Rev Soc Bras Med Trop. 2009;42(2):192-8.

Ficarra G, Carlos R. Syphilis: the renaissance of an old disease with oral implications.Head Neck Pathol. 2009;3(3):195-206.

Grinde B. Herpesviruses: latency and reactivation – viral strategies and host response. J Oral Microbiol. 2013 Oct 25;5.

Guimarães AJ, Nosanchuk JD, Zancopé-Oliveira RM. Diagnosis of histoplasmosis. Braz J Microbiol. 2006;37(1):1-13.

Johnson NW. The mouth in HIV/AID: markers of disease status and management challenges of the dental profession. Aust Dent J. 2010;55 Suppl 1:85-102.

Kakisi OK, Kechagia AS, Kakisis IK, Rafailidis PI, Falagas ME. Tuberculosis of oral cavity: a systematic review. Eur J Oral Sci. 2010;118(2):103-9.

Marques SA. Paracoccidioidomycosis: epidemiological, clinical, diagnostic and treatment up-dating. An Bras Dermatol. 2013;88(5):700-11.

Patton LL. Oral lesions associated with human Immunodeficiency virus disease. Dent Clin North Am. 2013;57(4):673-98.

Prabhu SR, Wilson DF. Human papillomavirus and oral disease – emerging evidence: a review. Aust Dent J. 2013;58(1):2-10

Sand L, Jalouli J. Viruses and oral Cancer. Is there a link? Microbes Infect. 2014;16(5):371-8.

Singh A, Verma R, Murari A, Agrawal A. Oral candidiasis: An overview. J Oral Maxillofac Pathol. 2014;18(Suppl 1):S81-5.

Siqueira CS, Saturno JL, de Sousa SC, da Silveira FR. Diagnostic approaches in unsuspected oral lesions of syphilis. Int J Oral Maxillofac Surg.2014;43(12):1436-40. 2013;88(5):700-11.

Slots J. Oral viral infections of adults. Periodontol 2000. 2009;49:60-86.

Taheri JB, Mortazavi H, Moshfeghi M, Bakhshi M, Bakhtiari S, Azari-Marhabi S, et al. Oro-facial manifestations of 100 leprosy patients. Med Oral Patol Oral Cir Bucal. 2012;17(5):e728-32.

Worrall G. Herpes labialis. BMJ Clin Evid. 2009;2009. pii:1704.

CAPÍTULO 4 – DOENÇAS IMUNOLOGICAMENTE MEDIADAS

Capítulo 4. 1 – Líquen plano, eritema multiforme e lúpus eritematoso

Referência

1. Tan EM, Cohen AS, Fries JF, Masi AT, McShane DJ, Rothfield NF, et al. The 1982 revised criteria for the classification of systemic lupus erythematosus. Arthritis Rheum. 1982;25(11):1271-7.

Leituras Recomendadas

Berbert ALCV, Mantese SAO. Lúpus eritematoso cutâneo. Aspectos clínicos e laboratoriais. An Bras Dermatol. 2005;80(2):119-31.

Brennan MT, Valerin MA, Napenas JJ, Lockhart, PB. Oral manifestations of patients with lupus erythematosus. Dent Clin North Am. 2005;49(1):127-41.

Cigic L, Gavic L, Simunic M, Ardalic Z, Biocina-Lukenda D. Increased prevalence of celiac disease in patients with oral lichen planus. Clin Oral Investig. 2015;19(3):627-35.

De Rossi SS, Ciarrocca K. Oral lichen planus and lichenoid mucositis. Dent Clin North Am. 2014;58(2):299-313.

Edwards PC, Kelsch R. Oral lichen planus: clinical presentation and management. J Can Dent Assoc. 2002;68(8):494-9.

Eisen, D. The clinical manifestations and treatment of oral lichen planus. Dermatol Clin. 2003;21(1):79-89.

Fitzpatrick SG, Hirsch SÁ, Gordon SC. The malignant transformation of oral lichen planus and oral lichenoid lesions: a systematic review. J Am Dent Assoc. 2014;145(1):45-56.

Fortuna G, Brennan MT. Systemic lupus erythematosus: epidemiology, pathophysiology, manifestations, and management. Dent Clin North Am. 2013;57(4):631-55.

Gorouhi F, Davari, Fazel N. Cutaneous and mucosal lichen planus: a comprehensive review of clinical subtypes, risk factors, diagnosis, and prognosis. Scientific World Journal. 2014;2014:742826.

Hosni ÉS, Yurgel LS, Silva VD. DNA ploidy in oral lichen planus, determined by image cytometry. J Oral Pathol Med. 2010;39(3):206-11.

Ismail SB, Kumar SKS, Zain RB. Oral lichen planus and lichenoid reactions: etiopathogenesis, diagnosis, management and malignant transformation. J Oral Sci. 2007;49(2):89-106.

Kranti K, Seshan H, Juliet J. Discoid lupus erythematosus involving gingiva. J Indian Soc Periodontol 2012;1:126-128.

Lopez-Labady J, Villarroel-Dorrego M, Gonzalez N, Perez R, Henning MM. Oral manifestations of systemic and cutaneous lupus erythematosus in a Venezuelan population. J Oral Pathol Med. 2007;36(9):524-7.

Lourenço SV, Carvalho FRG, Boggio P, Sotto MN, Vilela MAC, Rivitti EA, et al. Lupus erythematosus: clinical and histopathological study of oral manifestations and immunohistochemical profile of the inflammatory infiltrate. J Cutan Pathol. 2007;34(7):558-64.

Lourenço SV, Resende ACB, Bologna SB, Nico MMS. Lichen planus sialadenitis: a mucosal analog of lichen planopilaris and lichen planoporitis. J Cutan Pathol. 2010;37(3):396-9.

Omar AAH, Hietanen J, Kero M, Lukinmma PL, Haagström J. Oral lichen planus and chronic junctional stomatitis: differences in lymphocyte subpopulations. Acta Odontol Scand. 2009;67(6):366-9.

Ortheu CH, Buchanan JAG, Hutchison I, Leigh IM, Bull RH. Systemic lupus erythematosus presenting with oral mucosal lesions: easily missed? Br J Dermatol. 2001;144(6):1219-23.

Pereira TSF, Alves JFCS, Gomes CC, Nascimento AR, Stoianoff MAR, Gomez RS. Kinetics of oral colonization by Candida spp. during topical corticotherapy for oral lichen planus. J Oral Pathol Med. 2014;43(8):570-5.

Ranginwala AM, Chalishazar MM, Panja P, Buddhdev KP, Kale HM. Oral discoid lupus erythematosus: A study of twenty-one case. J Oral Maxillofac Pathol. 2012;16(3):368-73.

Ribero SM, Stieger, Quaglino P, Hongang T, Bornstein MM, Naldi L, et al. Efficacy of topical tacrolimus for oral lichen planus: real-life experience in a retrospective cohort of patients with a review of the literature. J Eur Acad Dermatol Venereol. 2015;29(6):1107-13.

Schiødt M. Oral discoid lupus erythematosus. II. Skin lesions and systemic lupus erythematosus in sixty-six patients with 6--year follow-up. Oral Surg Oral Med Oral Pathol. 1984;57(2):177-80.

Schiødt M. Oral discoid lupus erythematosus. III. A histopathologic study of sixty-six patients. Oral Surg Oral Med Oral Pathol. 1984;57(3):281-93.

Simões DM, Fava M, Figueiredo MA, Salum FG, Cherubini K. Oral manifestations of lupus erythematosus: report of two cases. Gerodontology. 2013;30(4):303-8.

Smith CD, Cyr M. The history of lupus erythematosus. From Hippocrates to Osler. Rheum Dis Clin North Am. 1988;14(1):1-14.

van der Meij EH, Mast H, van der Waal I. The possible premalignant character of oral lichen planus and oral lichenoid lesions: a prospective five-year follow-up study of 192 patients. Oral Oncol. 2007;43(8):742-8.

van der Waal I. Oral potentially malignant disorders: Is malignant transformation predictable and preventable? Med Oral Patol Oral Cir Bucal. 2014;19(4):e386-90.

Vilar MJ, Sato EI. Estimating the incidence of systemic lupus erythematosus in a tropical region. Lupus. 2002;11(8):528-32.

Capítulo 4.2 – Afta, penfigoide e pênfigo

Leituras Recomendadas

Brocklehurst P, Tickle M, Glenny AM, Lewis MA, Pemberton MN, Taylor J, Walsh T, Riley P, Yates JM. Systemic interventions for recurrent aphthous stomatitis (mouth ulcers). Cochrane Database Syst Rev. 2012;9:CD005411.

Jurge S, Kuffer R, Scully C, Porter SR. Mucosal disease series. Number VI. Recurrent aphthous stomatitis.Oral Dis. 2006;12(1):1-21.

Leao JC, Ingafou M, Khan A, Scully C, Porter S. Desquamative gingivitis: retrospective analysis of disease associations of a large cohort. Oral Dis. 2008;14(6):556-60.

Porter SR, Leao JC.Review article: oral ulcers and its relevance to systemic disorders. Aliment Pharmacol Ther. 2005;21(4):295-306.

Ruocco V, Ruocco E, Lo Schiavo A, Brunetti G, Guerrera LP, Wolf R. Pemphigus: etiology, pathogenesis, and inducing or triggering factors: facts and controversies. Clin Dermatol. 2013;31(4):374-81.

Schmidt E, Zillikens D. Pemphigoid diseases.Lancet. 2013;381(9863):320-32.

Tsuruta D, Ishii N, Hashimoto T. Diagnosis and treatment of pemphigus. Immunotherapy. 2012;4(7):735-45.

Xu HH, Werth VP, Parisi E, Sollecito TP. Mucous membrane pemphigoid. Dent Clin North Am. 2013;57(4):611-30.

CAPÍTULO 5 – PROLIFERAÇÕES NÃO NEOPLÁSICAS E NEOPLASIAS BENIGNAS

Capítulo 5.1 – Proliferações não neoplásicas

Leituras Recomendadas

Angelopoulos AP. Pyogenic granuloma of the oral cavity: statistical analysis of its clinical features. J Oral Surg. 1971;29(12):840-7.

Buchner A, Hansen L. The histomorphologic spectrum of peripheral ossifying fibroma. Oral Surg Oral Med Oral Pathol. 1987;63(4):452-61.

Cuisia ZE, Brannon RB. Peripheral ossifying fibroma: a clinical evaluation of 134 pediatric cases. Pediatr Dent. 2001;23(3):245-8.

Damasceno LS, Gonçalves FS, Silva EC, Zenóbio EG, Souza PEA, Horta MCR. Processos proliferativos não neoplásicos gengivais. Perionews. 2011;5(2):169-176.

Giansanti JS, Waldron CA. Peripheral giant cell granuloma: review of 720 cases. J Oral Surg. 1969;27(10):787-91.

Katsikeris N, Kakarantza-Angelopoulou E, Angelopoulos AP. Peripheral giant cell granuloma. Clinicopathologic study of 224 new cases and review of 956 reported cases. Int J Oral Maxillofac Surg. 1988;17(2):94-9.

Kfir Y, Buchner A, Hansen LS. Reactive lesions of the gingival: a clinicalpathological study of 741 cases. J Periodontol. 1980;51(11):655-61.

Reddy V, Saxena S, Saxena S, Reddy M. Reactive hyperplastic lesions of the oral cavity: a ten year observational study on North Indian Population. J Clin Exp Dent. 2012;4(3):e136-40.

Tiffee JC, Aufdemorte TB. Markers for macrophage and osteoclast lineages in giant cell lesions of the oral cavity. J Oral Maxillofac Surg. 1997;55(10):1108-12.

Yuan K, Jin YT, Lin MT. The detection and comparison of angiogenesis-associated factors in pyogenic granuloma by immunohistochemistry. J Periodontol. 2000;71(5):701-9.

Zhang W, Chen Y, An Z, Geng N, Bao D. Reactive gingival lesions: a retrospective study of 2439 cases. Quintessence Int. 2007;38(2):103-10.

Capítulo 5.2 – Neoplasias benignas

Referências

1. Martins MD, Anunciato de Jesus L, Fernandes KP, Bussadori SK, Taghloubi SA, Martins MA. Intra-oral schwannoma: case report and literature review. Indian J Dent Res. 2009;20(1):121-5.

2. Curra M, Martins MD, Sant'ana Filho M, Martins MAT, Munerato MC. Tumor de células granulares: relato de dois caso. RPG Rev Pós Grad.2001;18(4):266-8.

Leituras sugeridas

Brennan TD, Miller AS, Chen SY. Lymphangiomas of the oral cavity: a clinicopathologic, immunohistochemical, and electron-microscopic study. J Oral Maxillofac Surg. 1997;55(9):932-5.

Corrêa PH, Nunes LC, Johann AC, Aguiar MC, Gomez RS, Mesquita RA. Prevalence of oral hemangioma, vascular malformation and varix in a Brazilian population. Braz Oral Res. 2007;21(1):40-5.

Nascimento GJ, Albuquerque Pires Rocha D, Galvão HC, Lisboa Lopes Costa A, Souza LB. A 38-year review of oral schwannomas and neurofibromas in a Brazilian population: clinical, histopathological and immunohistochemical study. Clin Oral Investig. 2011;15(3):329-35.

Sabarinath B, Sivaramakrishnan M, Sivapathasundharam B. Giant cell fibroma: a clinicopathological study. J Oral Maxillofac Pathol. 2012;16(3):359-62.

Salla JT, Johann AC, Garcia BG, Aguiar MC, Mesquita RA. Retrospective analysis of oral peripheral nerve sheath tumors in Brazilians. Braz Oral Res. 2009;23(1):43-8.

Studart-Soares EC, Costa FWG, Sousa FB, Alves APNN, Osterne RLV. Oral lipomas in a Brazilian population: a 10-year study and analysis of 450 cases reported in the literature. Med Oral Patol Oral Cir Bucal. 2010;15(5):e691-6.

Toida M, Murakami T, Kato K, Kusonoki Y, Yasuda S, Fujitsuka H, et al. Irritation fibroma of the oral mucosa: a clinicopathological study of 129 lesions in 124 cases. Oral Med Pathol. 2001;6:91-4.

van de Loo S, Thunnissen E, Postmus P, van der Waal I. Granular cell tumor of the oral cavity: a case series including a case of metachronous occurrence in the tongue and the lung. Med Oral Patol Oral Cir Bucal. 2015;20(1):e30-3.

CAPÍTULO 6 – LESÕES POTENCIALMENTE MALIGNAS

Capítulo 6.1 – Leucoplasia

Referência

1. Hansen LS, Olson JA, Silverman S Jr. Proliferative verrucous leukoplakia. A long-term study of thirty patients. Oral Surg Oral Med Oral Pathol. 1985;60(3):285-98.

Leituras Recomendadas

Gouvêa AF, Santos Silva AR, Speight PM, Hunter K, Carlos R, Vargas PA, et al. High incidence of DNA ploidy abnormalities and increased Mcm2 expression may predict malignant change in oral proliferative verrucous leukoplakia. Histopathology. 2013;62(4):551-62.

Mehanna HM, Rattay T, Smith J, McConkey CC. Treatment and follow-up of oral dysplasia: a systematic review and meta-analysis. Head Neck, 2009, 31: 1600-1609.

Mortazavi H, Baharvand M, Mehdipour M. Oral potentially malignant disorders: an overview of more than 20 entities. J Dent Res Dent Clin Dent Prospects. 2014;8(1):6-14.

Scully C. Challenges in predicting which oral mucosal potentially malignant disease will progress to neoplasia. Head Neck. 2009;31(12):1600-9.

van der Waal I. Oral potentially malignant disorders: is malignant transformation predictable and preventable? Med Oral Patol Oral Cir Bucal. 2014;19(4):e386-90.

Capítulo 6.2 – Eritroplasias bucais

Referências

1. Warnakulasuriya S. Global epidemiology of oral and oropharyngeal cancer. Oral Oncol. 2009;45(4-5):309-16.

2. Reichart PA, Philipsen HP. Oral erythroplakia--a review. Oral Oncol. 2005;41(6):551-61.

3. Amagasa T, Yamashiro M, Uzawa N. Oral premalignant lesions: from a clinical perspective. Int J Clin Oncol. 2011;16(1):5-14.

4. Napier SS, Speight PM. Natural history of potentially malignant oral lesions and conditions: an overview of the literature. J Oral Pathol Med. 2008;37(1):1-10.

5. Jaber MA, Porter SR, Speight P, Eveson JW, Scully C. Oral epithelial dysplasia: clinical characteristics of western European residents. Oral Oncol. 2003;39(6):589-96.

Capítulo 6.3 – Queilite actínica

Leituras Recomendadas

Menta Simonsen Nico M, Rivitti EA, Lourenço SV. Actinic cheilitis: histologic study of the entire vermilion and comparison with previous biopsy. J Cutan Pathol. 2007;34(4):309-14.

Santana Sarmento DJ, Costa Miguel MC, Queiroz LM, Godoy GP, Silveira EJ. Actinic cheilitis: clinicopathologic profile and association with degree of dysplasia. Int J Dermatol. 2014;53(4):466-72.

Souza Lucena EE, Costa DC, Silveira EJ, Lima KC. Prevalence and factors associated to actinic cheilitis in beach workers. Oral Dis. 2012;18(6):575-9.

Takahama Jr A, Kurachi C, Cosci A, Pereira Faustino IS, Camisasca DR, Costa Fontes KB, et al. Usefulness of tissue autofluorescence imaging in actinic cheilitis diagnosis. J Biomed Opt. 2013;18(7):76023.

CAPÍTULO 7 – CARCINOMA ESPINOCELULAR

Referências

1. International Agency for Research on Cancer. Globocan 2012: estimated câncer incidence, mortality and prevalence worldwide in 2012 [Internet]. Lyon: IARC; 2012 [capturado em 25 ago. 2015]. Disponível em: http://globocan.iarc.fr/.

2. Instituto Nacional de Câncer José Alencar Gomes da Silva. Estimativa 2014: incidência de câncer no Brasil [Internet]. INCA; 2014 [capturado em 25 ago. 2015]. Disponível em: http://www.inca.gov.br/estimativa/2014/.

Leituras Recomendadas

Carvalho PA, Jaguar GC, Pellizzon AC, Prado JD, Lopes RN, Alves FA. Evaluation of low-level laser therapy in the prevention and treatment of radiation-induced mucositis: a double-blind randomized study in head and neck cancer patients. Oral Oncol. 2011;47(12):1176-81.

Curado MP, Hashibe M. Recent changes in the epidemiology of head and neck cancer. Curr Opin Oncol. 2009;21(3):194-200.

Lemos Jr CA, Alves FA, Torres-Pereira CC, Biazevic MGH, Pinto Jr DS, Nunes FD. Câncer de boca baseado em evidências científicas. Rev Assoc Paul Cir Dent. 2013;67(3):178-86.

Kaminagakura E, Villa LL, Andreoli MA, Simão J, Vartanian JG, Soares FA, Nishimoto IN, Rocha R, Kowalski LP. High-risk HPV in oral squamous cell carcinoma of young patients. Int J Cancer. 2012;130(8):1726-32.

Koga DH, Salvajoli JV, Kowalski LP, Nishimoto IN, Alves FA. Dental extractions related to head and neck radiotherapy: ten-year experience of a single institution. Oral Surg Oral Med Oral Pathol Oral Radiol Endod. 2008;105(5):e1-6.

Kowalski LP, Franco EL, Torloni H, Fava AS, Sobrinho JA, Ramos G, et al. Lateness of diagnosis of oral and oropharyngeal carcinoma: factors related to the tumour, the patient and health professionals. Eur J Cancer B Oral Oncol. 1994;30B(3):167-73.

CAPÍTULO 8 - OUTRAS NEOPLASIAS MALIGNAS

Referência

1. Weber CO. Anatomische Untersuchung einer hypertrophischen Zunge nebst Bemerkungen uber die Neubildung quergestreifter Muskelfasem. Virchows Arch A Pathol Anat. 1854;7:115–25.

Leituras Recomendadas

Andrade BAB, Toral-Rizo VH, León JE, Contrera E, Carlo R, Delgado-Azañero W, et al. Primary oral melanoma: A histopathological and immunohistochemical study of 22 cases of Latin America. Med Oral Patol Oral Cir Bucal. 2012;17(3):e383-8.

Andrade CR, Takahama JR A, Nishimoto IN, Kowalski LP, Lopes MA. Rhabdomyosarcoma of the head and neck: A clinicopathological and immunohistochemical analysis of 29 cases. Braz Dent J. 2010;21(1):68-73.

Hirshberg A, Shnaiderman-Shapiro A, Kaplan I, Berger R. Metastatic tumours to the oral cavity: pathogenesis and analysis of 673 cases. Oral Oncol. 2008;44(8):743-52.

Rebelo-Pontes HA, Abreu MC, Guimarães DM, Fonseca FP, Andrade BAB, Almeida OP, et al. Burkitt's lymphoma of the jaws in the Amazon region of Brazil. Med Oral Patol Oral Cir Bucal. 2014;19(1):e32-8.

Srinivasan B, Ethunandan M, Anand R, Hussein K, Ilankovan V. Granulocytic sarcoma of the lips: report of an unusual case. Oral Surg Oral Med Oral Pathol Oral Radiol Endod. 2008;105(1):e34-6.

Takahama Jr A, Alves FA, Pinto CAL, Carvalho AL, Kowalski LP, Lopes MA. Clinicopathological and immunohistochemical analysis of twenty-five head and neck osteosarcomas. Oral Oncol. 2003;39(5):521-30.

CAPÍTULO 9 – CISTOS ODONTOGÊNICOS E NÃO ODONTOGÊNICOS

Capítulo 9.1 – Cistos odontogênicos

Referência

1. Barnes L, Eveson JW, Reichart P, Sidransky D, editors. WHO classification of tumors: pathology and genetics of head and neck tumours. Lyon: IARC; 2005.

Leituras Recomendadas

Ackermann G, Cohen MA, Altini M. The paradental cyst: a clinicopathologic study of 50 cases. Oral Surg Oral Med Oral Pathol. 1987;64(3):308-12.

Daley TD, Wysocki GP. The small dentigerous cyst. A diagnostic dilema. Oral Surg Oral Med Oral Pathol Oral Radiol Endod. 1995;79(1):77-81.

Folwer CB, Brannon RB, Kessler HP, Castle JT, Kahn M. Glandular odontogenic cyst: Analysis of 46 cases with special emphasis on microscopic criteria for diagnosis. Head Neck Pathol. 2011;5(4):364-75.

Gomes CC, Diniz MG, Gomez RS. Review of the molecular pathogenesis of the odontogenic keratocyst. Oral Oncol. 2009;45(12):1011-4.

Kaplan I, Anavi Y, Hirshberg A. Glandular odontogenic cyst: a challenge in diagnosis and treatment. Oral Dis. 2008;14(7):575-81.

Neville B, Damm DD, Allen CM, Bouquot J. Oral and maxillofacial pathology. 3rd ed. Saunders: St Louis; 2009.

Ramos LMA, Vargas PA, Colleta RD, Almeida OP, Lopes MA. Bilateral buccal bifurcation cyst: Case report and literature review. Head Neck Pathol. 2012;6(4):455-9.

Regezi JA. Odontogenic cysts, odontogenic tumors, fibroosseous, and giant cell lesions of the jaws. Mod Pathol. 2002;15(3):331-41.

Siponen M, Neville BW, Damm DD, Allen CM. Multifocal lateral periodontal cysts: a report of 4 cases and review of the literature. Oral Surg Oral Med Oral Pathol Oral Radiol Endod. 2011;111(2):225-33.

Slootweg PJ. Lesions of the jaws. Histopathology. 2009;54(4):401-18.

Capítulo – 9.2 Cistos não odontogênicos

Referências

1. Kramer IRH, Pindborg JJ, Shear M, editors. WHO international histological classification of tumours: histological typing of odontogenic tumours. 2nd ed. Heidelberg: Springer-Verlag; 1992.

2. Ramos TC, Mesquita RA, Gomez RS, Castro WH. Transnasal approach to marsupialization of the nasolabial cyst: report of 2 cases. J Oral Maxillofac Surg. 2007;65(6):1241-3.

Leituras Recomendadas

Chaudhry AP, Yamane GM, Scharlock SE, SunderRaj M, Jain R. A clinico-pathological study of intraoral lymphoepithelial cysts. J Oral Med. 1984;39(2):79-84.

Chinellato LE, Damante JH. Contribution of radiographs to the diagnosis of naso-alveolar cyst. Oral Surg Oral Med Oral Pathol. 1984;58(6):729-35.

Meer S, Altini M. Cysts and pseudocysts of the maxillary antrum revisited. SADJ. 2006;61(1):10-3.

Smirniotopoulos JG, Chiechi MV. Teratomas, dermoids, and epidermoids of the head and neck. Radiographics. 1995;15(6):1437-55.

Vasconcelos R, de Aguiar MF, Castro W, de Araújo VC, Mesquita R. Retrospective analysis of 31 cases of nasopalatine duct cyst. Oral Dis. 1999;5(4):325-8.

CAPÍTULO 10 – TUMORES ODONTOGÊNICOS

Referências

1. Pindborg JJ, Kramer IRH, editors. Histological typing of odontogenic tumours, jaw cysts, and allied lesions. Geneva: WHO; 1971.

2. Kramer IRH, Pindborg JJ, Shear M, editors. WHO international histological classification of tumours: histological typing of odontogenic tumours. 2nd ed. Heidelberg: Springer-Verlag; 1992.

3. Barnes L, Eveson J, Reichart P, Sidransky D, editors. World Health Organization classification of tumours. Pathology and genetics: head and neck tumours. Lyon: IARC; 2005.

Leituras Recomendadas

Azevedo RS, Mosqueda-Taylor A, Carlos R, Cabral MG, Romañach MJ, Almeida OP, et al. Calcifying epithelial odontogenic tumor (CEOT): a clinicopathologic and immunohistochemical study and comparison with dental follicles containing CEOT-like areas. Oral Surg Oral Med Oral Pathol Oral Radiol. 2013;116(6):759-68.

Brannon RB, Fowler CB, Carpenter WM, Corio RL. Cementoblastoma: an innocuous neoplasm? A clinicopathologic study of 44 cases and review of the literature with special emphasis on recurrence. Oral Surg Oral Med Oral Pathol Oral Radiol Endod. 2002;93(3):311-20.

Buchner A, Vered M. Ameloblastic fibroma: a stage in the development of a hamartomatous odontoma or a true neoplasm? Critical analysis of 162 previously reported cases plus 10 new cases. Oral Surg Oral Med Oral Pathol Oral Radiol. 2013;116(5):598-606.

Filizzola AI, Bartholomeu-Dos-Santos TC, Pires FR. Ameloblastomas: Clinicopathological features from 70 cases diagnosed in a single Oral Pathology service in an 8-year period. Med Oral Patol Oral Cir Bucal. 2014;19(6):e556-61.

Fregnani ER, Pires FR, Quezada RD, Shih IM, Vargas PA, Almeida OP. Calcifying odontogenic cyst: clinicopathological features and immunohistochemical profile of 10 cases. J Oral Pathol Med. 2003;32(3):163-70.

Gomes da Silva W, Ribeiro Bartholomeu dos Santos TC, Cabral MG, Azevedo RS, Pires FR. Clinicopathologic analysis and syndecan-1 and Ki-67 expression in calcifying cystic odontogenic tumors, dentinogenic ghost cell tumor, and ghost cell odontogenic carcinoma. Oral Surg Oral Med Oral Pathol Oral Radiol. 2014;117(5):626-33.

Ledesma-Montes C, Gorlin RJ, Shear M, Prae Torius F, Mosqueda-Taylor A, Altini M, et al. International collaborative study on ghost cell odontogenic tumours: calcifying cystic odontogenic tumour, dentinogenic ghost cell tumour and ghost cell odontogenic carcinoma. J Oral Pathol Med. 2008;37(5):302-8.

Martínez-Mata G, Mosqueda-Taylor A, Carlos-Bregni R, Almeida OP, Contreras-Vidaurre E, Vargas PA, et al. Odontogenic myxoma: clinico-pathological, immunohistochemical and ultrastructural findings of a multicentric series. Oral Oncol. 2008;44(6):601-7.

Mosqueda-Taylor A, Martínez-Mata G, Carlos-Bregni R, Vargas PA, Toral-Rizo V, Cano-Valdéz AM, et al. Central odontogenic fibroma: new findings and report of a multicentric collaborative study. Oral Surg Oral Med Oral Pathol Oral Radiol Endod. 2011;112(3):349-58.

Mosqueda-Taylor A, Pires FR, Aguirre-Urízar JM, Carlos-Bregni R, de la Piedra-Garza JM, Martínez-Conde R, et al. Primordial odontogenic tumour: clinicopathological analysis of six cases of a previously undescribed entity. Histopathology. 2014;65(5):606-12.

Philipsen HP, Reichart PA, Siar CH, Ng KH, Lau SH, Zhang X, et al. An updated clinical and epidemiological profile of the adenomatoid odontogenic tumour: a collaborative retrospective study. J Oral Pathol Med. 2007;36(7):383-93.

Richardson MS, Muller S. Malignant odontogenic tumors: an update on selected tumors. Head Neck Pathol. 2014;8(4):411-20.

Slootweg PJ. Odontogenic tumors: an update. Current Diagn Pathol. 2006;(12):54-65.

Wright JM, Odell EW, Speight PM, Takata T. Odontogenic tumors, WHO 2005: where do we go from here? Head Neck Pathol. 2014;8(4):373-82.

CAPÍTULO 11 – DOENÇAS ÓSSEAS NÃO NEOPLÁSICAS

Capítulo 11.1 – Lesões fibro-ósseas

Leituras Recomendadas

Barnes L, Eveson J, Reichart P, Sidransky D, editors. World Health Organization classification of tumours. Pathology and genetics: head and neck tumours. Lyon: IARC; 2005.

El-Mofty SK. Fibro-osseous lesions of the craniofacial skeleton: an update. Head Neck Pathol. 2014;8(4):432-44.

Eversole R, Su L, El Mofty S. Benign fibro-osseous lesions of the craniofacial complex. A review. Head Neck Pathol. 2008;2(3):177-202.

Flanagan AM, Speight PM. Giant cell lesions of the craniofacial bones. Head Neck Pathol. 2014;8(4):445-53.

Speight PM, Carlos R. Mini-symposium: head and neck pathology. Maxillofacial fibro-osseous lesion. Curr Diag Pathol. 2006;12(1):1-10.

Capítulo 11.2 – Lesões de células gigantes, querubismo e síndrome de Gardner

Referência

1. Jones WA. Familial multilocular cystic disease of the jaws. Am J Cancer 1933;17:946-50.

Leituras Recomendadas

Bufalino A, Carrera M, Carlos R, Coletta RD. Giant cell lesions in noonan syndrome: case report and review of the literature. Head Neck Pathol. 2010;4(2):174-7.

Carvalho VM, Perdigão PF, Amaral FR, Souza PE, De Marco L, Gomez RS. Novel mutations in the SH3BP2 gene associated with sporadic central giant cell lesions and cherubism. Oral Dis. 2009.15(1):106-10.

Cawson RA, Odell EW. Cawson's fundamentos básicos de patologia e medicina oral. 8. ed. São Paulo: Santos; 2013.

Cristofaro MG, Giudice A, Amantea A, Riccelli U, Giudice M. Gardner's syndrome: a clinical and genetic study of a family. Oral Surg Oral Med Oral Pathol Oral Radiol. 2013;115(3):e1-6.

Mendes PH, Melo Filho MR, Santos LA, Rocha Dourado M, Macedo CP, Cardoso CM, et al. Symptomatic swelling on the lingual surface of the mandible. Oral Surg Oral Med Oral Pathol Oral Radiol. 2014;117(5):546-50.

Neville BW. Bone pathology of the jaws. XII Reunión de La Academia Iberoamericana de Patología y Medicina Bucal; 2014 nov. 13-15; Santiago de Chile, Chile; 2014.

CAPÍTULO 12 – DOENÇAS DAS GLÂNDULAS SALIVARES

Capítulo 12.1 – Lesões não neoplásicas

Referências

1. Vitali C, Bombardieri S, Jonsson R, Moutsopoulos HM, Alexander EL, Carsons SE, et al. Classification criteria for Sjögren's syndrome: a revised version of the European criteria proposed by the American-European Consensus Group. Ann Rheum Dis 2002;61(6):554-8.

2. Shiboski SC, Shiboski CH, Criswell L, Baer A, Challacombe S, Lanfranchi H, et al. American College of Rheumatology classification criteria for Sjögren's syndrome: a data-driven, expert consensus approach in the Sjögren's International Collaborative Clinical Alliance cohort. Arthritis Care Res (Hoboken). 2012;64(4):475-87.

Leituras Recomendadas

Daniels TE, Cox D, Shiboski CH, Schiødt M, Wu A, Lanfranchi H, et al. Associations between salivary gland histopathologic diagnoses and phenotypic features of Sjögren's syndrome among 1,726 registry participants. Arthritis Rheum. 2011;63(7):2021-30.

Re Cecconi D, Achilli A, Tarozzi M, Lodi G, Demarosi F, Sardella A, et al. Mucoceles of the oral cavity: a large case series (1994-2008) and a literature review. Med Oral Patol Oral Cir Bucal. 2010;15(4):e551-6.

Scully C. Oral and maxillofacial medicine: the basis of diagnostic and treatment. 3rd ed. New York: Elsevier; 2013.

Sigismund PE, Bozzato A, Schumann M, Koch M, Iro H, Zenk J. Management of ranula: 9 years' clinical experience in pediatric and adult patients. J Oral Maxillofac Surg. 2013;71(3):538-44.

Capítulo 12.2 – Neoplasias benignas

Referências

1. Barnes L, Eveson J, Reichart P, Sidransky D, editors. World Health Organization classification of tumours. Pathology and genetics: head and neck tumours. Lyon: IARC; 2005. Chapter 5, tumours of the salivary glands; p. 209-81.

2. Bhaskar SN, Weinmann JP. Tumors of the minor salivary glands; a study of twenty-three cases. Oral Surg Oral Med Oral Pathol. 1955;8(12):1278-97.

Leituras Recomendadas

Díaz KP, Gerhard R, Domingues RB, Martins LL, Prado Ribeiro AC, Lopes MA, et al. High diagnostic accuracy and reproducibility of fine-needle aspiration cytology for diagnosing salivary gland tumors: cytohistologic correlation in 182 cases. Oral Surg Oral Med Oral Pathol Oral Radiol. 2014;118(2):226-35.

Fonseca FP, Carvalho MV, Almeida OP, Rangel AL, Takizawa MC, Bueno AG, et al. Clinicopathologic analysis of 493 cases of salivary gland tumors in a Southern Brazilian population. Oral Surg Oral Med Oral Pathol Oral Radiol. 2012;114(2):230-9.

Fregnani ER, Gerhard R, Cruz Perez DE, Lopes MA, Jorge J, Vargas PA. Cytological features of intraoral tumour. Cytopathology. 2006;17(4):205-9.

Ito FA, Jorge J, Vargas PA, Lopes MA. Histopathological findings of pleomorphic adenomas of the salivary glands. Med Oral Patol Oral Cir Bucal. 2009;14(2):E57-61.

Speight PM, Barrett AW. Salivary gland tumours. Oral Dis. 2002;8(5):229-40.

Vargas PA, Cheng Y, Barrett AW, Craig GT, Speight PM. Expression of Mcm-2, Ki-67 and geminin in benign and malignant salivary gland tumours. J Oral Pathol Med. 2008;37(5):309-18.

Vargas PA, Gerhard R, Araújo Filho VJF, Castro IV. Salivary gland tumors in a Brazilian population: a retrospective study of 124 cases. Rev Hosp Clin Fac Med Sao Paulo. 2002;57(6):271-6.

Vargas PA, Mauad T, Böhm GM, Saldiva PH, Almeida OP. Parotid gland involvement in advanced AIDS. Oral Dis. 2003;9(2):55-61.

Capítulo 12.3 Neoplasias malignas

Leituras Recomendadas

Fonseca FP, Carvalho MV, Almeida OP, Rangel AL, Takizawa MC, Bueno AG, et al. Clinicopathologic analysis of 493 cases of salivary gland tumors in a Southern Brazilian population. Oral Surg Oral Med Oral Pathol Oral Radiol. 2012;114(2):230-9.

Gnepp DR. Diagnostic surgical pathology of the head and neck. 2nd ed. Philadelphia: WB Saunders; 2009.

Seethala RR. Histologic grading and prognostic biomarkers in salivary gland carcinomas. Adv Anat Pathol. 2011;18(1):29-45.

Speight PM, Barrett AW. Salivary gland tumours. Oral Dis. 2002;8(5):229-40.

Wenig BM. Atlas of head and neck pathology. 2nd ed. New York: Elsevier; 2008.